中华烹饪古籍经典藏书

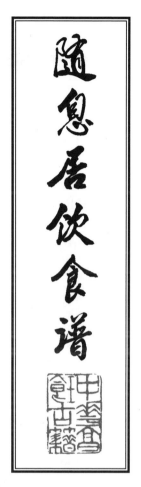

随息居饮食谱

［清］ 王士雄 撰

U0224209

中国商业出版社

图书在版编目（ＣＩＰ）数据

随息居饮食谱 /（清）王士雄撰 .-- 北京：中国商业出版社，2022.10

ISBN 978-7-5208-2231-2

Ⅰ．①随… Ⅱ．①王… Ⅲ．①食物疗法—中国—清代 Ⅳ．① R247.1

中国版本图书馆 CIP 数据核字（2022）第 173021 号

责任编辑：郑　静

中国商业出版社出版发行

（www.zgsycb.com　100053 北京广安门内报国寺 1 号）

总编室：010-63180647　编辑室：010-83118925

发行部：010-83120835/8286

新华书店经销

唐山嘉德印刷有限公司印刷

*

710 毫米 ×1000 毫米　16 开　21.75 印张　190 千字

2022 年 10 月第 1 版　2022 年 10 月第 1 次印刷

定价：95.00 元

****

（如有印装质量问题可更换）

委 员

林百浚	闫 囡	杨英勋	尹亲林	彭正康	兰明路
胡 洁	孟连军	马震建	熊望斌	王云璋	梁永军
唐 松	于德江	陈 明	张陆占	张 文	王少刚
杨朝辉	赵家旺	史国旗	向正林	王国政	陈 光
邓振鸿	刘 星	邸春生	谭学文	王 程	李 宇
李金辉	范玖炘	孙 磊	高 明	刘 龙	吕振宁
孔德龙	吴 疆	张 虎	牛楚轩	寇卫华	刘彧弢
王 位	吴 超	侯 涛	赵海军	刘晓燕	孟凡字
佟 彤	皮玉明	高 岩	毕 龙	任 刚	林 清
刘忠丽	刘洪生	赵 林	曹 勇	田张鹏	阴 彬
马东宏	张富岩	王利民	寇卫忠	王月强	俞晓华
张 慧	刘清海	李欣新	王东杰	渠永涛	蔡元斌
刘业福	王德朋	王中伟	王延龙	孙家涛	郭 杰
张万忠	种 俊	李晓明	金成稳	马 睿	乔 博

《随息居饮食谱》
工作团队

统　筹

刘万庆

注　释

周三金　刘　晨　张可心　夏金龙　刘义春

译　文

周三金　刘　晨　张可心　夏金龙　刘义春

审　校

王蔔华

中国烹饪古籍丛刊
出版说明

国务院一九八一年十二月十日发出的《关于恢复古籍整理出版规划小组的通知》中指出：古籍整理出版工作"对中华民族文化的继承和发扬，对青年进行传统文化教育，有极大的重要性"。根据这一精神，我们着手整理出版这部丛刊。

我国的烹饪技术，是一份至为珍贵的文化遗产。历代古籍中有大量饮食烹饪方面的著述，春秋战国以来，有名的食单、食谱、食经、食疗经方、饮食史录、饮食掌故等著述不下百种，散见于各种丛书、类书及名家诗文集的材料，更是不胜枚举。为此，发掘、整理、取其精华，运用现代科学加以总结提高，使之更好地为人民生活服务，是很有意义的。

为了方便读者阅读，我们对原书加了一些注释，并把部分文言文译成现代汉语。这些古籍难免杂有不符合现代科学的东西，但是为尽量保持其原貌原意，译注时基本上未加改动；有的地方作了必要的说明。希望读者本着"取其精华，去其糟粕"的精神用以参考。

编者水平有限，错误之处，请读者随时指正，以便修订和完善。

中国商业出版社

1982 年 3 月

出版说明

20世纪80年代初，我社根据国务院《关于恢复古籍整理出版规划小组的通知》精神，组织了当时全国优秀的专家学者，整理出版了"中国烹饪古籍丛刊"。这一丛刊出版工作陆续进行了12年，先后整理、出版了36册。这一丛刊的出版发行奠定了我社中华烹饪古籍出版工作的基础，为烹饪古籍出版解决了工作思路、选题范围、内容标准等一系列根本问题。但是囿于当时条件所限，从纸张、版式、体例上都有很大的改善余地。

党的十九大明确提出："深入挖掘中华优秀传统文化蕴含的思想观念、人文精神、道德规范，结合时代要求继承创新，让中华文化展现出永久魅力和时代风采。"做好古籍出版工作，把我国宝贵的文化遗产保护好、传承好、发展好，对赓续中华文脉、弘扬民族精神、增强国家文化软实力、建设社会主义文化强国具有重要意义。中华烹饪文化作为中华优秀传统文化的重要组成部分必须大力加以弘扬和发展。我社作为文化的传播者，坚决响应党和国家的号召，以传播中华烹饪传统文化为己任，高举起文化自信的大旗。因此，我社经过慎重研究，重新系统、全面地梳理中华烹饪古籍，将已经发现的 150 余种烹饪古籍分 40 册予以出版，即这套全新的"中华烹饪古籍经典藏书"。

此套丛书在前版基础上有所创新，版式设计、编排体例更便于各类读者阅读使用，除根据前版重新完善了标点、注释之外，补齐了白话翻译。对古籍中与烹饪文化关系不十分紧密或可作为另一专业研究的内容，例如制酒、饮茶、药方等进行了调整。由于年代久远，古籍中难免有一些不符合现代饮食科学的内容和包含有现行法律法规所保护的禁止食用的动植物等食材，为最大限度地保持古籍原貌，我们未做改动，希望读者在阅读过程中能够"取其精华、去其糟粕"，加以辨别、区分。

我国的烹饪技术，是一份至为珍贵的文化遗产。历代古籍中留下大量有关饮食、烹饪方面的著述，春秋战国以来，有名的食单、食谱、食经、食疗经方、饮食史录、饮食掌故等著述屡不绝书，散见于诗文之中的材料更是不胜枚举。由于编者水平所限，书中难免有错讹之处，欢迎大家批评指正，以便我们在今后的出版工作中加以修订和完善。

中国商业出版社

2022 年 8 月

本书简介

　　《随息居饮食谱》为清朝医学家王士雄（公元1806—1867年）所撰。

　　王士雄，字孟英，号梦隐、睡乡散人，浙江海宁人，曾移居杭州、上海。士雄少年时家贫，当过盐行会计，同时钻研医学，著有《霍乱论》《王氏医案》《潜斋医学丛书》《温热经纬》《归砚录》《随息居饮食谱》等十多部著作。对温病的诊治和理论都有独到见解；对寒霍乱、热霍乱症的鉴别和治疗积累了丰富的经验；对人们日常饮食与食疗也做了较系统的研究。

　　《随息居饮食谱》自清咸丰十一年（公元1861年）首次出版后，曾经在湖北、浙江、上海等地多次再版。这本书共收集了日常饮食物品三百三十种，分为水饮、谷食、调和、蔬食、果食、羽毛、鳞介等七类，对各类食物的性能及其医疗用途、食疗功效等，均有较详细的论述，是食疗著作中颇有影响的一本。

　　原书有作者亲友写的跋、题词，与本书内容无关，所以进行了删节。书中也有一些不符合现代科学的内容，为存原貌，未加删改。

本书是根据上海文瑞楼民国三年的石印本译注的，曾经由王蔔华同志审校。

中国商业出版社

2022年6月

目 录

《饮食谱》前序

呜呼！国以民为本。而民失其教，或以乱天下。人以食为养，而饮食失宜，或以害身命。卫国卫生，理无二致，故圣人疾与战并慎，而养与教并重也。《中庸》曰："人莫不饮食也，鲜能知味也。"夫饮食为日用之常，味即日用之理。勘进一层，善颐生者，必能善教民也。教民极平易，修其孝、悌、忠、信①而已。颐生无玄妙，节其饮食而已。食而不知其味，已为素餐②。若饱食无教，则近于禽兽。余尝曰：子、臣、弟、友，圣人之道学也。孝、悌、忠、信，王者之干城也。圣贤书具在，小子何敢赘③焉？惟饮食乃人之大欲所存，易为腹负。故大禹菲饮食④，而武侯⑤甘澹泊⑥也。今夏，石米八千，斤齑⑦四十，茫茫浩劫，呼吁无门。

---

① 孝、悌、忠、信：是封建时代儒家的伦理思想：善事父母为孝，善事兄长为悌；对君要忠，对朋友要信。

② 素餐：指不劳而坐食。

③ 赘（zhuì）：多余的意思。

④ 大禹菲饮食：大禹饮食简单。菲，微；薄。

⑤ 武侯：诸葛亮。

⑥ 甘澹泊：不贪图生活享受。澹，即"淡"。

⑦ 齑（jī）：切碎的腌菜或酱菜。

吕君慎庵，知我将为饿殍①也，招遊②梅泾③，寓广州之不窥园④，无事可为，无路可走，悠悠长夜，枵腹⑤无聊。丐得枯道人秃笔一枝，画饼思梅，纂成此稿。题曰：《饮食谱》。质诸知味者，或不贱其养小失大，而有以教我也。

咸丰十一年辛酉秋七月

睡乡散人书于随息居

【译】老百姓是国家的根本。对老百姓如果不进行教育，也许会影响国家的安危。人是依靠吃来维护和保养自己的，如果饮食不当，会导致生命危险。保护国家和保护健康的道理是一样的。所以，圣人把疾病与战争同样慎重地对待，而且把养生同教育看得一样重要。《中庸》中说道："没有人不是靠饮食来维持生存的，但是真正懂得如何烹制美味道理的人，却是很少的。"饮食是人们的日常必需，滋味的丰美便是符合饮食要求的。更进一步地说，对于一个善于保养自己身体的人，他一定能够用最好的方法教育百姓。教育百姓很简单，只是指导人们学习孝、悌、忠、信罢了。

① 殍（piǎo）：饿死。

② 遊（yóu）：同"游"。这里是游玩的意思。

③ 梅泾：为当地乡村名。

④ 不窥园：所居住处的屋名。

⑤ 枵（xiāo）腹：空腹；饥饿。

养生也并无玄妙，只要安排好饮食就行了。假使吃了而不知是什么滋味，那就是白吃。如果人只顾吃饱，没有教育，那就同禽兽没有多大差别了。我曾经说过：子、臣、弟、友，那是圣人所说的道理；孝、悌、忠、信，那是帝王的护身符。过去学问高深之士所著的书本，都在那儿放着，我还啰唆什么呢？不过，饮食是人的基本欲望，人们很容易形成追求吃喝；大禹在饮食上很节制，诸葛亮情愿默默无闻，不图名利，生活俭朴。今年夏天，一担米要卖钱八千，一斤切碎的腌菜也要卖四十，真是茫茫浩劫，呼吁无门。吕慎庵君知道我的处境，这样下去会饿死，就叫我去梅泾玩，居住在广州的"不窥园"里。没有事情可做，也没有什么地方可去。悠悠长夜，肚中饥饿，实在无聊。向老道人求得秃笔一支，像"画饼充饥""望梅止渴"那样，搜集材料编成这本书，名叫《饮食谱》，以此来请教所有知味的人，或许他们不会以为其养小失大加以轻视，而对我有所指责吧。

咸丰十一年辛酉秋七月
睡乡散人写于随息居

水饮类

（附：淡巴菰、亚片①）

天雨水②

《战国策》③名"上池水"，陶隐居④名"半天河"，俗名"天泉水"。

甘凉，养阳分之阴⑤。瀹茗清上焦之热⑥。体轻味淡，煮粥不稠。宿久澄澈者良。

【译】《战国策》称"上池水"，陶隐居称"半天河"，俗称"天泉水"。

天上下的雨水味甘，性凉，可以滋养人体，生理上属阳的事物中又分属阴的部分。用天雨水来煮茶，可以清除心肺之热。天雨水重量轻口味淡，用来煮粥不会很稠。过了夜经过澄澈的天雨水最好。

---

① 亚片：鸦片。

② 天雨水：天上下的雨水。

③《战国策》：书名。它是战国时期一些游说之士的策谋和言论的汇编。

④ 陶隐居：陶弘景，南朝齐梁时期道教思想家、医学家。字通明，自号华阳隐居，丹阳秣陵（今江苏南京）人。著有《本草经集注》等书。

⑤ 阳分之阴：指阳的事物中又分属于阴的一方面，如胃属阳，胃阴则为阳中之阴。所谓"阴阳"，是指人体生理中的对立统一的关系。如人生理上机能兴奋亢进属阳，抑制衰退属阴；组织功效属阳，体内血液、淋巴液组织属阴。中医以"阴阳"来说明人体生理和病理现象。

⑥ 瀹（yuè）茗清上焦之热：用天雨水烹茶，可清除心肺之热。瀹，煮。瀹茗，烹茶。上焦，指胸部和心肺。

露水①

立秋后五日白露降，夜来不可露身出户，故曰："白露身勿露。"

甘，凉，润燥，涤暑除烦②。若秋前之露，皆自地升③。苏诗④"露珠夜上秋禾根"是已。云：秋禾者，以禾成于秋⑤也。稻头上露，养胃生津；菖蒲上露，清心明目；韭叶上露，凉血止噎；荷花上露，清暑怡神；菊花上露，养血息风⑥。余可类推。

【译】立秋后五天白露来临，夜晚不可以裸露身体出门，故曰："白露身勿露。"

露水味甘，性凉，可以滋润干燥的气候，扫去夏天的暑气，除掉心中的烦恼。如立秋前的露水，都是因地热之气上升而形成的露水。苏东坡的诗"露珠夜上秋禾根"就是这个意思，说：秋禾就是在秋天成熟的谷物。水稻头上的露水，可以养胃生津；菖蒲上的露水，可以清心明目；韭菜叶上的露水，可以凉血止噎；荷花上的露水，可以清暑怡神；菊花

① 露水：空气中的水汽因地面或地物表面散发热量而凝结于其上的水珠，常见于晴朗无风的夜间或清晨。

② 涤暑除烦：扫去夏天的暑气，除掉心中的烦恼。

③ 地升：指秋前地热之气上升形成的露水。

④ 苏诗：指宋朝著名诗人苏东坡所作之诗。

⑤ 禾成于秋：谷物成熟于秋天。禾，这里是谷物的总称。

⑥ 息风：平息风邪。

上的露水。可以养血息风。其他的花可以依次类推。

冬雪水

甘，寒，清热、解毒、杀虫。

温疫、热狂、暑暍①、霍乱，徐徐频灌，勿药可瘳②。淹浸食物，久藏不坏。

【译】冬雪水味甘，性寒，可以清热、解毒、杀虫。

如果患了瘟疫、热狂、暑暍、霍乱等病，就把冬雪水慢慢地灌入病人体内，不用药就可以痊愈。用冬雪水来淹浸食物，可以长期保存不会坏掉。

溪、河、湖、池水

（海水）各处清、浊不同。非清而色白味淡者不可饮。凡近地无好水，宜饮天泉，或以其水澄清煮而藏之，即为好水。海水咸浊，蒸取其露，即清淡可饮。

【译】溪、河、湖、池水（还有海水），各个地方的清、浊都不相同。不是清澈的，而是颜色发白、口味很淡的水不可以饮用。如果自己的周围、近处没有好水，就应该饮用天泉水，或者把溪、河、湖、池水澄清、煮开，然后贮藏起来，这就是好水了。海水既咸又混浊，只有通过蒸馏，收集热气凝结的水珠，这水是清淡的、可以饮用的。

---

① 暑暍（yē）：受暴热而中暑。

② 瘳（chōu）：病愈。

井泉水

甘，寒，清下焦①之热。煮饭补阴中之阳。新汲者良，咸浊勿用。中煤炭毒，灌之即苏。

食井中，每年五月五日午时②，入整块雄黄、整块明矾各斤许，以辟蛇虫阴湿之毒。或加整块硃砂③数两尤妙。

食水缸中，宜浸降香④一二段，菖蒲根养于水面亦良。水不甚清者，稍以矾澄之，并解水毒。

【译】井泉水味甘，性寒，可以清除下焦之热。用井泉水煮饭，可以补阴中之阳。新汲来的水是比较好的，发咸的混浊的水不要饮用。如果有人中了煤炭的毒，灌一些井泉水，人就苏醒了。

在饮水用的井中，于每年五月初五端午节的中午，放入各一斤左右的整块儿的雄黄、明矾，可以用来辟除蛇虫阴湿之毒。如果再放入几两整块儿的朱砂就更好了。

在饮水用的缸里，适合泡入一两段降香，把菖蒲根养在水面儿上也很好。水质如果不太清的，少用一点儿明矾澄清一下，水就清了，同时还可以为水消毒。

---

① 下焦：指阴部、肾和膀胱。

② 五月五日午时：指五月初五端午节中午。

③ 硃砂：中药名。原名"丹砂"，有解毒作用。

④ 降香：中药名。

雨雪之水

皆名天泉，其质最轻，其味最淡。杭人呼曰淡水，瀹茗最良。宜煎清肃涤热诸药。惟杭人饮之，故人文秀美，甲于天下。杭城皆瓦屋，以竹木或砖或铜锡为承霤①（周曰"承霤"，汉曰"铜池"，宋曰"承落"，皆檐沟水笕之称也，杭人呼为"阁漏"），引其水而注诸缸。然必曰：使人梯而上视，如有鸟、恶猫秽之瓦，即以洁瓦易之，再以净帚频为扫除。毋使木叶尘沙之积，则水始洁。若近厨突之屋，必有煤炱②之污，勿取其水也。狂风暴雨，必夹尘沙，亦勿取焉。久晴乍雨，亦勿遽取，恐瓦有积垢，濯③之未净也。既注之缸，必待其澄，而后挹其清者，藏诸别缸，藏久弥良。凡藏水之缸，宜身长而口小者，上以缶盆羃④之，而置于有风无日之所。日晒久则水易耗，而色不白也。置缸之地，甃⑤以砖石，或埋入土中一二尺亦可。先慈⑥嗜茗而取水甚严。蓄水甚精，谨详识之。虽他亦可仿行，以免水上恶劣之病。不但备烹茶煮药之用已。

【译】雨、雪水都称为"天然泉水"，它们的质量最

---

① 霤（liù）：指屋檐下接水的长槽，如水霤。

② 煤炱（tái）：烟熏所积的黑灰。炱，同"炱（tái）"。火烟凝成的黑灰。

③ 濯（zhuó）：洗。

④ 羃（mì）：遮蔽的意思。

⑤ 甃（zhòu）：指用砖修井。

⑥ 先慈：我的已去世的母亲。

轻，味道也最淡，杭州人称为"淡水"，用来泡茶是最好的。天泉水适合用来熬煮清肃涤热的各种药物。只有杭州人饮用天泉水，所以杭州人的文采秀美、天下第一。杭州城内的房屋大都是瓦屋，是用竹木或者砖、铜锡做屋檐上承接雨水的长槽儿（周代称"承霤"，汉代称"铜池"，宋代称"承落"，都是指屋檐上承接雨水的长管儿。杭州人称为"阁漏"），人们把长槽儿、长管儿里的水引到缸里，但一定要让人爬梯子上屋顶去检查。如果有被鸟、恶猫弄脏了的瓦，马上要用干净的瓦把它换下来，再用干净的扫帚来清扫，不要让落叶或尘沙堆积在上面而弄脏了水源，这样的水才干净。如果是离厨房烟囱很近的屋子，一定会有烟熏所积的黑灰，不要用那里流下来的水。狂风暴雨肯定会夹带着尘沙，也不要取用这种水。长久晴天突然下雨，也不要立刻取用这种水，恐怕瓦上积有脏东西清洗不干净。把水注入水缸后，一定要等它澄清，然后把上面的清水舀出来储存在另一个水缸里，放的时间越长越好。凡是存水的缸，一定要缸身长缸口小，上面用瓦盆遮盖，放在通风、太阳晒不到的地方。如果太阳晒得时间长了，水就容易消耗，而且颜色也不白。放缸的地方，要用砖石砌起来，或者把缸埋入地里一两尺也可以。我母亲在世的时候喜欢喝茶，而且对水的要求也很高，蓄水的方法很谨慎、精细。我都详细地记录下来，别的地方的人也可模仿这样做，以免因为水质问题而患上恶劣的病症，倒不仅仅是为了烹茶煮茶之用。

溪涧之水

发源于山。清甘者良，水如恶劣，其山必崄巇[1]，或为砒[2]礜[3]毒药之所产，或为虫蛇猛兽之所居。

而人之饮食，首重惟水。乍入其乡者[4]饮之，疾病生焉，生于其地者习之。很戾[5]钟焉，欲筹斡旋补救之策，以期革犷悍[6]之俗。而康济斯民者，惟有广凿井泉，是为亟务。爰采[7]泰西[8]掘井法于左，庶[9]无井之地，悉可仿而行焉。

【译】山涧里的水，发源于山中。又清又甜的水是最好的，如果水质不好，那一定是山很险峻，也可能就是砒霜和礜石的产地，或者是有虫、蛇、猛兽的巢穴。

而百姓的饮食，最重要的就是水。初来乍到的人饮用了当地的水，就会患上疾病，生活在当地的人都已经习惯了。

---

① 崄巇（xī）：危险，艰难。

② 砒：砒霜。

③ 礜（yù）：礜石。中药名。《神农本草经》说礜石"味辛大热，主寒热、鼠瘘、蚀创、死肌、风痹、腹中坚"。又名青分石、立制石、固羊石。有毒，经提炼可药用。

④ 乍入其乡者：刚进该乡的人。

⑤ 戾（lì）：暴戾，暴恶。

⑥ 犷（guǎng）悍：粗犷凶悍。

⑦ 爰（yuán）采：在这里摘录。爰，于是。

⑧ 泰西：指西方国家。

⑨ 庶：以便。

他们的性格都暴戾粗野，要寻找扭转这种局面和补救的方法，以期待革除当地人粗犷凶悍的习俗。然而救济当地百姓的方法，只有广泛地开凿井泉，这才是亟待办理的事情。我在这里摘录西方国家关于掘井的方法在此文章的下面，以便让没有井的地方的百姓都可以仿照执行。

高地作井

未审泉源所在，其求之法有四。

第一：气试。当夜水气恒上腾，日出即止。今欲知此地水脉安在，宜掘一地窖，于天明辩色时，人入窖以目切地，望地面有气如烟腾腾土出者，水气也。气所出处，水脉在其中。

第二：盘试。望气之法，旷野则可。城邑^①之中，室居之侧，气不可见。宜掘地深三尺，广长任意。用铜锡盘一具，清油微微偏擦之，窖底用木高一二寸以搘^②，盘偃^③置之，盘上干草盖之，草上土盖之。越一日开视，盘底有水欲滴者，其下则泉也。

第三：缶试。近陶家之处，取瓶缶^④坯子一具。如前铜盘法用之，水气沁入瓶缶者，其下泉也。无陶之处，以

---

① 城邑：指一般城市。

② 搘（zhī）：支；柱。

③ 偃（yǎn）：仰面倒下；放倒。

④ 缶：瓦器，口小肚大。

土甓^①代之，或用羊绒代之，羊绒者不受湿，得水气必足见也。

第四：火试。掘地如前，篝火其底，烟气上升。蜿蜒曲折者，是水气所滞，其下则泉也；烟气直上者否。

【译】如果不知道水源的所在位置，寻找水源的方法有四种。

第一种方法：气试。每当夜里水汽总是向上冒，太阳出来就停止了。现在要想知道这个地方的水脉在哪里，就先挖一个地窖，到天刚刚亮且能看清楚周围的事物时，人就进入地窖，用眼睛观察地面。看见地面上有气像烟一样从土里冒出来，这就是水汽。水汽所冒出的地方就是水脉所在的位置。

第二种方法：盘试。望气的方法，在旷野就可以进行。在城市里，居室的周围是看不到水汽的。应该掘地三尺深，长、宽随意。准备一个铜锡盘，用清油轻轻地擦拭一遍。窖底用一两寸高的木头作支柱，把盘子仰面放置在木头上面，盘子上用干草盖着，草上再用土盖住。一天后打开察看，如果盘底有水要滴下来，那这下面就是泉水。

第三种方法：缶试。在靠近制作陶器的地方，取一个口小肚大的陶器坯子。就采用前面铜盘试的方法来测试，水汽进入瓶缶中的，下面就是泉水。如果没有陶器坯子，就用土

———————————————
① 土甓（pì）：土砖。

砖来代替，或者用羊绒代替，因为羊绒不受潮，遇到水汽必然就能使人看见。

第四种方法：火试。还像前面一样掘地，把篝火放到窖底，使烟气自然上升。烟气如果蜿蜒曲折，就是因为受水汽的影响，那这下面就是泉水；如果烟气直上，那么下面就没有泉水。

凿井之法

凿井之法有五。

第一：择地。山麓为上，蒙泉所出，阴阳适宜；园林室屋所在，向阳之地次之；旷野又次之；山腰者居阳则太热，居阴则太寒，为下（此论泉水之高下等弟[1]耳，然山腰山顶，亦有甘泉，不可泥也）。凿井者，察泉水之有无，斟酌避就[2]之。

第二：量浅深。井与江河地脉通贯，其水浅深尺度必等。今问凿井应深几何？宜度天时旱潦[3]河水所至，酌量加深几何而为之度。去江河远者不论（不论者，不论深浅。而以及泉为度也，泉愈深，则水愈美。虽水土恶劣之乡，深泉必清冽无毒也）。

第三：避震气。地中之脉条理相通。有气伏行焉，强而

---

① 等弟：等级次第。

② 避就：避开，利用。

③ 潦（lào）：古同"涝"，雨水过多，淹没庄稼。

密理。中人者①九窍②俱塞，迷闷而死（俗谓之犯土者是）。凡山高亢之地多有之，泽国③鲜④焉，此地震之所由也，故曰"震气"。凡凿井遇此，觉有气飒飒侵人，急起避之，俟泄尽，更下凿之。欲候知气尽者，缒⑤灯火下视之，火不灭是气尽也。

第四：察泉脉。凡掘井及泉，视水所从来而辩其土色。若赤埴土⑥，其水味恶（赤埴黏土也），中为甓为瓦者是；若散沙土，水味稍淡；若黑坟土⑦，其水良。黑坟者，其土色黑稍黏也。若沙中带细石子者（虽赤土黄土皆佳），其水最良。

第五：澄水。凡作井底，用木为下；砖次之；石次之；铅为上。既作底，更加细石子，厚一二尺，能令水清而味美。

【译】凿井的方法有五种。

第一种方法：选择地方。在山麓上凿井最好，藏在山里流出来的泉水，阴阳最合适；园林室屋所在的地方，朝阳的

---

① 中人者：指一般属于中间一等的人。

② 九窍：中医学名词。指耳、目、口、鼻七窍和前阴、后阴（肛门），总称九窍。

③ 泽国：指多水的地方。

④ 鲜：少。

⑤ 缒（zhuì）：用绳子拴住人或东西从上往下送。

⑥ 赤埴（zhí）土：红色的黏土。

⑦ 黑坟土：黑色的高出地面的土堆。

方向凿井也挺好；旷野里，凿井就稍差；最差的就是在山腰上凿井，居阳则嫌太热，居阴则嫌太寒（这是评论泉水的高下等级次第的方法，但山腰和山顶也有甘泉，不要拘泥于此论）。凿井的原则，应该察看此地有没有泉水，再斟酌是避开它还是利用它。

第二种方法：量深浅。井同江河地脉是贯通的，水的深浅尺度必然是相同的。现在要问凿井应该凿多深，应该根据天气、旱涝、河水所到之处的情况，酌量加深多少而作为标准。如果离江河太远的地方，就可以不管这些了（"不论"的意思就是不论深浅。只以到达地下泉水为标准，泉越深水就越好。就是土质恶劣的地方，深泉也肯定是清冽无毒的）。

第三种方法：避震气。地下面的脉络条理是相通的。下面有气流动，气流强而且很密。一般人遇见这种情况，九窍就被堵塞了，昏迷闷堵而死（俗话说这是犯了土）。凡是山乡高亢的地方，经常有这种情况发生，有水之乡却很少见，这就是将要发生地震的地方，所以叫作"震气"。凡是凿井遇到这种情况，便会觉得有一股气飒飒地向人袭来，就要立刻避开它，等这股子气泄尽了，再下去继续凿井。如果想要知道气是否泄尽，可以用绳子拴住灯火，放下去测试，灯火如果不灭，就证明这股子气已经泄尽了。

第四种方法：察泉脉。凡是掘井已经发现泉水了，就要观察水是从哪里流出来的，仔细分辨它的土色。如果是红色的黏土，那水的味道就不好（红色的黏土），因为红黏土中都是土砖土瓦；如果是散沙、土，水的味道就淡一些；如果是黑坟土，水质就良好。黑坟土，颜色发黑且稍微有些黏。沙子中带有细石子的土（就是赤土、黄土也都很好），那水是最好的。

第五种方法：澄水。凡是做井底，选择用木头做，是最差的；选择砖好些；选择石头更好些；选择铅是最好的。已经做好了的井底，还要加一层细石子，一两尺的厚度，这样能使水清澈而且味道好。

试水美恶、辩水高下

试水美恶、辩水高下其法有五。

凡江河、井泉、雨雪之水，试法皆同。

第一：煮试。取清水置净器煮熟，倾入白瓷器中，候澄清。下有沙土者，此水质浊也。水之良者无滓，又水之良者，以煮物则易熟。

第二：日试。清水置白瓷器中，向日下令日光正射水，视日光中，若有尘埃细缊①如游气者，此水质不净也。水之良者，其澄彻底。

第三：味试。水无气也，无气无味。无味者真水，凡味皆从外合之。故试水以淡为主，味佳者次之；味恶为下（天泉最淡，故烹茶独胜，而煮粥不稠）。

---

① 细（yīn）缊（yūn）：中国哲学术语。万物由相互作用而变化生长的意思。

第四：称试。有各种水欲辩优劣，以一器更酌而衡之，轻者为上。

第五：纸帛试。用纸或绢帛之类，色莹白者，以水蘸而干之，无痕迹者为上（于文，"白水"为泉，故水以色白为上）。

【译】测试水的好和恶、辨别水的高和低有五种方法。

凡是江河、井泉、雨雪水，试法都是一样的。

第一种方法：煮试。取来清水放在干净的容器里煮熟，倒入白瓷器中，等候它澄清。如果发现下面有沙土，这种水的水质就是混浊的。优良的水是没有渣滓的，优良的水用来煮食物也很容易熟。

第二种方法：日试。把清水放入白瓷器中，再把瓷器朝着太阳，让阳光直射着水，观察阳光中好像有尘埃飘动，像油漆一样，这样的水是水质不干净。水质优良的水可以澄清得很彻底。

第三种方法：味试。水是无气的，无气无味。没有味的水是真水，凡是有味的都是从外面掺和进来的。所以试水以淡为好，尝着味道好就差一些；尝着味道不好的水，是最差的（天泉水味道最淡，所以用它烹茶最好，用它煮粥也不会稠）。

第四种方法：称试。如果想分辨几种水的好坏，就用同一个容器装入等量的水，逐一称出重量，水越轻的质量越好。

第五种方法：纸帛试。用纸或绢帛之类的做试验，将颜色莹白的水，用纸或绢帛蘸一下后晾干，没有一点痕迹的质量最好（对文字来说，"白水"就是泉，所以水以颜色白的为上等）。

人可以一日无谷[1]，不可一日无水。水之于人，顾不重欤[2]。苟知掘井试水之法，则在可饮甘泉，而免疾病。且藉以备旱灾，御兵火，一举而数善存焉。余性喜凿井，而力有未逮[3]。惟冀同志者勉为之。但井栏之口宜小而多，既免堕溺，仍便引汲也。设无水之地，而万难凿井者。更列水库法于后。

【译】人可以一天没有粮食，但不能一天没有水。水对于人来说难道还不重要吗？如果知道掘井、试水的方法，在任何地方都可以饮到甘泉之水，而免受疾病之灾。还可以凭借井水对付旱灾、防御兵火，做一件事情就能得到多个好处。我喜欢凿井，但能力有时却达不到，希望我与志同道合的人相互勉励来做好这件事。只是井栏的口儿应当小一些、数量多一些，这样既避免人们落入井里溺水，也方便人们去打水。如果没有水的地方凿井也十分困难，我在后面也列举了兴建水库的方法。

---

① 谷：粮食。

② 欤（yú）：文言疑问助词。相当于"吗"。

③ 未逮：没有达到。

水库法

泰西书云：若天府金城①，居高乘险，江湖溪涧，境绝路殊。凿井百寻，盈车②载绠③，时逢亢旱，涓滴如珠。或绝徼孤悬④，恒须远汲。长围久困，人马乏竭，如此之类，世多有之。临渴为谋，岂有及哉？计惟恒储雨雪之水，可以御穷。而人情狃近⑤，未或先虑，及其已至，坐槁⑥而已。亦有依山掘地，造作池塘，以为旱备。而弥月不雨，已成龟坼⑦。徒伤挹⑧注之易穷，不悟渗漏之实多也。

西方诸国因山为城者，其人积水如积谷。谷防红腐，水防漏渫⑨。其为计虑，亦略同之，以故作为水库。率令家有三年之蓄，虽遭大旱，迂强敌莫我难焉。

且土方之水，比于地中。陈久之水，方于新汲。其蠲⑩烦去疾，益人利物，往往胜之。彼山城之人，遇江河井泉之水，犹鄙不屑尝矣（天泉宿水，远胜山泉，此惟杭人知

---

① 天府金城：指自然条件优越、形势险固、物产富饶的地方。

② 盈车：满车。

③ 绠（gěng）：汲水用的绳子。

④ 绝徼（jiào）孤悬：边远之地。这里为远离水源的意思。

⑤ 狃（niǔ）近：只顾眼前。狃，贪。

⑥ 坐槁（gǎo）：坐等干旱。槁，枯干。

⑦ 龟（jūn）坼（chè）：形容天旱土地裂开。龟，同"皲（jūn）"。

⑧ 挹（yì）：舀；汲取。

⑨ 渫（xiè）：指淘去泥污。

⑩ 蠲（juān）：积存。

之）。名曰"水库"者，固之其下。使无受溁也，幂①之其上，使无受损也（原注：幂防耗损，亦防不洁。故古人，井亦有幂也）。

四行之性，土为至干（土性干，故胜湿。受水太过，则卑滥而为湿土），甚于火矣。水居地中，风过损焉，日过损焉。夏之日大旱，金石流，土山焦，而水独存乎（妄人②谓，湿、热相合为暑，真是梦呓③）。故固之，故幂之。

水库之事有九：

一曰具。具者所以庇其物也（细沙、石沙、乌樟、桐油等物）。

二曰剂。剂所以为之和也。

三曰凿。凿所以为之容也（在家在野，皆可择地而为之，不论方园，宜下侈上弇④为妙，中底以三分之一为坎，渟⑤其垢。时以吸筒吸去之，则年久弥清）。

四曰筑。筑所以为之地也（底墙皆须筑实毋使渗漏）。

五曰涂。涂所以为之固地（筑坚候至八分干，再以乌樟或细灰涂之）。

---

① 幂：布类，织品。

② 妄人：不懂事的人。

③ 呓：梦中说话。

④ 弇（yǎn）：覆盖。这里指口要小一些。

⑤ 渟（tíng）：水积聚而不流动。

六曰盖。盖所以为之幂也。

七曰注。注所以为之积也（以承霤引注也）。

八曰挹。挹所以受其用也。

九曰修。修所以为之弥缝其缺也（凡造圹、造窖、造盐，地皆须筑实，毋使渗漏，其事同也。而各处造法，微有不同。若造水库之法，亦可多随其便者，故附载其略于此，智者自能因地制宜）。

【译】西方的书上说：自然条件优越、形势险固、物产富饶的地方，往往地势高，形势险要。江河、湖泊、溪流、山涧（阻隔），交通不便，道路断绝。凿井须四处探寻，挖井得有深度，仅汲水用的绳子就需要装满一车，碰到了亢旱之年，那细细的水滴像珠子一样珍贵。或者是远离水源的地方，必须到很远的地方去取水。长期这样被围困于此，人马都困乏到了极点，这种情况世上有很多。临到渴了才设法去找水，那还能来得及吗？只有想办法长期储存雨雪之水，才可以应对缺水的困难。但是人的心理总是只顾眼前，不去事先考虑设法解决困难，等到事情到了面前，只能坐等干旱了。也有的人，靠着山掘地修筑池塘，为缺水做准备。但一个月不下雨，土地都干裂了。只能白白地伤感，池子里的水那么快就被舀完了，但他没有醒悟，渗漏的水实在是太多了。

西方的很多国家是依山建城的，那里的人积存水，就像积存粮食一样。粮食要防止发霉腐烂，水要防止泄漏并淘去泥污。他们忧虑担心的问题，同我国百姓是一样的。所以要建造水库，如果家里积蓄了够用三年的水，即使遭到大旱也不怕，就像是遇到很强的敌人，也难不住我们一样。

而且水库的水，就像地下的泉水。放得时间很久的水，也与新汲的水一样。它能减少人的烦恼、除去疾病，对人对物都有好处，往往比新水要好。那些山里的人，遇到江、河、井泉的水不屑于饮用（储存的天泉水，远远地胜过山泉水，这个道理只有杭州人知道）。名字称为"水库"的原因是，把它固定在地下面。使它不受泥沙的污染，上面要盖上一些布类，使它不被弄脏、损耗（原注：布类防止水耗损，也防止不干净。故古人井上有布类）。

四行的特点，土是最干的（土性干，所以能胜过湿。如果水太多，就卑滥成了湿土），比火还要更严重。水处于地中，风吹要受到损耗，被太阳晒了也要受到损耗。夏天大旱的时候，金石被晒化而"流"，土石被晒变枯焦，难道水就能独自存在吗（有些不懂事的人说，湿、热相结合就是暑，真是在说梦话）？所以水库底部要加固，所以上面要盖布类。

关于水库的事情有九件：

一是具。具的意思就是用来保护水库的东西（细沙、石沙、乌樟、桐油等物）。

二是剂。剂的意思就是调和。

三是凿。凿的意思就是凿地、修水库（在自家的庭院或在野外，都可以选择个地方开凿，不论是方的还是圆的，应该以下面大一些、上面小一些为好，中间底部留三分之一作为"坎"，使水不流动且污垢会囤积在那里。要经常用吸筒将污垢吸走，这样时间越长水质就越清）。

四是筑。筑的意思就是将水库的地筑坚实（水库的底和墙都须筑实，不要使水渗漏）。

五是涂。涂的意思就是让水库更加牢固（将水库的底和墙都筑坚实且等到八成干后，再用乌樟或细灰涂好）。

六是盖。盖就是用布类将水库覆盖起来。

七是注。注的意思就是注水且把水囤积在水库（用承霤把水引注入水库）。

八是挹。挹的意思就是把水自水库里取出来享用。

九是修。修的意思就是为水库弥缝空缺的不严密的地方（凡是修墓、造窖、造盐，地面都要筑坚实不能渗漏，这也是同样的道理。而各个地方修建的方法，略有些不同。造水库的方法，也是随个人的方便，所以在这里简略地记载了一些方略，聪明的人自然会因地制宜）。

水仓法

水库或卒①难集辩②。更有"水仓"一法，较易从事。其法创自乾隆间，扬州余君观德。凡水土恶劣之乡、人烟稠密之地、距河稍远之处，皆可仿行。以备兵火、旱灾、疾病诸患。

但置旷地一区，缭以土垣③。前设门楹④，榜曰：水仓。中为大院，置大缸数百或百十只。脚埋入土尺许，满储以水，复置水桶百十只，水龙数具，外镢⑤以锁。设有灾患，开取甚易。若大家巨刹、凡有空院者，尤易仿行，为己为人、公私两益。故附载之。

【译】有的水库最终难以办到。还有一种"水仓"法，比较容易办到。这种方法的首创是乾隆年间扬州的余观德君。凡是水土恶劣的地方、人烟稠密的地方、距河流稍远的地方，都可以仿照实行。以便防备兵火、旱灾、疾病等祸患。

只需准备一处空旷的地方，用土墙围起来。在厅堂前面的柱子上挂一牌匾，上书"水仓"。中间是个大院子，置办几百口或者百余口大缸。把缸的底部埋入土中一尺左右，每

---

① 卒：到底；终于。

② 集辩：疑为集办的意思。

③ 缭（liáo）以土垣（yuán）：用土墙围起来。土垣，土墙。

④ 楹（yíng）：厅堂前面的柱子。

⑤ 镢（jué）：箱子上加锁的环形钮。

个缸都装满水，再置办百十只水桶、数具水龙，外面上锁锁好。假如有灾患，很容易开门取水。如果是大的宅院、大庙宇、凡是有空院子的，都容易仿照实行，为己为人、于公于私都有好处，所以将此方法附载在这里。

煎药用水歌

何西池①《医碥》云：

急流迅速堪通便，宣吐回澜水（即逆流水）最宜。

百沸气腾能取汗，甘烂劳水（流水勺扬万遍，名"甘烂水"，亦名"劳水"）意同之。

黄齑水②吐痰和食，霍乱阴阳水（百沸天泉，与新汲井水各半也）可医（治疟亦妙）。

新汲无根皆取井，除烦去热补阴施。

地浆③解毒兼清暑（亦和中补土），腊雪寒冰疗疫奇。

更有轻灵气化水（如蒸露法蒸水，以管接取用之一，一名"气汗水"，亦名"水露"。虽海水但蒸取其露即清淡可饮，以咸浊不能上升也），奇功千古少人知。

善调升降充津液，滋水清金更益脾（肺热而肾涸，清

---

① 何西池：何梦瑶（公元 1693—1764 年），清朝著名中医师。字报之、西池，广东南海人，雍正进士。著有《医碥（biǎn）》。

② 黄齑水：指腌菜的水。

③ 地浆：土浆。挖黄土地作坎，深度三尺，用新汲的水灌入并搅浑，过一会儿取出的清水。

金^①则津液上腾。此水化为气，地气上为云也。蒸水使水化为气，气复化水，有循环相生之妙。而升降之机，脾为之主，故兼主中枢不运也）。

【译】何西池《医碥》上说：

流得急且迅速的水，可以使人通便，疏通呕吐用回澜水（就是逆流水）最合适。

百沸的热气腾腾的水能消除人的汗水，甘烂劳水（流水用木勺扬起万余遍，名叫"甘烂水"，也叫"劳水"）和百沸气腾的作用一样。

腌菜的水能治吐痰和呕吐，治霍乱用阴阳水（把天泉水煮开百余遍，与新汲的井水各取一半）可以医治（治疟也很好）。

新打上来的无根的水都是自井里取来的，可以除烦、去热、补阴。

地浆水能够解毒、清暑（也能和中补土），腊月的雪、寒冰治疗急性传染病有奇效。

还有轻灵的气化水（如蒸露法蒸水，用管接取使用的，称为"气汗水"，也叫"水露"。即使是海水，但蒸取其露就清淡了，可以饮用，因为咸浊是不能上升的），水的奇功千古以来很少有人知道。

水还善于调节升降来充实人的津液，滋水清金更有益于

① 清金：清肺热。

脾脏（肺热而肾脏干涸，清肺热就要让津液上升。这是水化为汽，地上的汽上升就成为云了。蒸水能使水化为汽，汽再化为水，有循环相生的妙处。而升降的基础，是以脾脏为主导的，所以脾脏的职责是监管中枢不运的毛病）。

乳汁

甘，平。补血，充液，填精；化气生肌，安神益智；长筋骨，利机关；壮胃养脾，聪耳明目。本身气血所化。

初生藉以长成，强壮小儿，周岁即宜断乳①。必以谷食，始可培植后天。造物之功，不容穿凿②。

故大人饮乳，仅能得其滋阴养血，助液濡③枯，补胃充肌而已。设④脾弱气虚、膏粱⑤湿盛者饮之，反有滑泻⑥酿痰减餐痞闷⑦之虞。且乳无定性，乳母须择肌肤丰白、情性柔和、别无暗疾⑧、不食荤浊厚味者。其乳汁必浓白甘香，否则清、稀、腥、浊，徒增儿病也。

牛、马、蛇肉毒，饮人乳解之。

---

① 断乳：婴儿不再吃母乳。

② 穿凿：这里是附会的意思。

③ 濡（rú）：沾湿；润泽。

④ 设：假如。

⑤ 膏粱：应为"膏粱"，指精美的食品。

⑥ 滑泻：腹泻。

⑦ 痞闷：指胸腹之间气机阻塞的一种不舒服的自觉状态。

⑧ 暗疾：没有表现出来或没有查清楚的疾病。

【译】乳汁味甘，性平。能够起到补血、充液、填精的作用；还能够化气生肌、安神益智；增强筋骨，有利于身体各部位机关；可以增强胃的功效、滋养脾脏，增强听力、明亮眼睛。人的乳汁本身就是人的气血所化。

新出生的婴儿是依靠母乳而逐渐长大的，身体强壮的孩子在一周岁时就应该断奶。同时开始用粮食喂养，才可以培植他的后天。对于自然规律，不能穿凿附会。

所以，大人饮乳仅能得到乳汁的滋阴养血，增强液体使身体滋润，补胃充肌而已。如果脾弱气虚、经常吃精美食物的人饮用人乳，反而会腹泻、多痰、饭量减少、痞闷，以致不健康。而且人乳的质量不一样，必须选择肌肤丰满白皙、性情温柔、身体没有暗疾、不吃荤浊食物、口味不重的乳母。这样的乳母的乳汁一定会浓白甘香，否则乳汁清、稀、腥、浊，只会给婴儿添病。

如果中了牛、马、蛇等肉的毒，喝人乳可以解毒。

牛乳

甘，平。功同人乳，而无饮食之毒，七情①之火。善治血枯便燥、反胃噎膈②。老年火盛者宜之。水牛乳良。小儿失乳者，牛、羊乳皆可代也。

【译】牛乳味甘，性平。牛乳的功效和人乳一样，但

① 七情：中医学名词。它指人的喜、怒、忧、思、悲、恐、惊七情。

② 噎（yē）膈（gé）：中医学病症名，即噎食病。指横膈膜拘挛，吃食时哽噎不顺。

没有饮食之毒和七情之火。针对治疗血液枯竭、大便干燥、反胃、噎嗝都有很好的效果。老年人、火气盛的人适宜饮用牛乳。水牛乳好。小孩子没有母乳吃的，用牛、羊奶都可以代替。

马乳

甘，凉。功同牛乳，而性凉不腻，故补血润燥之外，善清胆胃之热，疗咽喉口齿诸病。利头目，止消渴，专治青腿牙疳①。白马者尤胜。

【译】马乳味甘，性凉。马乳的功效和牛乳一样，但性凉不腻。所以马乳在补血和润燥之外，还善于清除胆胃之热，能够治疗咽喉和口齿中的诸多病症。对头和眼睛有好处，还能治疗消渴，专治青腿牙疳。白颜色的马的乳汁尤其好。

羊乳

甘，平。功同牛乳。专治蜘蛛咬毒。白羜②羊者胜。

【译】羊乳味甘，性平。功效和牛乳一样。羊乳专治被蜘蛛咬后所中的毒。白色的、出生五个月后的羊的乳最好。

---

① 青腿牙疳：中医病症名。

② 羜（zhù）：指出生五个月的小羊。

酪酥醍醐①

牛、马、羊乳所造。酪②上一层，凝者为酥③，酥上如油者为醍醐。并甘凉润燥。充液滋阴，止渴耐饥，养营④清热。中虚⑤湿盛者均忌之。

【译】酪酥醍醐是牛、马、羊乳所做。酪上面的一层，凝固成薄皮的就是酥，酥上像油一样的东西就是醍醐。这些食品都味甘，性凉，润燥。能够充液、滋阴、止渴、耐饥、养营、清热，中虚和湿气较盛的人都应忌食。

茶

微苦、微甘而凉。清心神，醒睡除烦，凉肝胆，涤热消痰，肃肺胃，明目解渴。不渴者勿饮。

以春采色清、炒焙得法、收藏不泄气者良。色红者已经蒸盦⑥失其清涤之性，不能解渴，易成仃饮⑦也。普洱⑧产

---

① 醍（tí）醐（hú）：酥酪上凝聚的油。

② 酪：用牛、羊、马等乳做成的半凝固食品。

③ 酥：指牛羊乳凝成的薄皮所制食品。

④ 营：中医学名词。说人体中的营气、卫气均为饮食水谷之气所化，化为"精气"者为"营"，属阴，主血行于脉中，运行血液，滋养脏腑；化为"悍气"者为"卫"，属阳，主气行于脉外，温养皮肉。

⑤ 中虚：中医学词语，指脾胃气虚。

⑥ 盦（ān）：同"庵"。

⑦ 仃（dīng）饮：停饮之误。停饮即饮邪停于心下或膈间，以心痛、胸满、气短、眩晕等为常见症的饮证。

⑧ 普洱：县名。在云南省南部，盛产稻、茶叶、棉花和多种水果等。

者，味重力峻。善吐风痰，消肉食①。凡暑秽②、痧气③、腹痛、干霍乱④、痢疾等症初起，饮之辄⑤愈。

【译】茶微苦、微甘，性凉。可以使心神清醒，能驱除睡意、驱除烦恼、使肝胆清凉、去除热消除痰、清肃肺气和胃气、使眼睛明亮、消除口渴。口不渴的人不用饮茶。

以春天采的颜色清、炒烘得当、收藏好而不泄气的茶为最好。颜色红的茶，是因为蒸过以后，已经失去了清涤的性，不能起到解渴的作用，容易造成停饮。普洱产的茶，味道重力量大。喝了以后，使人善吐风痰，能消化肉食。凡是暑秽、痧气、腹痛、干霍乱、痢疾等病才发起的时候，喝点普洱茶就好了。

诸露

凡谷、菜、果、蓏⑥、草木、花叶诸品具有水性之物，皆取其新鲜及时者。依法入甑⑦，蒸馏得水，名之为露。用得其宜，运胜诸药。何者？诸药既干既久，或失本性。譬用陈米作酒，酒力无多，若不堪久藏之物，尤宜蒸露密储。如

---

① 消肉食：消化肉食。

② 暑秽：指感受暑湿秽浊之气而发的病症。

③ 痧气：指春秋之间，因受风寒暑湿之气等，阻塞于内，出现腹痛闷乱的一种病症。

④ 干霍乱：俗名搅肠痧、乌痧胀。

⑤ 辄（zhé）：总是的意思。

⑥ 蓏（luǒ）：瓜类植物的果实。在木上称果，在地上称蓏。

⑦ 甑（zèng）：古代蒸食炊器。

以诸药煎作汤饮，味故不全。间有因煎失其本性者。惟质重味厚、滋补下焦，如地黄、枸杞之类，必须煎汁也。若作丸散，并其渣滓啖①之，殊劳脾运②。惟峻厉猛烈之药，宜丸以缓之。冰麝忌火诸香，必丸而进之。五苓、六一等剂③，须散以行之。

凡人饮食，盖有三化。一曰火化，烹煮熟烂；二曰口化，细嚼缓咽；三曰胃化，蒸变传运。二化得力，不劳于胃。故食生冷，大嚼急嚼，则胃受伤也。胃化既毕，乃传于脾。传脾之物，悉成乳糜，次乃分散，达以周身。其上妙者，化气归筋；其次妙者，化血归脉。用能滋益精髓、长养肌体、调和营卫④。所云⑤妙者，饮食之精华也。故能宣越流通、无处不到。所存糟粕，乃下于大肠。今世滋补丸剂，皆干药合成精华已耗。又须受变于胃，传送于脾。所沁入宣布，能有几何？不过徒劳脾胃，悉成糟粕下坠而已。朝吞暮饵⑥，抑何愚耶⑦。

汪谢城⑧曰：诸露生津解热，诚为妙品。但肆中贪多，

① 啖（dàn）：吃或给人吃。

② 殊劳脾运：脾脏劳动很辛苦。殊，很。

③ 五苓、六一等剂：指中药五苓散和六一散药剂。

④ 营卫：指营气和卫气。中医学名词，行于脉中叫营气，行于脉外叫卫气。

⑤ 云：说。

⑥ 饵：糕饼。

⑦ 耶：疑问语气词，为"呢"的意思。

⑧ 汪谢城：系王士雄的亲友，名曰桢。

而蒸之过久，以致味薄，或羼^①他物以取香。如枇杷叶露，亦羼香物，正与嗽症相反。故必自然蒸为佳。又，中^②有饮湿者，诸露皆非所宜。

【译】凡是粮食、蔬菜、果蓏、草木、花叶等具有水性的食材，都要选取新鲜的、应时的。依照规范的方法放入甑中，经过蒸馏得到的水，名字就称为"露"。如果用得恰当，它给人带来的好处胜过各种药物。为什么呢？各种药物如果已经干了，或放的时间很长，可能已经失掉它本来的性能。比如用陈米做的酒，酒力就不太大，如果是不宜久放的物品，尤其适宜用露水严密储存起来。如果把各种药都煎成汤来喝，味道也会不完全。有时候因煎、熬而使它失去它本来的性能。只有质地重味道厚的，要滋补下焦的，如地黄、枸杞之类的药物，必须要煎熬成汁。如果做成丸药或散药，就要连它的渣滓一起吃，就会使脾脏劳动得太辛苦。只有那些特别厉害、猛烈的药物，才适宜于制作成丸药来缓冲它的力量。冰片、麝香等诸多忌火的香料，必须做成丸药才能吃。五苓散、六一散等药剂必须做成散药才能吃。

凡是人的饮食都有一个三化的过程。第一火化，烹煮熟烂；第二口化，必须细嚼慢咽；第三胃化，在胃里消化后再转运到身体的各个部分。如果口化得力，胃就不需要太劳累

① 羼（chàn）：掺杂。

② 中：这里指中焦（脾胃）。

去消化。所以吃生冷的食物，如果狼吞虎咽，就会增加胃的负担、胃会受伤害。胃消化完了就传送给脾。传给脾的食物就已经像乳糜一样细碎，脾再分散送到全身。食物中最精华的部分，化成气归到经脉中。食物中次一等的化成血而归入血脉。用来滋益精髓、保养机体、调和营气和卫气。所说的妙者，就是饮食中的精华。所以它能发放出来、全身流通、无处不到。剩下的糟粕，就向下进入大肠。现在外面做的滋补的丸剂，都是用干药合成而精华已经耗尽了。又必须让胃去消化，它再传送给脾。能够沁入脉络、发放出来、布于全身的，又能有多少呢？不过是白白地增加了脾胃的负担，全都变成糟粕往下进入大肠而已。早上吃，晚上吃，这有多么愚蠢呢！

汪谢城说：各种露都能生津解热，固然是好东西。但市场上只图蒸出的露汁多，蒸的时间长，以至于味道很薄，或者掺杂一些其他的东西来增香。比如枇杷叶露，也掺杂了香料，正好与咳嗽病之性相反这就不好了。所以露须自己蒸为最好。还有脾胃有饮湿的人，这些露都不适于他。

酒

大寒凝海而不冰，其性热也。甘、苦、辛、酸皆不是，其味异也。

合欢成礼、祭祀、宴宾，皆所必需。壮胆、辟寒、和血、养气、老人所宜。行药势^①，剂诸肴^②，杀鸟兽鳞，介诸腥。

陈久者良，多饮必病。故子弟幼时，总不令饮酒。到大来不戒，而自不饮矣。凡民日食不过一升^③。而寻常之量，辄饮斗^④酒。是一人之饮，足供数人之食。至于盛肴馔、多朋纵，其费又不可胜计也。

酒之为物，勤俭多妨。故禁酒，可以使民富。贞洁之人，以酒乱性；力学之人，以酒废业；资贼之徒，以酒结伙；刚暴之徒，以酒行凶。凡世间败德损行之事，无不由于酒者。

此书之所以作酒诰^⑤。汉时所以三人群饮，罚金四两也。酒之为物，志气两昏。故禁酒可以兴民教，富之教之。诚富国防民之善术。今蕞尔小邑^⑥，岁费造酒之米，必以万石^⑦计。不但米价日昂^⑧，径至酿成大劫。此其一端也，可不鉴哉？

---

① 行药势：指古代中医使用酒敷药，起效快。据史书记载，酒为水谷之气，它具有兴奋、促使血管扩张、血流增加的作用，还有入心肝二经、畅通血脉、散瘀活血的功效。

② 剂诸肴：指厨师烹制菜肴时，用酒作调味。剂，调和的意思。

③ 升：容量单位。一升合一市升。

④ 斗：容量单位。十升等于一斗。

⑤ 诰（gào）：古代的一种告诫的文章。

⑥ 蕞（zuì）尔小邑：小小的城市。蕞尔，形容小。

⑦ 石（dàn）：容量单位。十斗等于一石。

⑧ 昂：这里为"贵"的意思。

解酒毒（大醉不醒），枳椇①子煎浓汁灌。人乳和热黄酒服，外以生熟汤浸其身，则汤化为酒，而人醒矣。

【译】天气最冷的时候，海水凝固了，酒也不会结冰，因为它性热。甘、苦、辛、酸都不是它自身的味道，它有一种特殊的味道。

结婚行礼、祭祀祖先、大宴宾客，都必须准备好酒。壮胆、御寒、和血、养气、老年人适合饮点酒。用酒敷药，给菜肴调味，宰杀鸟、兽、鱼等，去掉腥味，都需要用酒。

酒酿制存放的时间越久，酒就越好，但是喝多了会患病。所以子弟们在年幼时，总不许可他们饮酒。长大后不用戒酒，自己就不饮了。一般来说，老百姓一天饮酒超不过一升。而普通人的酒量，常常能饮一斗酒。这样一个人一天饮酒的耗费，足够供应几个人的饭食。至于还要准备丰盛的菜肴美食、邀请朋友纵情饮用，花费的金钱就不能够计算了。

酒作为一种物品，应该勤俭不浪费，所以禁酒可以使百姓富裕。贞洁的人，会因为饮酒而乱性；努力学习的人，会因为饮酒而荒废学业；强盗贼偷，以饮酒结为同伙；暴力狂徒，以饮酒壮胆行凶。凡世间败坏道德、损害品行的事，没有不是因为酒而造成的。

---

① 枳（zhǐ）椇（jǔ）：高大乔木，鼠李科枳椇属。又称拐枣、鸡爪子、万字果、鸡爪树、金果梨、南枳椇。种子为清凉利尿药，能解酒毒，适用于热病消渴、酒醉、烦渴、呕吐、发热等症。

这本书以酒作语文，正是这个原因。汉代就规定三人群饮，要罚金四两。酒作为一种饮品，使人志气两昏。所以禁酒可以振兴对百姓的教育，使百姓富裕并受到教育。真是富国且防止百姓作乱的好办法。现在一个小小城市，一年耗费在造酒上的米，定是用万石来计算的。不但米的价格越来越贵，而且酿成大的灾难，这还仅仅是一个方面，人们能不警惕吗？

解酒毒（大醉不醒）的方法，服下用枳椇的种子煎成的浓汁。或用人乳和热黄酒同服，再用生熟汤浸泡身体，这样酒就融入汤中，而人也就清醒了。

酒酿[①]

甘，温。补气养血，助运化[②]，充痘浆[③]。多饮亦助湿热。冬制者耐久藏。

【译】江米酒味甘，性温。能够补气养血、帮助全身脉络运行和肠胃消化、使痘浆增加。喝多了也会助长湿热。冬天酿制的江米酒能存放的时间长一些。

烧酒

（一名汗酒）性烈火热，遇火即燃。消冷积，御风寒，辟阴湿之邪，解鱼腥之气。阴虚火体，切勿沾唇。孕妇饮

---

① 酒酿：江米酒。

② 运化：运行消化。

③ 痘浆：指种牛痘后，饮酒酿会增浆。

之，能消胎气。汾州①造者最胜。凡大雨淋身及多行湿路、或久浸水中，皆宜饮此，寒湿自解。如陡②患泄泻，而小溲清者，亦寒湿病也，饮之即愈。

风寒入脑，久患头痛及饮停寒积。脘腹久痛，或寒湿久痹③，四肢酸痛，诸药不效者，以滴花烧酒④频摩患处自愈。若三伏时，将酒晒热，搨⑤患处，效更捷。素患冻瘃⑥者，亦于三伏时，晒酒涂患处，至冬不作矣。

霍乱转筋⑦而肢冷者，以烧酒摩搨患处效。解烧酒毒，芦菔⑧汁、青蔗浆随灌，绿豆研水灌，或以枳椇子煎浓汤灌。大醉不醒，急以热豆腐遍体贴之，冷即易，以醒为度。外用井水浸其发，并用故帛浸湿贴于胸膈，仍细细灌之，至甦为度。凡烧酒醉后吸烟，则酒焰内燃而死。又有醉后内火如焚而反恶寒者，厚覆衣被，亦能致死。即口渴饮冷，止宜细细饮之，以引毒火外达。若连饮过多，热毒反为骤冷所遏，无由外达，亦多闭伏不救也。

---

① 汾州：州、府名，物产以杏花村"汾酒"著名。

② 陡：突然。

③ 痹（bì）：同"痹"，中医指由风、寒、湿等引起的肢体疼痛或麻木的病。

④ 滴花烧酒：旧指农村的"蒸烧酒"，它经烧、蒸化为气。然后冷凝一点点落下。《唯亭志》："蒸糟粕，滴水成酒，名'滴花'酒。"今称之为"蒸馏酒"。

⑤ 搨（tà）：涂的意思。

⑥ 冻瘃（zhú）：冻疮。

⑦ 霍乱转筋：指因上吐下泻、失水过多，而致两小腿腓肠肌痉挛，不能伸直。

⑧ 芦菔：萝卜。

【译】（另一个名字叫"汗酒"）烧酒性烈火热，遇火就能燃烧。饮烧酒可以消除因吃生冷食物而造成的积食、抵御风寒、除阴湿邪气、消除鱼腥之气。阴虚和身体有火的人不要沾酒。孕妇饮烧酒，能消解胎气。汾州造的烧酒最好。凡是被大雨淋湿了身体、走多了潮湿的道路，或者浸泡在水里时间过长的人，都应该喝一些烧酒，寒、湿气就自行消解了。如果是突然患了泄泻之症，但小便还很清亮的，就是寒湿病，喝一些烧酒即能痊愈。

风寒进入脑子，就会长期头痛及饮停寒积，如果是胃部久痛，或者因寒冷潮湿而四肢麻木、酸痛，诸多药都没有效果，用滴花烧酒不断地按摩患处，就会痊愈。如果在三伏天，将酒晒热，涂在患处，见效更快。平常患冻疮的人，也在三伏天，把酒晒热后涂到患处，到了冬天就不会再发作。

因为患霍乱抽筋而四肢发冷的人，用烧酒涂抹并按摩患处即见效。如果饮烧酒而中毒，可以把萝卜汁、青蔗浆灌下去，也可以把绿豆研成末用水灌服，或者用枳椇子煎成浓汤灌下去。如果大醉不醒，就立刻把热豆腐贴于醉酒人的全身，豆腐凉了再换热的，直到人苏醒过来为止。外面还可以用井水浸泡醉酒人的头发，并用旧帛浸湿贴到胸前，再慢慢地灌入前面说的汁，直到苏醒为止。烧酒喝醉以后吸烟，会使酒燃起火焰在身体内部燃烧致人死。还有喝醉后内火如焚反而怕冷的人，给他盖上厚厚的衣服、被子，也能致人死。

就是口渴想喝冰冷的饮料，也应慢慢地喝，以便把毒火引出体外。如果冰冷的饮料连续喝得太多，热毒反而被突然而来的冷所遏制，无法引出体外，热毒就因闭塞伏于体内而没救了。

愈风酒方

陈海蛇（漂净，拭干，晾极燥）十二两，黑大豆、嫩桑枝、松针（杵烂）各四两，陈酒七斤。

封浸，煮三炷香①。

【译】治愈风病酒方：陈海蛇（漂洗干净，擦干，晾得非常干燥）十二两，黑大豆、嫩桑枝、松针（捣烂）各四两，七斤陈酒。

把这些料装进酒里，封闭好，浸泡，煮约两个小时。

喇嘛酒方

治丰身②不遂、风痹麻木。

胡桃肉、龙眼肉各四两，杞子、首乌、熟地各一两，白术、当归、川芎、牛膝、杜仲、白芍、豨莶草③、茯苓、丹皮各五钱，砂仁、乌药各二钱五分。

右十六味绢袋盛之，入瓷瓶内，浸醇酒五斤。隔水煮浓候冷，加滴花烧酒十五斤，密封七日。

---

① 三炷香：每炷香约可燃四十五分钟，三炷香约两个小时。

② 丰身：应为半身。

③ 豨（xī）莶（xiān）草：豨（xī）莶草，一年生草本植物，茎上有灰白毛，花黄色。全草可入药。

【译】喇嘛酒方：治疗半身不遂、风痹麻木。

胡桃肉、龙眼肉各四两，杞子、首乌、熟地各一两，白术、当归、川芎、牛膝、杜仲、白芍、豨莶草、茯苓、丹皮各五钱，砂仁、乌药各两钱五分。

以上十六味中药用绢袋装好，放到瓷瓶里，用五斤醇酒浸泡。再隔水煮浓等凉了以后，加入十五斤滴花烧酒，密封七天，就好了。

健步酒方

生羊肠一具（洗净，晾燥），龙眼肉、沙苑蒺藜①（隔火微炒）、生苡仁（淘净，晒燥）、仙灵脾（以铜刀去边毛）、遇真仙茅各四两。

右六味，用滴花烧酒二十斤浸三七日。下部虚寒者宜之。华亭董氏方也，见《三冈识略》。

【译】健步酒方：生羊肠一副（洗干净，晾干），龙眼肉、沙苑蒺藜（隔火微炒）、生苡仁（淘洗干净，晒干）、仙灵脾（用铜刀去掉边毛）、遇真仙茅各四两。

以上六味中药，用二十斤滴花烧酒浸泡二十一天。下部身体虚寒的人适宜饮用此酒。这是华亭董氏酒方，见《三冈识略》。

---

① 沙苑蒺藜：沙苑，地名。在陕西大荔南洛、渭之间。蒺藜，亦称"刺蒺藜"。其干果入药，性温，味苦，有疏肝、祛风、明目的功效，主治头痛眩晕、目赤多泪等症。

熙春酒方

生猪板油一斤，甘杞子、龙眼肉、女贞子（冬至日采，九蒸九晒）、直生地（洗净，晒干）、仙灵脾（去边毛）、生绿豆（洗净，晒干）各四两。

右七味，滴花烧酒二十斤，封浸一月。茹素者①去猪油，加耿柿饼一斤可也。此酒健步驻颜、增养心肾，衰年饮之甚妙。或但以猪脂白蜜浸之，名"玉液酒"。温润补肺、泽肌肤、美毛发。治老年久嗽极效，随息自验。

【译】熙春酒方：生猪板油一斤，甘杞子、龙眼肉、女贞子（冬至当天采摘，蒸九次晒九次）、直生地（洗净，晒干）、仙灵脾（去掉边毛）、生绿豆（洗净，晒干）各四两。

以上七味中药，加入二十斤滴花烧酒，封闭浸泡一个月。吃素的人去掉猪油，也可以换成一斤耿柿饼。这种酒可以使人筋骨强健、养颜美容、增养心肾，年老的人饮用也很好。或者只用猪油、白蜜浸泡，名叫"玉液酒"。能温润补肺、润泽肌肤、使头发秀美。治老年人的长期咳嗽有特效，我自己验证过。

固春酒方

治风寒湿袭入经络，四肢痹痛不舒，俗呼"风气病"。不论新久，历治辄效。

---

① 茹素者：指专门吃素，而不吃鱼肉荤腥者。

鲜嫩桑枝、大豆黄卷（或用黑大豆亦可）、生苡、枢木子（即十大功劳红子也，黑者名极木子，亦可用，无则用叶，或用南天烛子亦可）各四两，金银花、五加皮、木瓜、蚕砂各二两，川黄檗、松子仁各一两。

右十味，绢袋盛而缝之。以好烧酒十斤、生白蜜四两，共装坛内。将口封固扎紧，水锅内蒸三炷香取起。放泥地上七日，即可饮矣。每日量饮一二杯，病浅者一二斤即愈。

【译】能治疗风寒湿侵袭入经络，四肢麻痹、疼痛不舒服，俗称"风气病"。不论病的时间长短，每次治疗都有效。

鲜嫩桑枝、大豆黄卷（或用黑大豆也可以）、生苡、枢木子（就是十大功劳红子，黑色的叫"极木子"，也可以用。如果没有就用叶子，或用南天烛子也可以）各四两，金银花、五加皮、木瓜、蚕砂各二两，川黄檗、松子仁各一两。

以上十味中药，装入绢袋并缝好。用十斤好烧酒、四两生白蜜，共同装入坛内。将坛口封严扎紧，放入水锅内蒸两个多小时后取起。在泥地上放置七天，就可以饮用了。每天饮一两杯，病轻的人喝一两斤就痊愈了。

定风酒方

天冬、麦冬、生地、熟地、川芎、五加皮、牛膝①、秦

---

① 牛膝：别名牛磕膝。多年生草本植物，具有活血通经、补肝肾、强筋骨、利水通淋、引火（血）下行的功效。主治瘀血阻滞经闭、痛经、经行腹痛、胞衣不下、跌打伤痛、腰膝酸痛、下肢痿软、水肿、小便不利、头痛、眩晕、齿痛、口舌生疮、吐血、衄血。

艽①各五钱，川杜枝三钱。

右九味，绢袋盛之。以滴花烧酒二十斤，净白蜜②、赤沙糖、陈米醋各一斤，搅匀，浸入瓷坛。豆腐皮封口，压以巨砖，安水锅内，蒸三炷香（坛须宽大，则蒸时酒旨③溢出也），取起，埋土中七日。

此内府④方也。功效补血息风而健筋骨。且制法甚奇，凡患虚风病者，饮之辄愈。而药味平和，衰年⑤频服，极有裨益⑥，并无流弊⑦。按，酒性皆热，而烧酒更烈。韧如羊肠，润如猪脂，并能消化。故不但耗谷麦，亦最损人，尤宜禁之。然治病养老之功，亦不可没，世传药酒，率以刚燥之品，助其猛烈，方名虽美，而遗患⑧莫知。

【译】定风酒方：天冬、麦冬、生地、熟地、川芎、五加皮、牛膝、秦艽各五钱，川杜枝三钱。

以上九味中药用绢袋盛好。用二十斤滴花烧酒，加入

① 秦艽（jiāo）：别名大叶龙胆、大叶秦艽、西秦艽。多年生草本植物，圆柱形根，基生叶较大，茎生叶三四对，披针形叶片，基部连合；夏秋开筒状深蓝紫色花，花丛生于上部叶腋呈轮状，裂片先端尖；长椭圆形蒴果。有极高的药用价值，是治疗风湿关节痛、结核病、潮热、黄疸等症的主药之一。

② 白蜜：多指结晶后的洋槐花蜂蜜。

③ 旨：美也。

④ 内府：清代的内务府。

⑤ 衰年：衰老之年。

⑥ 裨益：益处。

⑦ 流弊：由于事物本身不完善或工作中有偏差而产生的弊端，也指沿袭而成的弊端。

⑧ 遗患：留下的祸患。

净白蜜、红砂糖、陈米醋各一斤，搅匀后浸泡在瓷坛中。用豆腐皮封住坛口，压上大一点儿的砖，放在蒸锅内，蒸制三炷香（瓷坛一定要宽大，蒸的时候酒的香味会冒出来）的时间，将坛取出埋入土中，需要埋七天。

这是内务府的配方。功效是补血、息风、健筋骨。此酒的制法非常奇特，凡患虚风病的人，饮后便会痊愈。酒的药味平和，衰老后经常服用，很有好处，并没有弊端。此酒性热，而烧酒会更烈。韧性就像羊肠，润性就像猪油，易于消化。不要加入谷、麦，这样会伤人，一定要禁止。然而治病养老的功效，也不能被埋没。世代相传此药酒，大概因为是刚燥之品，助酒更猛烈。酒方名字虽然美，但留下的祸患却不知道。

惟此七方，用药深有精义，洵①属可传。但饮贵微醺②，不可过恣③，始为合法。虚寒衰老之人，寒宵长液④，苦难酣眠达晓⑤。宜制小银瓶，略如鼻烟壶式。口用旋盖，以暖酒灌入。佩于裹衣兜肚之间，酒可彻夜不凉。丁夜醒时，饮而

---

① 洵：诚然，实在。

② 微醺（xūn）：稍有醉意。

③ 恣（zì）：放纵，无拘束。

④ 长液：应为"长夜"。

⑤ 苦难酣眠达晓：指老年人以不容易痛痛快快地一觉睡到天亮为苦。

再睡。不烦人力，恬适①自如，补益之功甚大。若能此外勿饮，更可引年。凡饮酒并宜隔汤炖温也。

【译】只有这七个方子，用药是很有精深之义的。实在是可以广为相传的酒方。但饮酒最好是有一点点醉意，不能过于放纵，这才合乎法度。那些虚寒的衰老的人，在寒冷的晚上、漫长的夜里，总是苦于不能酣睡到天亮，他们可以准备一个小的银瓶，大概就像鼻烟壶一样。瓶口用旋动的盖子，把温热的酒灌进去。戴在外衣和肚兜之间，酒会彻夜不凉。在丁夜醒来的时候，喝一点再睡。不麻烦别人费力气，恬静舒适，补益的功效也比较大。如果能此外不再饮酒就可以延年益寿。凡是饮酒都应该隔水炖温后再喝。

淡巴菰②

辛，温。辟雾露秽瘴③之气，舒忧思郁懑④之怀，杀诸虫御寒湿。

前明⑤军营中，始吸食之，渐至遍行天下。不料其为亚片烟之先兆也，然圣祖⑥最恶之。而昧者犹以熙朝瑞草⑦誉

---

① 恬适：恬静而舒适。

② 淡巴菰：烟草、烟叶之外文名译音。

③ 秽瘴：污秽的毒气。

④ 懑（mèn）：烦闷。

⑤ 前明：明朝。

⑥ 圣祖：指清康熙帝。

⑦ 熙朝瑞草：兴盛繁荣朝代祥瑞的草。

之，谬矣。卧房卑湿，以干烟叶厚铺席下，良。并可以辟臭虫、蜈蚣、蛇、蝎诸虫也。

绞肠痧①，烟筒中垢如豆大一丸，放病人舌下，掬②水灌下，垂死可活。

蛇咬及诸毒虫螫，以烟筒中垢涂之。

【译】烟味辛，性温。吸烟可辟除雾露污秽的毒气，也可舒解心中的忧愁和烦闷，还能杀死各种虫子和抵御寒湿。

在明朝的军营里，才开始有人吸烟，渐渐地遍及天下。没想到烟成为鸦片烟的先兆，然而清朝康熙皇帝最讨厌烟。而愚昧的人还赞美烟是兴盛朝代祥瑞的草，真是荒谬。卧房潮湿，用干烟叶厚厚地铺在席子下面，可以防潮，很好。并且可以辟除臭虫、蜈蚣、蛇、蝎等各种虫子。

得了绞肠痧，在烟筒上取像豆子一样大小的一丸烟垢，放在病人的舌头下，用水灌下，就是垂死的病人也可以救活。

如果被蛇咬伤及各种毒虫螫伤，就用烟筒中的烟垢涂抹。

亚片

亚片入药亦始前明，李濒湖③《本草纲目》收之。

国朝④乾隆间，始有吸其烟者。初则富贵人吸之，不过

---

① 绞肠痧：指腹胀绞痛，烦躁心乱，想吐吐不出，欲泻又泻不下。亦叫"干霍乱"。

② 掬：用。

③ 李濒湖：李时珍。明代杰出医药学家。字东璧，号濒湖。

④ 国朝：清朝。

自速其败亡。继则贫贱皆吸之，因则失业破家者众，而盗贼满天下。以口腹之欲，致毒流宇内①涂炭生民，洵妖物也，智者远之。亦有因衰病而误堕其中者。

以吸之入口，直行清道，顷刻而遍一身。壅者能宣，郁者以舒，陷者能举，脱②者能收。凡他药所不能治之病，间有一吸而暂效者。人不知其为劫剂③，遂诧以为神丹，而日病吸化。

尤易成引④，迨⑤引既成，脏气已与相习。嗣后⑥旧疾复作，必较前更剧，而烟亦不能奏效矣。欲罢不能，噬脐莫及⑦，乃致速死。余见实多，敢告世人，毋蹈覆辙。

徐松龛云：天竺自六朝后，皆称印度。今五印度为英吉利所辖，进口货物，近以亚片为主。宇宙浮孽之气，乃独钟于佛国，何其怪也？

戒法。

断引之方验者甚少，且用烟或烟灰者居多。似乎烟可少吸。一不服药，引即如故。惟此方日服，仍可吸烟。旬馀引

---

① 宇内：四境之内。

② 脱：肉离开骨。

③ 劫剂：害人遭难的东西。

④ 引：同"瘾"。

⑤ 迨：等到。

⑥ 嗣后：以后。

⑦ 噬（shì）脐莫及：自己咬自己的肚脐都来不及。形容后悔莫及。

自渐减，又不伤身。盖物性相制，此药专制亚片之毒，故能断引，绝无他患也。

方用鲜松毛数斤，略杵，井水熬稀膏，每晨开水化服一二钱。

或每土一斤，用松树皮半斤煎汤熬烟，如常吸食，引亦渐断。

或以一味甘草熬为膏，调入烟内。初且少入，渐以加多，如常吸之，断引极效。

解毒。

肥皂或金鱼杵烂，或猪屎水和绞汁灌之，吐出即愈。

甘草煎浓汁，俟凉频灌。

生南瓜捣绞汁频灌。

青蔗浆恣饮。

凡服烟而死，虽身冷气绝，若体未僵硬，宜安放阴处泥地（一经日照即不可救）。撬开牙关以竹箸横其口中，频频灌以金汁、南瓜汁、甘草膏之类。再以冷水在胸前摩擦，仍将头发解散，浸在冷水盆内。或可渐活。

【译】鸦片入药也是从明朝开始的，李时珍的《本草纲目》就收进了鸦片。

清朝乾隆年间，才开始有人吸鸦片烟。最初是富贵人家的人吸食，不过是加速自己的败亡。以后贫贱之人也开始吸食，这样一来失业破家的人就多了起来，以至于遍及天下。

就因为口腹欲望，而使流毒遍于四境之内。老百姓都处于极端困苦的境地，鸦片真是可恶的妖物，聪明之人要远离鸦片。也有人因为治病而堕落其中。

鸦片只要吸入口中，就直行清道，一会儿就遍及全身。有阻塞能疏通，有郁结能舒展，有塌陷能挺举有肉，有肉离骨能收合。凡是别的药所不能治的病，偶尔吸一次能取得暂时的效果。人们不知道这是害人遭难的东西，还惊诧地认为是神丹妙药，而天天沉溺于吸食鸦片。

尤其是鸦片易上瘾，等染上烟瘾后，人身上的脏气都与鸦片相互习惯了。以后旧病又继续发作，肯定比以前更为严重，再吸食鸦片也不能奏效了。这时候欲罢不能，真是后悔都来不及，于是导致快速死亡。我看见过太多的吸食鸦片的人，我要告诫世人，千万不要重蹈覆辙。

徐松龛曾说：天竺从六朝以后，都称为印度。现代五印度为英吉利（英国）所管辖，进口的货物也大多以鸦片为主。宇宙中最恶之气，就独钟情于佛国（印度），怎么这么奇怪呢？

戒鸦片的方法：

断瘾的方子灵验的很少，而且用烟或烟灰的人是多数。似乎烟可以少吸些，如果不服药，烟瘾就像原来一样。唯有我的戒烟方子是每天吃着药，仍然可以吸着烟。十多天后烟瘾就慢慢地减退了，还不伤害身体。物性是相互制约的，这个药专门制约鸦片之毒，所以能够断烟瘾，绝对不会有其他的祸患。

戒鸦片的方子：数斤鲜松毛，稍微捣碎，用井水熬成稀膏。每天早晨用开水冲化服一两钱。

或者用一斤土加半斤松树皮煎汤熬成烟，就像平常吸烟一样吸食，烟瘾就渐渐地断了。

或者用一味甘草熬成膏，调入烟里。开始时少放些，逐渐地加量，就像平时吸大烟一样吸食，对断烟瘾极为有效。

解鸦片毒的方法：

把肥皂或金鱼捣烂，或者用猪的屎水调和绞汁给中毒的人灌进去，呕吐后就痊愈了。

将甘草熬成浓汁，等到凉后不断地给中毒的人灌进去。

将生南瓜捣碎绞出汁来，给中毒的人灌进去。

另外，把青甘蔗的浆汁给中毒的人灌进去。

凡是因为吸食鸦片而死的人，虽然身子冷了、气断了，如果身体还没僵硬，适合安放在阴凉的泥地上（一经太阳晒就不能救了）。撬开他的牙关用竹筷子横在他的口中，不断地灌进金汁、南瓜汁、甘草膏之类的，再在胸前用冷水摩擦，把他的头发解散，浸泡在冷水盆里。或许可以慢慢地活过来。

谷食类

籼①米

甘，平。宜煮饭食。补中养气、益血生津、填髓充肌，生人至宝。

量腹节受，过饱伤人。凡患病不饥，妇人初产，感症新愈，并勿食之。磨粉蒸糕，松而不韧。病人弱体，可作点心。饭露②生津、补虚疗膈③。籼种甚多，有早、中、晚三收，赤白二色，以晚收色白者良。凡不种秔④之处，皆呼籼为秔。湖州蒸谷，或炒谷而藏之，作饭尤香。早收者性温，不耐久藏。

汪谢城曰：凡八谷⑤一类之中，必皆有大小、早晚、黏不黏各种。如稻为一谷，其黏者为糯，不黏者为秔。而籼又秔之别种，呼籼为秔，犹呼穬⑥为大麦，未为大误。吾乡蒸谷、炒谷米，用米少而得饭多。不但取其香也。郑元庆《湖录》论之甚详。

---

① 籼（xiān）：水稻的一种，米粒细而长。

② 饭露：指饭成熟之前浓米汁。

③ 疗膈：指治好膈食病。膈食病的症状是胸腹胀痛、下咽困难、吐酸水等。

④ 秔（jīng）：同"粳"，一种黏性较小的稻。

⑤ 八谷：八种谷物。《本草》注："黍、稷、稻、粱、禾、麻、菽、麦。"《大象赋》注："稻、黍、大麦、小麦、大豆、小豆、粟、麻。"

⑥ 穬（kuàng）：指穬麦，为马所食，其形状与大麦相似。

【译】籼米味甘，性平。适合煮饭吃。能够补中养气、有益于血液滋生津液、填骨髓充肌肉，是人生存的宝贵食物。

要根据胃腹的大小有节制地受用，吃得太饱就会伤害人。凡是因为患病而肚子不饿，妇女刚生了孩子，感冒刚痊愈，都不要吃饭。将米研磨成粉并蒸成糕，松软而不坚韧。病人身体弱，可以作为点心吃。浓米汤能令人生津、补虚治疗膈食病。籼米的种类很多，有早稻、中稻、晚稻三种，红、白两种颜色，以晚稻且颜色白的米为好。凡是不种植粳米的地方，都把籼米称作粳米。湖州将谷子蒸过，或者炒过后收贮起来，做出的饭特别香。提前成熟的稻谷性温，不能长时间储藏。

汪谢城说：凡是八种谷物的任何一类中，一定都有大小、早熟晚熟、黏还是不黏的区别。如稻谷为其中一种，黏的为糯米，不黏的为粳米。而籼米与粳米是不同的品种，把籼米称作粳米，就好像把穬麦叫作大麦一样，也不是很大的错误。我们乡里蒸谷米、炒谷米，用的米少而蒸出来的饭多。不仅仅是为了它的香味儿。郑元庆的《湖录》写得非常详细。

秔米

（亦作粳）甘，平。宜煮粥食，功与籼同。

籼亦可粥，而秔较稠。秔亦可饭，而籼耐饥。粥饭为世间第一补人之物。强食亦能致病戕①生。《易》②云："节饮食"。《论语》云："食无求饱"。尊生者能绎其义，不必别求他法也。惟患停饮者，不宜啜③粥。痧胀④霍乱，虽米汤不可入口，以其性补，能闭塞隧络也。故贫人患虚症，以浓米饮代参汤，每收奇绩。

若人众之家，大锅煮粥时，俟粥锅滚起沫团，醴滑如膏者，名曰"米油"，亦曰"粥油"。撇取淡服⑤，或加炼过食盐少许服亦可，大能补液填精，有裨羸⑥老。至病人产妇，粥养最宜。以其较籼为柔，而较糯不黏也。亦可磨粉作糕，而嘉兴人，不善藏谷，收米入囤。蒸罨⑦变红，名曰"冬舂米"，精华尽去，糟粕徒存，暴殄天物，莫此为甚。炒米虽香，性燥助火，非中寒⑧便泻者忌之。

又，有一种香秔米，自然有香，亦名"香珠米"。煮粥时，稍加入之，香美异常，尤能醒胃。凡煮粥宜用井泉水，则味更佳也。

---

① 戕（qiāng）：指伤害、损害的意思。

②《易》：指周朝的《易经》，也称"周易"。

③ 啜（chuò）：喝。

④ 痧胀：痧气胀塞胃肠，壅阻经络，称为痧胀。

⑤ 淡服：什么都不要放直接服。

⑥ 羸（léi）：瘦弱。

⑦ 罨（yǎn）：覆盖，掩盖。

⑧ 中寒：为中焦虚寒，指由于阳气不足，脾胃机能衰退，致腹痛，畏寒肢冷、口淡泛恶等症。

【译】（也叫"粳米"）粳米味甘，性平。适合煮粥吃，功效和籼米相同。

籼米也可以煮粥，但粳米比较稠。粳米也可以煮饭，但籼米更能耐饥。粥饭是世间第一补人的食物。但吃多了也能使人患病、伤害身体。《易经》说："要节制饮食。"《论语》说："吃饭不要追求太饱。"注重养生的人一定能从中悟出真正的含义，不必寻求其他的养生方法。唯有患停饮的人，不适合喝粥，患了痧胀霍乱的人，即使是米汤也不能入口，因为米的性补，能够闭塞经络。所以穷人患了虚弱的病，用浓米汤代替参汤来喝，常常收到奇特的效果。

如果是人多的家庭，用大锅煮粥时，当锅里滚起沫团，浓滑得像膏脂一样，这称作"米油"，也称"粥油"。从锅里撇出来淡服，或者加少许炼过的食盐进服，极大地补液填精，有益于年老体弱的人。病人和产妇用粥来补养最适合。粳米比籼米柔软，但没有糯米那样黏。粳米也可以磨成粉做糕，嘉兴人不善于贮存稻谷，把米收入粮囤中。米蒸后覆盖起来就会变红，称作"冬春米"，这种米精华已经没有了，只剩下糟粕，任意糟蹋东西，不知爱惜，没有比这更严重的了。炒米虽然香，但性燥易上火，不是中焦虚寒、泻肚的人忌食它。

另，有一种香粳米，自然就有香味儿，也叫"香珠米"。煮粥的时候，稍加一点儿进去，味道非常香美，尤其能够醒胃。凡是煮粥都适宜用井泉水，味道会更好。

糯米

（一名元米，一名占米）甘，温。补肺气，充胃津，助痘浆①，暖水藏。

酿酒熬饧②，造作饼饵。若煮粥饭，不可频餐。以性太粘滞，难化也。小儿病人尤当忌之。冻米（冬月所制），性不粘滞，止泻补脾。炒米香燥助火，多食伤津。

脾虚泄泻，糯米炒黄磨粉，加白沙糖调服。

虚寒多溺。糯米饭杵为餈③，卧时煮热，细嚼食之。

诸米泔（第二次者清而可用），清热止烦渴。

诸禾秆，甘，温，煎汁饮，治寒湿发黄、停食腹胀、消牛肉积。

作荐④御寒，暖于暖絮。挼⑤穰籍鞾鞵，绵⑥足去湿。烧灰淋汁，冷服解砒毒（鞾，作靴。鞵，同鞋）。

【译】（另一个名字叫"元米"，还有一个名字叫"占米"）糯米味甘，性温。能够补充肺气、补充胃津、助发痘浆、温暖内脏。

---

① 助痘浆：指人种了预防天花的牛痘后，食用糯米可助发痘浆。

② 饧（xíng）：指用麦芽或谷芽等熬成的糖。

③ 餈（cí）：糍粑。

④ 荐：垫子。

⑤ 挼（ruó）：揉搓。

⑥ 绵：指禾茎中白色柔软的部分，如秫秸。

可以酿酒熬饧，也可以制作饼、饵。如果用糯米煮粥、饭，不能经常吃，因为糯米黏滞，不易消化。儿童和病人尤其应该忌食糯米。冻米（冬天的时候制造），性不黏滞，有止泻补脾的功效。炒米味香且干燥食后能使人上火，吃多了会伤津液。

脾虚泄泻，把糯米炒黄并研磨成粉，加白砂糖调和后吃。

虚寒尿多，把糯米饭捣成糍粑，睡觉的时候煮热，慢慢地嚼碎咽下去。

各种米的淘米水（淘洗第二次的水清就可以用），都有清热止烦躁、口渴的功效。

各种禾秆，味甘，性温。煎成汁来喝，可以治寒湿发黄、停食腹胀的病症，还可消化牛肉在胃中的积食。

禾秆还可以做垫子御寒，比棉絮还暖和，把禾秆内穰搓揉后，垫在鞋、靴内，禾秆内穰能祛除湿气，把它烧成灰冲成汁，凉后服下可以解砒霜的毒。

饴

（稀者为饴，干者为饧。诸米皆可熬，以糯米熬者为胜）甘，温。补中益气养血，能助湿热，动火生痰。

凡中满①吐逆、疽、疟、疳膨②、便秘、牙痛水肿、目赤等症，皆忌之。

---

① 中满：指因气虚食滞、寒浊上壅、湿热等原因，使脾胃运化失调、气机痞塞。

② 疳膨：病名。即"疳积"。

鱼脐^①、疔^②、瘭疽^③、瘑^④疮，并用饴糖涂。

稻芒、鱼骨鲠喉及误吞竹木、铁钗，中天雄、附子、草乌^⑤毒，并宜频食饴糖。

解银黝毒，日用饴糖四两，作小丸。不时以麻油吞下，须服过百日外方无虑。

火烧成疮，饧糖烧灰敷。

【译】（稀的是饴，干的是饧。各种米都可以熬，用糯米熬的为最好）饴味甘，性温。能够补脾胃、益气、养血，也能够助生湿热、动火生痰。

凡是患中满、呕吐、疳痛、疟疾、痞积、便秘、牙痛、水肿、眼睛发红等病症的人，都不要吃饴糖。

患有鱼脐、疔疮、瘭疽、瘑疮等症的人，都可以用饴糖来涂抹。

如果稻芒、鱼骨卡住了喉咙，以及误吞竹木、铁钗，还有中了天雄、附子、草乌等毒的人，都适合经常吃饴糖。

解银黝毒的方法：每天用四两饴糖，做成小丸儿。常常用麻油吞下，需要服用超过一百天才可不用担心了。

---

① 鱼脐：手背或足背部深、浅皮色的交界处患疾。

② 疔（dīng）：中医学指病理变化急骤并有全身症状的恶性小疮。

③ 瘭（biāo）疽（jū）：手指头肚儿急性发炎化脓的病，严重者会引起末节指骨坏死。中医称"蛇头疔"。

④ 瘑（guō）：疮。

⑤ 天雄、附子、草乌：均为中药名。

去除火烧成疮的方法是：将饧糖烧成灰敷到患处即可。

粟米

（色有青黄，粒有粗细，种类不同，亦名粱，俗呼小米）功用与籼、杭二米略同。而性较凉，病人食之为宜。稬者亦名秫。

汪谢城曰：粱之黏者，固可称秫[①]，而实非治不寐之秫。

【译】（粟米颜色有青、黄之分，颗粒有粗、细之分，种类不同，也称"粱"，俗称"小米"）粟米的功效与籼米、杭米两种米大略相同。而性较凉，病人比较适宜吃这种米。糯的粟米也称作"秫"。

汪谢城说：黏的高粱固然可以称为秫，然而它不是能治疗失眠的秫。

黍米

（北人呼为黄米，以其色黄也，然亦有赤者）功与籼似，厥性较温，南方所无也。

【译】（北方人称为"黄米"，因为它的颜色是黄的，但也有红颜色的黍米）黍米的功效与籼米相似，它的性较温，南方没有这种黍米。

---

① 秫（shú）：黏高粱。

稷米①

（一名高粱，俗呼芦穄②）甘，凉。清胃、补气、养脾。稷者名秫，治阳盛阴虚、夜不得寐及食鹅、鸭成症。

凡黍、稷、粟之糯者，皆可酿酒、造饧。而南方稷米，但有不黏者耳。

汪谢城曰：前人《本草》，分别多误，惟程氏③《九谷考》所辩为是。《本草纲目》，以黏不黏分黍、稷，是分一谷为二谷也。

【译】（另一个名字叫"高粱"，俗称"芦穄"）高粱味甘，性寒。能够清胃、补气、养脾。糯的高粱叫作"秫"，能够治阳盛阴虚、夜不能寐以及因吃鹅、鸭导致的病等症。

凡是黍米、高粱、粟米中的糯的，都可用来酿酒、造糖。然而南方的稷米，只有不黏的那种。

汪谢城说：前人的《本草》，书中分类的错误比较多，只有程氏的《九谷考》辨别得较为准确。《本草纲目》中以黏不黏作为标准来区分黍米、高粱，这是把一种谷子当成两种谷子了。

---

① 稷（jì）米：别名为穄米。 稷起源于中国北方，史前已有栽培，殷商时期就已经成为人们的主食。也正因如此，中国古代把国家称为社稷，社指土地，稷就是指粮食，可见稷在古代人民生活中的重要地位。

② 芦穄（jì）：也叫糜子，黍之不黏者。《吕氏春秋·本味篇》所载"饮之美者……阳山之穄"中的"穄"，就指芦穄。

③ 程氏：程瑶田（公元1725—1814年），清代经济学家，著有《九谷考》等书。

小麦面

甘，温。补虚乏，实皮肤，厚肠胃，强筋力。

北产重罗①者良，造为挂面，可以致远，病人食之甚宜。南方地卑，麦性粘滞。能助湿热，时感②，及疟痢、疳疽肿胀、脚气、痞满③痧胀、肝胃痛诸病，并忌之。新麦尤甚。惟单酵水造为蒸饼，较不助病，且可入药。

跌打挫衄④，白面同栀子⑤捣匀，水调涂。

远行脚趼⑥成疱，白面水调涂。

大衄⑦血出，飞罗面⑧入盐少许，冷水调服三钱。

大便久泻，飞罗面炒熟，每晨加白砂糖或炒盐，调服。

麸（麦皮也）：凡患身体疼痛及疮疡溃烂沾渍、或小儿暑月出痘、溃烂不能着席者，并用夹褥装麸籍卧。性凉而软，泂妙法也。

面筋（面入水中，洗揉而成）：性凉。解热，止渴，消烦。劳热人宜煮食之，但不易化，须细嚼之。误吞钱者，以

---

① 重罗：指北方所产小麦，它经一种细密筛子反复筛后，粉洁白，细腻。罗，同"箩"。

② 时感：指春、夏、秋、冬四季流行性的感冒等时令病邪。

③ 痞满：指胸腹之间气机阻塞的一种不舒服的自觉状态。

④ 挫衄（nǜ）：折伤，损伤。

⑤ 栀（zhī）子：亦称"黄栀子""山栀"。茜草科。中医学上以果实入药，主治热病心烦、目赤、黄疸、吐血、热毒疮疡等症。

⑥ 趼（jiǎn）：手或脚上因长久摩擦而生成的硬皮。

⑦ 衄（nǜ）：鼻子出血。

⑧ 飞罗面：指经过细筛子筛后的轻飘洁白、细的面粉。

历筋放瓦上炙。存性^①，研末，开水调服。在喉者即吐出，入腹者从大便下。

麦粉（麸洗面筋，澄出之浆，滤干成粉，俗呼小粉）：甘，凉。可为粢饵^②，素食，浆衣之用。陈久者炒焦，以醋熬成膏，治一切痈疡^③、汤火伤。

【译】小麦面味甘，性温。能够补充虚乏、滋润皮肤、厚实肠胃、强健筋骨。

北方产的小麦品质优良，制作成挂面，可以寄给远方的亲朋好友，特别适合病人吃。南方地潮湿，麦性黏滞。能够助长湿热，患流行性感冒以及疟痢、痞积、黄疸、肿胀、脚气、痞满、痧胀、肝胃痛等病的人要忌食小麦面。新产的麦子尤其严重。只有用酵水发面蒸成的饼（或馒头），不助长病患，并且可以入药。

如果有人跌打损伤，将白面和捣碎的栀子加水调均匀，涂抹患处。

如果出门走了很远的路，脚上长了跰成为疱，将白面加水调均匀，涂抹患处。

鼻子流了很多血，将飞罗面加少许盐，加入冷水调服三钱。

长时间地泻肚，将飞罗面炒熟，每天早上加入白砂糖或

---

① 存性：勿使完全焦煳，尚能存其本性。

② 粢（zī）饵：麦饭团。

③ 痈疡：指一种皮肤及皮下化脓性的炎症。

炒盐，调匀后服下。

麸（麦皮）：凡是患身体疼痛、疮疡溃烂后沾上污渍，或者小孩子在夏天出痘、因为溃烂不能睡在床上的病人，都可以用夹褥子装上麸皮垫卧。麸皮性凉而且柔软，这真是一种奇妙的方法啊！

面筋（面下入水中，用手洗、揉而成）：性凉。能够解热、止咳、消除烦闷。因辛劳而受了热的人，适宜将面筋煮熟吃，但不容易消化，必须细细地咀嚼。如果不小心将铜钱吞到肚子里，就可以把面筋放在瓦上烤，不要完全焦煳，尚能存其本性，然后研成末，用开水调和服下。如果铜钱卡在喉咙上，立刻就可以吐出来；如果已经把铜钱吞到肚子里的，就会随大便一起排出。

麦粉（麸洗出面筋后，将澄出来的面浆滤干成的粉，俗称"小粉"）：味甘，性寒。可以做麦饭团，素食，也可以用于浆洗衣服。将久放的麦粉炒焦，再用醋熬成膏，可以治所有痛疡、烫伤和火伤。

大麦

（一名麰①麦，一名穬麦）种类不一，方土不同。今人罕食，药肆②以之造麦蘖③。金华人又之饲猪，故其肉最佳，

---

① 麰（móu）：大麦。

② 药肆：药店。

③ 麦蘖（niè）：麦芽。

而造为兰熏[1]，甲于天下也。

汪谢城曰：来为小麦，牟[2]为大麦，穬麦一名稷麦，则大麦之别种。南方无牟，即呼穬为大麦，实则同类而异种也。大麦须有消肿胀之功。穬麦须亦可用。

【译】（另一个名字叫"䴭麦"，还有一个名字叫"穬麦"）大麦种类不一样，出产的地方也不同。今天很少有人能吃到药店里用大麦做的麦芽。金华人用大麦来喂猪，所以这种猪的肉最好，而且做成金华火腿，为天下火腿第一。

汪谢城说：来是小麦，䴭大麦、穬麦，另一个名字叫稷麦，是大麦的另一个品种。南方没有䴭，就把穬麦叫作大麦，实际上是同类而不同品种的大麦。大麦的麦芒有消除肿痛的功效，穬麦的麦芒也有同样功用。

荞麦

（俗名乌麦）甘，温。罗面煮食，开胃宽肠，益气力，御风寒，炼滓秽，磨积滞，与芦菔[3]同食良。以性有微毒，而发痼疾[4]，芦菔能制之也。

而易长易收，尤救荒极品，各处皆宜，广种为是。另有一种味苦者，虽不堪食，亦可济荒。

小儿丹毒热疮，荞麦面醋调涂。

---

① 兰熏："金华火腿"的俗名。

② 牟：《本草纲目》："麦之苗粒皆大于米，故得大名。牟亦大也。通作䴭。"

③ 芦菔：萝卜。

④ 痼疾：指久治不愈的慢性疾病。

日浊白带，脾积久泻，休息痢，并宜食此面。

痢疾，炒熟荞麦二钱，沙糖汤调下。绞肠痧痛，荞麦炒焦，开水调服。

汤火伤，荞麦炒黄，水和敷。

【译】（俗称"乌麦"）荞麦味甘，性温。将细筛的荞面和面煮着吃，能够开胃宽肠、增加气力、抵抗风寒、去除腹中渣滓污秽、磨去胸腹内的积块儿和滞留物，与萝卜同吃最好。因为荞麦有微毒，能引发久治不愈的慢性病，萝卜可以抑制它的这种作用。

荞麦容易生长也容易收获，对于救济灾荒来说是最好的食物，各地都适合种植。应当广泛种植才好。另外，还有一种味道苦的荞麦，虽然不好吃，但也可以救济灾荒。

如果儿童发了丹毒热疮，将荞麦面加醋调匀，涂抹于患处。

如果患了日浊白带、脾脏积滞、久泻不止、休息痢等病，都应该吃这种面。

治疗痢疾，将两钱荞麦炒熟，用热砂糖水调和服下。患了绞肠痧痛，就将荞麦炒焦，用开水调和服下。

如果被开水或火烫伤，就将荞麦炒黄，用水调和后敷在患处。

玉蜀黍

（一名玉高粱，俗名苞芦，又名纤粟[1]，又名六谷）嫩时采得，去苞、须煮食，味甚甜美。老则粒坚如石，春[2]磨为粮，亦为救荒要物。但粗粝[3]性燥，食宜半饱，庶易消化。至东廧[4]穄子[5]各种杂粮，及黄精[6]玉竹[7]之类，并可充饥作食。造酒济荒，兹不备载。

【译】（另一个名字叫"玉高粱"，俗称"苞芦"，还有一个名字叫"纤粟"，又称"六谷"）玉米在嫩的时候采摘下来，去掉苞皮、须之后煮着吃，味道非常甜美。长老后颗粒坚硬得像石头一样，经过春或磨成为粮食，可以作为救济灾荒的重要食物。但玉米粗糙而且干燥，应该只吃半饱，比较容易消化。至于东廧、穄子等各种杂粮，以及黄精、玉竹之类的，都可以作为充饥食物。酿酒、救济灾荒，这里就不做叙述记载了。

---

① 纤（yū）粟：玉米，也叫玉蜀黍、御米、玉高粱、苞芦、苞谷、六谷等。

② 春（chōng）：用白捣去谷壳。

③ 粝：指粗糙的米。

④ 东廧（qiáng）：沙蓬，植物名。其种子可食，可榨油。

⑤ 穄（cǎn）子：植物名，禾本科穄属植物，一年生。别名鸡爪谷、鸡爪粟、龙爪稷、鸭脚粟。

⑥ 黄精：又名鸡头黄精、黄鸡菜、笔管菜、爪子参、老虎姜、鸡爪参。为黄精属植物，根茎横走，圆柱状，结节膨大。叶轮生，无柄。药用植物，具有补脾、润肺生津的作用。

⑦ 玉竹：又名姜、地管子、尾参、铃铛菜，为百合科多年生草本植物。根茎横走，肉质黄白色，密生多数须根。叶面绿色，下面灰色。

苡米①

甘，平。健脾益胃，补肺缓肝，清热息风，杀虫胜湿。故治筋急拘挛、风湿痿痹②、水肿消渴、肺痿吐脓、咳嗽血溢、肺胃肠痈、疝气、五淋③、干湿脚气、便泻、霍乱、黄疸④、蛔虫诸病，并煮汤饮。亦可蒸食，煮粥煮饭无不宜之。脾弱便艰，不宜多食。性专达下⑤，孕妇忌之。

【译】薏米味甘，性平。有健脾益胃、补肺缓肝、清热息风、杀虫胜湿的功效。所以可治筋急拘挛、风湿痿痹、水肿消渴、肺痿吐脓、咳嗽血溢、肺胃肠痈、疝气、五淋、干湿脚气、便泻、霍乱、黄疸、蛔虫等病，可以煮汤喝。也可以蒸着吃，煮粥、煮饭都可以。脾弱便艰的人，不适合多食。薏米的性能作用多数是向身体的下部分走，孕妇要忌食。

黑大豆

甘，平。补脾肾，行水调营，祛风邪，善解诸毒，性滞壅气⑥。

---

① 苡（yǐ）米：又名薏米。既是药用作物又是粮食作物，营养丰富。

② 痹（bì）：指由风寒湿等引起的肢体疼痛或麻木等病。

③ 五淋：病名。即石淋、气淋、膏淋、劳淋、血淋。指尿频、尿急、排尿涩痛等症。

④ 黄疸：指胆红素在血液中积聚而引起巩膜及皮肤黄染。

⑤ 性专达下：指薏米的性能作用多数是向身体的下部分走。

⑥ 壅（yōng）气：气脉阻塞。

小儿不宜多食，服厚朴①者忌之，服蓖麻子者，犯之必死。小者名稆豆②，品较下，仅堪喂马，故名马料豆。俗谓功胜黑大豆，殊失考也。

辟谷③救荒：黑豆（淘净，蒸极透，晒干，如是三次，九次更妙）磨细末，柿饼（煮烂，去蒂核）。与豆末等分，捣丸鸡子大，每细嚼一丸，津液咽下，勿用汤水，可终日不饥。远行携带甚便。且可任喫④诸物，略无所忌。又能滋补脾肾，而治噎食⑤便泻等病。

辟疫稀痘⑥，解诸药毒：黑大豆二合⑦、甘草一钱，煎汁频饮。

黑大豆皮入药止盗汗。

---

① 厚朴：别名紫朴、紫油朴、温朴等，为木兰科木兰属植物。常见为厚朴与凹叶厚朴两种。味辛，性温，具有行气化湿、温中止痛、降逆平喘的功效。厚朴煎剂对葡萄球菌、链球菌、赤痢杆菌、巴氏杆菌、霍乱弧菌有较强的抗菌作用；而且对横纹肌强直也有一定的缓解作用。

② 稆（lǔ）豆：中药材名。以种子入药。有健脾益肾、养阴除烦的功效。主治阴虚烦热、自汗盗汗、风湿痹症。

③ 辟谷：又称却谷、去谷、绝谷、绝粒、却粒、休粮等。源自方仙家养生中的"不食五谷"，即不吃五谷杂粮，而以药食等其他之物充腹，或在一定时间内断食，是古人常用的一种养生方式。

④ 喫（chī）：同"吃"。

⑤ 噎（yē）食：指食物堵塞咽喉部或卡在食道的第一狭窄处，甚至误入气管，引起窒息。

⑥ 稀痘：使痘发出得少、稀。

⑦ 合：容量单位，一升的十分之一。

大豆黄卷（即黑大豆为蘖^①也）治湿痹筋挛膝痛、消化病胀满，非表散药也。

【译】黑大豆味甘，性平。能够补脾肾、行水调营、祛除风邪，善于化解各种毒素，性滞会造成气脉阻塞。

儿童不适宜多吃，服用厚朴的人忌食服，服蓖麻子的人服后必定要死。小点儿的叫作稆豆，品质较差，只能用来喂马，所以叫作马料豆。一般都说它的功用胜过黑大豆，这是失于考察和了解的。

如不吃五谷来救荒：将黑豆（黑豆淘洗干净，蒸得非常透，晒干，按此法连做三次，九次更好）磨成细末，柿饼（煮烂，去除蒂、核）与豆末数量各占一半，做成鸡蛋大的丸。每细嚼一丸，用津液将其咽下，不要用热水，可终日不饿。远行时携带特别方便，且可以任意吃其他食物，不用忌讳。还可以滋补脾肾，治疗噎食便泻等病。

辟疫稀痘、解诸药毒的方法：用二合黑大豆、一钱甘草煮成汤汁经常喝。

将黑大豆的皮入药可止盗汗。

大豆黄卷（即用黑大豆酿造的酒曲）可治湿痹筋挛膝痛、消化病胀满。大豆黄卷不是表散药。

---

① 蘖：酿酒的曲。

黄大豆

甘，平。补中解毒。

宜煮食，炒食则壅气。浸罨发芽，扎根为蔬，味最鲜美。肺痈痧气，生嚼不腥。疑似之间，试之甚验。痘后痈毒，嚼生黄豆，涂之，即溃。浸胖，捣涂诸痈疮亦妙。

【译】黄大豆味甘，性平。能够滋补脾胃、化解毒素。

黄大豆适合煮着吃，如炒着吃会使人气脉阻塞。将黄大豆浸泡发芽，长出根后可做蔬菜，味道非常鲜美。患了肺痈痧气，可以将黄大豆生嚼，不会有腥味。如果不相信，试验之后就会发现它的灵验。发痘后有痈毒，可将生黄豆嚼烂敷于患处，慢慢即可痊愈。将黄大豆浸泡涨发后，捣烂涂在痈疮患处，效果也很好。

青大豆

甘，平。补肝养胃。

嫩时剥而为肴，味极鲜美；盐水煮而烘之，可以久藏致远。诸豆有早、中、晚三收，以晚收粒大者良。并可作腐、造酱、榨油。惟青豆性较软，更为食品所宜，荚阔粒扁者尤佳。

兵荒救饥：豆（青黄随用）七斗、芝麻（黑白不拘）三斗，并淘净即蒸。蒸过即晒，晒干去壳。再蒸再晒，凡三次捣极熟，丸胡桃大。每细嚼一丸，津咽下，可三日不饥，诸无所忌。所费不多，一料可济万人。

【译】青大豆味甘，性平。补肝养胃。

青豆嫩的时候剥出豆来做成菜，味极鲜美；用盐水煮过再烘干，可以存放很长时间。所有豆都有早、中、晚三季收获，以晚收的颗粒大的为最好。各种豆子都可以做豆腐、造酱、榨油。唯独青豆性较软，更适合做食品，以豆荚宽、豆粒扁的为最好。

兵荒救饥的方法：七斗豆子（青、黄色任意）、三斗芝麻（黑、白色均可），一并淘洗干净后蒸制。蒸后便晒，晒干后去壳。再蒸再晒，这样三次蒸晒后捣得非常烂，做成胡桃大的丸。每细嚼一丸，用津液咽下，可以三日不饿，没有什么可忌讳的。所费的不算多，一种料就可以救济万余人。

白豆

豆具五色，功用略同。惟白者夏熟早收，故粒小而性温，能发病也。

【译】豆具有五种颜色，它们的功效作用大致相同。只有白颜色的夏季成熟较早，所以颗粒小、性温，吃后会使旧病发作。

赤豆

甘，平。补心脾，行水消肿，化毒排脓。

多食耗液，蛇咬者百日内忌之。以紧小而赤黯色者入药，其稍大而鲜红淡色者，止为食用。故《本草》①以赤小

---

① 《本草》：指李时珍著的《本草纲目》。

豆名之。后人以广产木本，半红半黑之相思子，赤有红豆之名，遂致误用。亦犹黑大豆，有紧小为雄一言，而昧者讹^①为马料豆也。

水肿脚气：赤小豆一斗煮极烂，取汁五升，湿渍足膝，兼食小豆，勿杂食。

水鼓腹大，动摇有声，皮肤黑者：赤小豆三升、白茅根一握，水煮食豆，以消为度。

乳汁不通：赤小豆煮汁饮，或煮粥食。

诸般痈毒：赤小豆生研，入苎^②根杵匀，鸡子清调敷。

丹毒^③如火：赤小豆末，鸡子清稀调涂之。

【译】赤豆味甘，性平。能够补心脾、行水消肿、化毒排脓。

赤豆吃多了会消耗人的津液，被蛇咬了的人百天以内不要吃赤豆。用紧小的、颜色较暗的赤豆入药，稍大的、颜色鲜红或淡红的，只能食用。所以《本草纲目》把可以入药的那一种叫作"赤小豆"。后人把广东产的木本植物，半红半黑的相思子，因颜色发红而称为"红豆"，于是导致把这两种东西误用了。就像黑大豆一样，有紧小的为雄的一种说法，而不了解的人就以讹传讹地说是马料豆。

---

① 讹（é）：错误。

② 苎（zhù）：苎麻。

③ 丹毒：疾病。皮肤突然发红，色如涂丹的急性感染性疾病。多发于下肢，其次为头面部。相当于西医的急性网状淋巴管炎。

治疗水肿脚气的方法：将一斗赤小豆煮得非常烂，取五升豆汁，湿渍脚和膝盖，再吃小豆，不要吃其他东西。

水鼓病肚子大，一动一摇能听见肚子里的水声，并且皮肤发黑。治疗方法：将三升赤小豆、一把白茅根，用水煮后只吃豆子。消去症状就不用吃了。

乳汁不通：用赤小豆煮汁饮用，或者煮粥吃。

各种病毒的治疗方法：把生的赤小豆研成末，苎麻根捣匀，用鸡蛋清调和后敷于患处。

丹毒如火：把赤小豆研成末，用鸡蛋清稀稀地调好后敷于患处。

绿豆

甘，凉。煮食清胆养胃、解暑止渴、润皮肤、消浮肿、利小便、止泻痢、析酲①弭②疫。

浸罨发芽，摘根为蔬，味极清美。生研绞汁服，解一切草木金石诸药、牛马肉毒。或急火煎清汤，冷饮亦可。

绿豆皮：入药，清风热，去目翳③，化斑疹④，消肿胀。

---

① 酲（chéng）：喝醉了神志不清。

② 弭（mǐ）：停止，消除。

③ 翳（yì）：眼睛角膜病变后，遗留下来的疤痕组织。

④ 斑疹：一种皮肤损害。斑疹点大成片，色红或紫，抚之不碍手的叫作"斑"，多由热郁阳明，迫及营血而发瘀肌肤。其形如粟米，色红或紫，高出于皮肤之上，抚之碍手的叫作"疹"（但亦有不高出皮肤，抚之无碍手之感的），多因风热郁滞，内闭营分，从血络透发瘀肌肤。斑疹是单纯的皮肤颜色改变，可暂时出现或长期存在；根据颜色的不同可分红斑和其他各种色素异常引起的斑疹。

绿豆粉：宜作糕饵素馔，食之清积热、解酒食诸毒。新汲水调服，治霍乱转筋，解砒石、野菌、烧酒及诸药毒。

暑月痱①疮：绿豆粉滑石和匀扑。

打扑损伤：绿豆粉炒紫色，新汲水调敷，以杉木皮缚定。

杖疮疼痛：绿豆粉炒研，鸡子清和涂。

一切痈肿初起：绿豆粉炒黄黑色，牙皂②一两同研，米醋调敷，皮破者油调之。

外肾生疮：绿豆粉、蚓粪等分研涂之。

【译】绿豆味甘，性凉。煮着吃能够清胆养胃、解暑止渴、滋润皮肤、消除浮肿、利小便、止泻痢，还能消除喝醉了神志不清的症状。

绿豆浸泡在水中会发出芽来，择掉生出的根可作为蔬菜，味道极为清美。将绿豆研磨并绞成汁服用，可以解一切草木、金石和各种药物、牛肉、马肉的毒。或者用大火煎煮清汤，冷饮也可以解毒。

绿豆皮：入药，可以清风热、去除目翳、化开斑疹、消除肿胀。

绿豆粉：适宜做成糕饼素馔，吃后可以清除积热、化解酒食的各种毒素。用新汲的水调服，可以治霍乱症和抽筋，可以解砒石、野菌、烧酒和各种药物之毒。

---

① 痱：痱子。

② 牙皂：皂荚树所结的"皂荚"，古时称它为"牙皂"。

夏天长痱子：将绿豆粉和滑石粉和匀后扑在患处即可。

打扑损伤：将绿豆粉炒成紫色，用新汲的水调匀敷到患处，再用杉木皮绑好。

治杖疮疼痛：将绿豆粉炒后研磨，用鸡蛋清调和均匀后涂到患处。

对一切刚刚出现的痈肿：将绿豆粉炒成黄黑色，加入一两皂荚一并研碎，再加入米醋调匀，敷到患处。如果皮破了，就用油来调匀并敷于患处。

外肾生疮：将绿豆粉、蚯蚓粪取同样分量研碎后涂到患处。

蚕豆

（以其熟于蚕时，故名蚕虫[1]，一名佛虫）甘，平。嫩时肃为蔬馔，味甚鲜美。老则煮食，可以代粮，炒食可以为肴，性主健脾快胃。浸以发芽，更不壅滞。亦可煮糜，作糕饵。肆中磨细，搀入小粉，亦可烫皮搓索[2]，以混绿豆粉。

【译】（因为蚕豆成熟在养蚕的季节，所以称为"蚕豆"，另一个名字叫"佛豆"）蚕豆味甘，性平。在嫩的时候剥去壳可作为蔬馔，味道甚为鲜美。蚕豆老后只能煮着吃，可以代替粮食，炒着吃可以作为菜肴，具有健脾养胃的功效。将蚕豆浸泡发芽，吃后可消除身体气脉的壅滞。也可

---

① 蚕虫：疑为"蚕豆"之误。

② 烫皮搓索：指可烫制粉皮和粉丝。

以将蚕豆煮得很烂，做成糕饼。商店里也将蚕豆磨细，掺入小粉，也可以烫制成粉皮和粉丝，用来充当绿豆粉，能够以假乱真。

豌豆

（粒圆如珠。《尔雅》①名戎菽，《管子》②作荏菽，《本草》名胡豆，《唐史》作毕豆，《辽志》作回回豆，俗呼淮豆，亦曰寒豆）甘，平。煮食和中、生津止渴、下气、通乳消胀。研末涂痈肿，擦面去䵟䵴③，亦可作酱用。

【译】（粒圆如珠。《尔雅》称之为"戎菽"，《管子》称之为"荏菽"，《本草》称之为"胡豆"，《唐史》称之为"毕豆"，《辽志》称之为"回回豆"，一般人称之为"淮豆"，也叫"寒豆"）豌豆味甘，性平。煮着吃能温暖脾胃、生津止渴、下气，使乳腺通畅、消除肿胀。将豌豆研成细末涂在痈肿的患处会有效果。擦在脸上可以去掉脸上的黑气，也可以做酱用。

豇豆

甘，平。嫩时采荚为蔬，可荤可素。老则收子④充食，宜馅宜糕。颇肖肾形，或有微补。

---

① 《尔雅》：书名。我国最早解释词义的专著。

② 《管子》：书名。相传春秋时期齐国管仲（？—公元前645年）撰，实系后人托名于他的著作。

③ 䵟（gǎn）䵴（zēng）：脸上的黑气。

④ 收子：收集豆荚中的豆。

【译】豇豆味甘，性平。嫩的时候采豆荚作为蔬菜，可做荤菜也可做素菜。豇豆老了可以收集豆荚中的豆充当食物，豇豆适合做馅也适合做糕。豆的形状像肾脏的形状，可能吃豇豆对肾脏有微补。

扁豆

甘，平。嫩荚亦可为蔬，子以白者为胜。

去皮煮食，补肺开胃、下气止呕、清暑生津、安胎去湿，治滞浊时利、解鱼酒药毒。炒熟则温，健脾止泻。患疟者忌之。

赤白带下：白扁豆为末，米饮下，每服二钱。

毒药伤胎，腹痛口噤[①]，手僵头低自汗，似科中风，九死一生，人多不识，若作风治必死无疑：生白扁豆为末，米饮服方寸匙，或浓煎汁亦可。亦解轻粉毒，宜冷饮。

霍乱转筋：生白扁豆末，冷水和，少入醋服，或以藤叶捣汁服。

砒石诸鸟、兽肉毒：生白扁豆末，冷水和服。

扁豆花：治痢疾、崩带、解诸药毒。

【译】扁豆味甘，性平。嫩荚也可以做蔬菜，它的子儿（豆子）以白色的为最好。

去皮煮着吃，可以补肺开胃、下气止呕、清暑生津、安胎去湿，还能治疗滞浊时利及解鱼、酒、药毒。炒熟后吃就

---

① 口噤（jìn）：中医学病症名。指牙关紧闭。多见于中风等病。

性温，能够健脾止泻。患了疟疾的人要忌食扁豆。

如果妇女赤白带下：将白扁豆研成末，用米汤服下，每次服用两钱。

妇女被毒药伤了胎气，或者腹痛口噤、手僵硬、头抬不起来、自己冒汗，看上去好像是中风了，九死一生，一般人不知道是什么病，如果按中风治疗，病人必死无疑：将生白扁豆研成末，用一寸左右勺的米汤服下，或者煎成浓汁饮下也可以解救。扁豆还可以解救轻粉之毒，适合凉后服。

患了霍乱转筋：将生白扁豆研成末，加冷水调和，加少许醋服下，或者将藤叶捣成汁调和服下。

中了砒霜和各种鸟、兽肉之毒：将生白扁豆研成末，用冷水调和后服下。

扁豆花：可以治痢疾、崩带，解各种药物的毒。

刀豆

嫩荚可酱以为蔬，蜜以为果。子老，入药。甘，平。下气、温中、止哕①。

【译】刀豆的嫩荚可以腌渍作为蔬菜，蜜渍作为果脯。刀豆的豆子老了，可入药。刀豆味甘，性平。能够下气、温暖中焦、止呕吐。

薯蓣

（一名山药）甘，平。煮食补脾肾，调二便，强筋

---

① 哕（yuě）：呕吐。

骨，丰肌体，辟雾露①，清虚热。既可充粮，亦堪入馔。不劳灌溉，广种为宜。子名零余子，功用相同。肿胀、气滞诸病均忌。

噤口痢②：山药半生半炒，研末，米饮③下二钱。

诸肿毒：山药捣烂涂，即散。

【译】（另一个名字叫"山药"）山药味甘，性平。煮着吃可以补脾肾，调节大便、小便，强壮筋骨，丰满身体，辟除伤寒，清除虚热。既可以充当粮食，也可以用来做菜。山药不用费力去灌溉，适合广泛种植。山药子名叫"零余子"，功用和它是一样的。患肿胀、气滞等各种病的人都应忌食。

噤口痢的治疗方法：把山药分成两半，一半生的，一半炒熟，研成末，取两钱用米汤服下即可。

治疗各种肿毒：将山药捣烂，涂在患处，肿毒就散了。

甘薯

（一名番薯，一名地瓜，亦名山薯④）甘，温。煮食补脾胃、益气力、御风寒、益颜色。种类不一，以皮赤无筋、味纯甘者良。亦可生啖，凡渡海注船者，不论生熟，食少许

---

① 雾露：伤寒。

② 噤口痢：中医学病名。指患痢疾而饮食不进，或进口即吐。

③ 米饮：米汤。

④ 山薯：俗称"山芋"。

即安。硗瘠①之地，种亦蕃滋，不劳培壅。大可救饥，切而蒸晒，久藏不坏。切碎同米煮粥食，味美，益人，惟性大补。凡时疫、疟痢、肿胀、便秘等症，皆忌之。

【译】（一个名字叫"番薯"，另一个名字叫"地瓜"，也叫"山芋"）地瓜味甘性温。煮熟吃可以滋补脾胃、增加气力、抵御风寒、改善人脸面的颜色。地瓜的种类各不相同，以皮红无筋、味道纯甜的为好。也可以生吃，凡是渡海住在船上的人，不管生的熟的，吃少许就会安稳下来。在贫瘠的土地上，种植地瓜也能长得很茂盛，不用费力地培植。地瓜能够救济饥荒，切成片蒸后晒干，可以长期存放不会变质。如果切碎后与米煮成粥食用，味道香甜，对人还有益处，因为它本性大补。凡是患时疫、疟疾、肿胀、便秘等病的人，都应当忌食。

---

① 硗（qiāo）瘠（jí）：土地坚硬而瘠薄。

调和类

胡麻

（一名脂麻，俗名油麻）甘，平。补五内[1]，填髓脑，长肌肉，充胃津，明目息风，催生化毒，大便滑泻者勿食。

有黑白二种，白者多脂。相传谓[2]汉时自大宛[3]来，故名胡麻[4]。生熟皆可食，为肴为饵，榨油并良，而不堪作饭。《本草》列为八谷之麻误矣。古人救饥用火麻[5]，即《本经》之大麻，殆[6]即八谷之麻也。

小儿初生：嚼生脂麻，绵包与咂[7]，最下胎毒。频咂可稀痘。

妇人乳少：脂麻炒研，入盐少许食之（此方可作小菜，杭人呼为脂麻盐。余最喜之。且可治口臭，孕妇、乳母尤宜常食，甚益小儿也）。

腰脚疼痛：新脂麻炒香杵末[8]，日服合许[9]。温酒蜜汤任

① 五内：人体五脏。

② 谓：认为。

③ 大宛：古西域国名。

④ 胡麻：芝麻。

⑤ 火麻：大麻的俗称。

⑥ 殆（dài）：大概。

⑦ 咂（zā）：这里是吸的意思。

⑧ 杵末：把芝麻捣碎成末。

⑨ 合许：一"合"左右。

下，以愈为度。

溺血：脂麻杵末，东流水浸一宿，平旦绞汁，煎沸服。

头面诸疮，妇人乳疮、阴疮：生脂麻嚼烂，敷。

谷贼（稻芒阻喉也）：脂麻炒研，白汤下。

汤火伤，诸虫咬伤：脂麻生研涂。

【译】（一个名字叫"脂麻"，俗称"油麻"）芝麻味甘，性平。有补五脏、填髓脑、长肌肉、充胃津、明目息风、催生化毒等功效。大便滑泻的人不要吃。

芝麻有黑白两种，白的脂肪多。相传是汉代时从大宛传过来的，所以名叫胡麻。生熟都可以吃。作为菜肴或做成饼食，榨油都很好，但不能作为饭食。《本草纲目》把芝麻列为第八种谷子是错误的。古人救济饥荒用火麻，也就是《本经》里所说的大麻，大概这种大麻才是"八谷"中的"麻"。

刚生下的小孩子：大人将生芝麻嚼烂，用棉布将芝麻包起来让孩子去吸，最能祛除胎毒。不断地吸可以稀痘。

妇女刚生了孩子奶少：将芝麻炒熟研成末，加少许盐吃（这个方子可以作为小菜，杭州人称为芝麻盐。我最喜欢吃。而且可以治口臭，孕妇、乳母更应该常吃，对孩子很有好处）。

如果腰和脚疼痛：就将新芝麻炒香捣成末，每天吃一合左右。用温酒、蜂蜜水送下，数量不限，以病愈为限度。

溺血的人：将芝麻捣成末，用东流水浸泡一夜，天亮时绞出汁，煮开以后服下。

头上和脸上患各种疮，妇女的乳疮、阴疮：将生芝麻嚼烂，敷到患处。

稻芒阻塞喉咙：将芝麻炒熟研碎，用白开水送下。

如烫伤、火伤、各种虫子咬伤：将生芝麻研碎涂到患处。

麻酱

脂麻炒中法，磨为稀糊。入盐少许，以冷清茶搅之，则渐稠，名"对茶麻酱"。香能醒胃、润可泽枯。嬴老[①]、孕妇、乳媪[②]、婴儿、脏燥、疮家及茹素者，藉以滋濡[③]化毒。不仅为肴中美味也。

【译】把芝麻像平常一样的方法炒好，磨成稀糊。加入少许盐，用冷清茶搅匀，越搅越稠，起名"对茶麻酱"。这种麻酱的香味能够醒胃、滋润枯燥的脏器。那些身体病弱的老年人、孕妇、奶妈、婴儿、内脏枯燥的人、患疮病的人和吃素的人，都可以借助麻酱滋养濡脉和解毒。麻酱不仅仅是菜肴中的美味（还能治病）。

脂麻油

甘，凉。润燥，补液息风，解毒杀虫，消诸疮肿。

---

① 嬴（léi）老：身体病弱的老年人。

② 乳媪（ǎo）：奶妈。

③ 滋濡：滋养濡脉，即改变濡脉所呈现的症状。濡脉，中医学名词，脉象之一。指脉搏软弱带浮，按之无力，亦称软脉。常见于脾胃湿困及气血不足等症。

烹调肴馔，荤素咸宜。诸油惟此可以生食，故为日用所珍。且与诸病无忌，惟大便滑泻者禁之。凡方书所载香油，即麻油也。久藏泄气，则香味全失。故须随制随用。渣亦香甘，可为食料，笋得之而味美质软。故麻渣不可以壅竹①。

漏胎难产（因血液干涩也）：麻油白蜜各一两，同煎数十沸温服。

小儿丹毒，汤火灼伤：生麻油涂浸，并饮之。

小儿发热，不拘风寒饮食，时行痘疹，并宜用之：以葱涎入麻油内，手指蘸油，摩擦小儿五心②、头面、项背诸处，辄愈③。

虫毒及砒石河豚毒：多饮生麻油即吐出。

肿毒初起：麻油煎葱黑色，趁热通手旋涂，自消。虽大毒初起：若内服一二斤，毒气自不内攻也。

猘犬④毒蛇咬者：亦宜先饮生麻油一二盏，良。

打扑伤肿：麻油熬熟，和醇酒服。以火烧地令热，俾⑤卧之，立愈无痕。

【译】芝麻油味甘，性凉。可以润泽枯燥的脏器、补充津液、息止风邪、解毒杀虫、消除各种疮肿。

---

① 壅竹：作为肥料堆在竹子根部。

② 五心：指心口、两手手心和两脚脚心。

③ 辄（zhé）愈：就痊愈了。辄，就。

④ 猘（zhì）犬：疯狗。

⑤ 俾（bǐ）：使。

烹调菜肴，荤、素都适宜。各种油当中只有这一种油可以生吃，所以在日常生活中为人们所珍爱。而且对各种病都没有禁忌，只有大便滑泻拉肚子的人不可以吃。凡是书中的方子所写的香油，就是芝麻油。芝麻油储藏的时间久了，香气就会泄漏，香味也就全没了。所以应该随做随用。油渣子也很香甜，可以作为食物。若是用麻酱渣作为肥料的竹子，竹笋味道香美质软。所以不能用麻酱渣作为肥料堆在竹子根部。

漏胎难产（因为血液干涩）：将麻油和白蜂蜜各一两，一并煮开几十遍，凉温后服下。

小孩子患丹毒、被开水或火烫伤：将生麻油涂抹浸润，并喝下一些油。

小孩子发烧，不管是风寒饮食，或者是流行性痘疹，都可以使用麻油：将葱放入麻油里，用手指蘸油，摩擦小孩子的五心、头、脸、颈部、背等各个地方，就会痊愈。

如果中了虫毒、砒霜毒、河豚毒：多饮一些生麻油就能将毒吐出来。

身上刚刚出现肿毒：用麻油将葱煎成黑色，趁热用手在患处转着涂抹，肿毒自然消失。身上刚刚出现很厉害的肿毒：如果内服一两斤生芝麻油，毒气在体内就不会形成大的危害。

被疯狗或毒蛇咬伤的人：也应该先饮上一两盏生麻油，

效果很好。

打扑伤肿的：将麻油熬熟，和醇酒一并服下。再用火将地烧热，让人睡在上面，立刻就会痊愈而且没有一点痕迹。

茶油

甘，凉。润燥，清热息风，解毒杀虫，上利头目。

烹调肴馔，日用所宜。蒸熟用之，泽发生光。诸油惟此最为轻清，故诸病不忌。燃灯最亮，而不损目；泽发不腻①；其渣浣②衣去垢。岂他油之浊腻可匹哉？

【译】茶油味甘，性凉。能够润泽枯燥的内脏、清除内热、止息风邪、解毒杀虫，对保护大脑和眼睛很有益处。

烹调菜肴，日常使用很适合。把茶油蒸熟使用，可以使头发润泽光亮。各种油当中只有这种油最轻也最清，所以各种病都不禁忌茶油。用它点灯最亮，而且对眼睛没有损害；用它润泽头发，不会发黏；用它的渣子可洗去衣服上的污垢。哪里是其他油的混浊油腻所能比的呢？

豆油

甘、辛，温。润燥，解毒杀虫。

熬熟可入烹炮。虽谷食之精华，而肥腻已甚。盛京③来者，清澈独优。燃灯甚亮（燃灯，即点灯也）。

---

① 不腻（zhì）：不黏。

② 浣（huàn）：洗。

③ 盛京：今辽宁沈阳。

【译】豆油味甘、辛，性温。能够润泽枯燥的内脏、解毒杀虫。

熬熟后可以烧制食材。虽然是谷物的精华，但会使人感到太油腻。从沈阳带来的豆油，清澈且质量最好。点灯会很亮（燃灯，就是点灯）。

菜油

甘、辛，温。润燥，杀虫，散火丹，消肿毒。

熬熟可入烹炮。凡时感①、痧胀②、目疾、喉症、欬血③、疮伤、痧痘④、疟疾、产后并忌之。以有微毒而能发风动疾⑤也。世俗以其气香而尚之，罔⑥知其弊，以致疾病缠绵而不察。惟外用涂汤火伤，刮痧、调疮药皆妙。肆⑦中或以花生、苏子等油羼⑧之。

【译】菜油味甘辛，性温，能够润泽枯燥的内脏，杀虫，散火丹，消肿毒。

熬熟后可以烧制菜肴。凡是重流感、中暑、眼病、喉病、咳血、疮伤、麻疹、天花、疟疾、生孩子后，都应当

---

① 时感：感冒病情较重而呈流行性。

② 痧胀：中暑。

③ 欬（kài）血：咳血。

④ 痧痘：麻疹和天花。

⑤ 发风动疾：引发风邪，使人犯病。

⑥ 罔（wǎng）：不，无。

⑦ 肆：指市场、商店。

⑧ 羼（chàn）：掺杂，掺入。

忌食菜油。因为菜油有微毒而且能引发风邪使人犯病。一般人都因为它的香味而喜欢它，并不知道它的弊端，以致于疾病缠身还没有察觉。只有涂抹被开水或火烫的伤很有效，刮痧用或作为调疮药也都很好。市场上卖的菜油常常掺入一些花生油和苏子油。

盐

咸，凉。补肾，引火下行，润燥祛风，清热渗湿，明目杀虫，专治脚气。

和羹腌物，民食所需。宿久卤尽色白，而味带甘者良。擦牙固齿、洗目去翳。点帝钟坠，敷蛇虫螫，吐干霍乱[1]，熨诸胀痛。

霍乱转筋[2]：盐卤摩揾[3]患处，或以裹脚布浸卤束之，并治诸般脚气。无卤用极咸盐汤亦可。凡无病人濯[4]足汤中常加盐卤，永无脚疾。

【译】盐味咸，性凉。能够补肾、引火下行、润泽枯燥、祛除风邪、清热渗湿、明目杀虫，专治脚气。

盐可以调和羹汤、腌制食物，是老百姓饮食的必需品。放得时间长了盐卤就会完全变成白色，而那种带点甜味的最

---

① 吐干霍乱：指呕吐的霍乱和干霍乱。

② 霍乱转筋：霍乱病发时出现的症状之一，即小腿转筋。

③ 揾（tà）：同"拓"。在刻铸有文字或图像的器物上，涂上墨，蒙上一层纸，捶打后使凹凸分明，显出文字图像来。

④ 濯（zhuó）：洗。

好。用盐来擦牙固齿、洗目去翳都很好。还能点帝钟坠，也可敷蛇毒、虫蜇咬，抑制霍乱和干霍乱，和熨愈各种胀痛。

患霍乱转筋：将盐卤擦在患处，或者用裹脚布浸上盐卤绑在患处，这种方法还能治疗各种脚气。如果没有盐卤，用极咸的盐水也可以。凡是没有病的人洗脚时经常加一点盐卤，就永远不会患上脚病。

豉

（俗称豆豉）咸，平。和胃，解鱼腥毒。

不仅为素佳味也，金华造者胜。淡豉入药，和中，治温热诸病。

【译】（俗称"豆豉"）豆豉味咸，性平。能够暖胃、解鱼的腥味和毒气。

豆豉是素菜中的美味，以金华造的豆豉为最好。把淡豆豉放入药里，可以温暖脾胃，治疗温热等各种病。

酱

纯以白面造者。咸、甘而平，调馔最胜。

豆酱以金华兰溪①造者佳，咸，平。

篘②油则豆酱为宜。日晒三伏，晴则夜露。深秋第一篘者胜，名"秋油"，即"母油"。调食味，荤素皆宜。

---

① 兰溪：浙江的县级市，金华市代管。

② 篘（chōu）：过滤。

痘痂①新脱时食之，则瘢②黑。嘉兴造者咸寒，以少日晒之功也。油亦质薄味淡，不耐久藏。

猘犬咬及汤火伤，未成疮者：以酱涂之。

中砒毒：豆酱调水服。

胎气上冲及虚逆呕吐：好酱油开水调服，亦解亚片毒。

【译】酱纯用白面制作而成，味咸、甘，性平。调和菜肴是最好的。

豆酱以金华兰溪制作的为最好。味咸，性平。

篛油以豆酱为最合适。在三伏天暴晒，晴天暴晒、晚上用露水打湿，到了深秋，以第一次过滤的酱油为最好，名叫"秋油"，也就是"母油"。调和口味，荤、素皆宜。

痘痂刚脱落时吃豆酱，瘢就会发黑。嘉兴制作的味咸，性寒，因为少日晒的缘故。酱油也质薄味淡，不耐长期储藏。

被疯狗咬和被开水或火烫伤了，如果还没有成疮：就用酱来涂抹。

中了砒霜毒：用豆酱调水服下，可以解毒。

孕妇胎气上冲或者虚逆呕吐：把好酱油用开水调服，也可以解鸦片之毒。

---

① 痘痂（jiā）：指种痘后，疮口破裂所致溢血液、淋巴液等凝结成的块状物。

② 瘢（bān）：创伤或疮疖等痊愈后留下的疤痕。

醋

酸，温。开胃养肝，强筋暖骨，醒酒消食，下气，辟邪，解鱼蟹鳞介诸毒。

陈久而味厚、气香者良。性主收敛，风寒咳嗽、外感疟痢、初病皆忌。《续文献》云：狮子日食醋酪各一瓶，故俗谓狮吼为吃醋云。

产后血运，热病神错，惊恐魂飞，客忤①中恶②：并用铁器烧红，更迭③淬④醋中，就病人鼻以熏之。

汤火伤：醋淋洗。

诸肿毒：醋调大黄末涂。

【译】醋味酸，性温。能够开胃养肝、强筋暖骨、醒酒消食、下气辟邪，能解鱼、蟹、鳞、蛤蚧等各种毒。

醋以放的时间长、味道厚、闻着气香的为好。醋的性能主要是收敛，所以风寒咳嗽、外感疟疾和刚刚发病的人都要忌食。《续文献》说：狮子每天要吃醋、酪各一瓶，所以俗话说"狮吼"就是吃醋了。

患产后血运、热病神昏、惊恐魂飞、客忤中恶的人：将铁器烧红，更换着淬入醋中，放在病人的鼻子下熏他，

---

① 客忤（wǔ）：指小儿突然受外界异物巨响或陌生人的惊吓，而发生的面色发青、口吐涎沫、喘息腹痛的症状。

② 中恶：又称"客忤""猝恶"。感受不正之气，突然昏厥，不省人事。

③ 迭：更迭、轮流。

④ 淬（cuì）：这里作"焠（cuì）"，指将烧红的铁器渍于醋中。

有效果。

被开水或火烫伤：用醋淋洗。

各种肿毒：用醋调大黄末涂抹到患处，有效果。

糟

甘、辛，温。醒脾消食，调脏腑，除冷气，杀鱼腥毒。

以杭绍①白糯米所造，不榨酒而极香者胜。拌盐糟藏诸食物，味皆美嫩。惟发风动疾、痧痘、产后、咽喉、目疾、血症、疮疟均忌之。以糟入油料，制为糟油。调馔香美，然亦发疾。非病人所宜。

扑损打伤及蛇虫蜂蜇：酒糟罨。

【译】糟味甘辛，性温。能够醒脾消食、调节脏腑、去除冷气、消除鱼的腥味和毒气。

糟以杭绍地区白糯米做的、不榨酒而味道极香的为最好。拌入盐用糟各种食物，味道都很美很软。但是它能发风动疾、患痧痘、产后、咽喉病痛、目疾、血症、疮疖、疟疾等的人应当忌食。把糟放入油料，可以制成糟油。这种油调和菜肴，味道香美，但也能引发疾病。病人不适宜食用。

扑损打伤和蛇、虫、蜂蜇：都可用酒糟敷。

蜜

蜜者，密也。味甘质润。而性主固，密护内，故能补中益气，养液安神，润肺和营，杀虫解毒。生者凉，熟者平。

---

① 杭绍：指浙江杭州和绍兴地区。

以色白起沙而作梨花香者为胜。

炼法以器盛，置重汤中，煮一日，候滴水不散为熟蜜。或以蜜一斤，入水四两，放砂石器内，桑柴火慢熬，掠去浮沫，至滴水成珠亦可。但经火炼，且性温也。

若果饵肴馔，渍制得宜，味皆甘美，洵神品哉！忌同葱食。痰湿①内盛②，胀满呕吐者亦忌。以之丸药，须察其宜。颟顸③滥用，焉能济事哉？

汤火热油伤：蜜涂。

产后口渴：炼蜜调白汤服。

【译】蜜的意思，就是取"蜜"的质地细密之意。蜜味甘质润。它的性能主要是稳固，严密地保护内脏，所以能够补养脾胃，有益于气脉、养液安神、润肺和营、杀虫解毒。生蜜性凉，熟蜜性平。以颜色白能起沙且有梨花香味的为最好。

炼蜜的方法是：用器皿盛好，隔水放在热水中，煮一天，等到把蜜滴到水中不散开就是熟蜜了。或者用一斤蜜，加入四两水，再放到砂石器里，用桑柴火慢慢地熬，掠去浮沫，直到把蜜滴到水里可以成珠就可以了。经过火炼之后，蜜就成了温性。

---

① 痰湿：又名痰浊、湿痰。内湿和痰的合称。两者均为机体水液代谢障碍形成的病理产物。同源而异物，故常并称。

② 内盛：体内邪盛。指体内有火毒、病毒。

③ 颟（mān）顸（hān）：糊涂，不明事理。

如果果饼肴馔，用蜜制作得法，味道都很甜美，实在是神品啊！蜜千万不能和葱同时吃。内湿和痰、体内邪盛、胀满呕吐的人也要忌食蜂蜜。用蜂蜜做药丸，必须用得合适，糊涂滥用，怎么能成事呢？

被开水、火或热油烫伤：就将蜜涂到患处，有效果。

产后口渴：用白开水调炼蜜服下。

川椒

（一名蜀椒，一名巴椒，一名汉椒）辛，热。温中下气，暖肾祛寒，开胃杀虫，除湿止泻，涤秽舒郁，郁[①]消食辟邪，制鱼腥阴冷诸物毒，辟蝇蚋[②]、蜈蚣、蚊蚁等虫。

多食动火堕胎，阴虚内热者忌之。闭口者杀人[③]。中其毒者，冷水解之。

漆疮作痒：川椒煎汤洗。

凡入漆所，嚼川椒涂鼻中，不患漆疮，并辟疫秽邪气。

妇人秃鬓：川椒四两酒浸，密室内日日涂之。

【译】（一个名字叫"蜀椒"，另一个名字叫"巴椒"，还有一个名字叫"汉椒"）川椒味辛，性热。能够温中下气、暖肾祛寒、开胃杀虫、除湿止泻、涤秽舒郁、消化积食、辟除邪祟，还能解鱼腥、阴冷等类食物之毒，辟除蝇

---

① 郁：疑为衍字。

② 蚋（ruì）：昆虫，体长两三毫米，头小，色黑，胸背隆起，吸人畜的血液，幼虫栖于水中。

③ 闭口者杀人：蜀椒中一种闭口椒。

蚋、蜈蚣、蚊蚁等虫。

但吃多了会动火、孕妇会流产，阴虚和内热的人忌食川椒。闭口的椒不能吃，否则会致人死亡。中了它的毒，用冷水可以解毒。

患了漆疮会发痒：用川椒煮水洗，能止痒。

凡是正在油漆的地方，只要把川椒嚼烂涂在鼻子里，就不会患漆疮，还能辟除疫病、污秽和邪气。

妇女秃了鬓：将四两川椒用酒浸泡，在密室里天天涂抹，有效果。

花椒

（本名秦椒，一名檓①）辛，温。调中下气，除湿杀虫，止痛行瘀，解鱼腥毒。

【译】（本名"秦椒"，另一个名字叫"檓"）花椒味辛，性温。能够调理脾胃、使气脉通畅，能除湿杀虫，止痛化瘀，并解鱼腥之毒。

胡椒

辛，热。温中除湿，化冷积，止冷痛，去寒痰，已②寒泻，杀一切鱼肉鳖蕈③阴冷食毒。色白者胜。

多食动火烁④液、耗气伤阴、破血堕胎、发疮损目。故

---

① 檓（huǐ）：《郭注》今椒树丛生实大者名为檓。《尔雅》谓之大椒。

② 已：停止，止住。

③ 蕈（xùn）：伞菌类植物。无毒的可供食用。如香菇、蘑菇等。

④ 烁（shuò）：同"铄"。消损。

孕妇及阴虚内热、血症痔患或有咽喉、口齿、目疾者皆忌
之。绿豆能制其毒。

发散寒邪：胡椒、丁香各七粒，碾碎，以葱白杵膏，和
涂两手心，合掌握定，夹于大腿内侧，温覆取汗[①]。

蜈蚣咬：嚼胡椒封。

【译】胡椒味辛，性热。能够温暖中焦脾胃、除湿、化
去冷积、止住冷痛、除去寒痰、止住寒泻、杀一切鱼肉鳖蕈
阴冷食物的毒。颜色白的为好。

胡椒吃多了对身体不利，能使人上火、消损人的津液、
耗气伤阴、破血堕胎、引发疮疖和损害眼睛。所以孕妇和阴
虚内热、血症痔患或者有咽喉、口齿、眼睛等病的人都不能
吃。绿豆能抑制它的毒。

发散寒邪的方法：将胡椒和丁香各七粒一并碾碎，用葱
白杵成膏，调和均匀涂在两个手心，合手掌握定，把双手夹
在大腿的内侧，能够使膏升温，然后让人发汗。

被蜈蚣咬：将胡椒嚼烂涂于患处。

辣茄

（一名樧[②]、一名櫠，亦名越椒，俗名辣子，亦曰：辣
椒、辣虎、辣枚子。各处土名不一，其实即古人重九所佩之
食茱萸也）辛、苦，热。温中燥湿，御风寒，杀腥消食，开

---

① 温覆取汗：以手掌的温度使调匀的膏升温，再传到人体，使人发汗。

② 樧（shā）：茱萸。

血闭，快大肠。种类不一，先青后赤，人多嗜之，往往致疾。阴虚内热，尤宜禁食。

【译】（一个名字叫椴、一个名字叫櫢，也叫越椒，俗名辣子，又叫：辣椒、辣虎、辣枚子。各地的土名叫法不一样，其实就是古人重九所佩戴的食茱萸）辣茄味辛、苦，性热。能够温中燥湿、抵御风寒、杀腥消食、开血闭、快大肠。辣茄的种类很多，一般是先收青的后收红的。人们都喜欢吃它，往往导致疾病。阴虚内热的人，尤其应当禁食。

丁香

辛，温。暖胃去湿，散寒辟恶，杀虫，消痞①解秽已冷痢②，止冷痛，疗虚哕③，补虚阳。制酒、肉、鱼蟹、瓜果诸毒。古人噙④之奏事，治口臭也。阴虚内热人忌之。

辟秽：丁香一两为末，川椒六十粒和之，绢囊盛佩。

过食蟹、蚌、瓜、果致病：丁香末五分，姜汤下。

乳头裂破：丁香末敷。并治痈疽⑤恶肉，外以膏药护之。

阴冷：母丁香为末，纱裹和指大纳入。

反胃：母丁香一两为末，盐梅肉捣丸，芡子大，每噙

---

① 痞：中医学词语。指腹腔内可以摸得到的硬块。

② 冷痢：寒痢。指因炎热贪凉，过食生冷不洁之物，寒气凝滞、脾阳受伤所致。

③ 虚哕（yuě）：恶心、打呃、想呕吐。

④ 噙（qín）：指含在嘴里。

⑤ 痈疽（jū）：中医学病名。由于风火、湿热、痰凝、血淤等邪毒所引起的局部化脓性疾病。

一丸。

胃寒吐泻：母丁香、橘红等分研，蜜丸豆大，米汤下一丸。

【译】丁香味辛，性温。能够暖胃去湿、杀死害虫、消除腹内肿块、辟除污秽、止住寒痢、止住疼痛、治疗虚哕、补养虚阳。还能解酒、肉、鱼、蟹、瓜、果等各种毒。古代人常把丁香含在嘴里说话，因为它能治口臭。阴虚内热的人应当忌食。

辟秽的方法：把一两丁香研为粉末，加入六十粒川椒调和，用丝绢口袋装起来佩带在身上。

如果过多地吃了蟹、蚌、瓜果等物导致生病：可以将五分丁香末用姜汤服下。

如果乳头破裂：用丁香末敷于患处。这种方法还能治痈疽恶肉，用丁香末敷过之后，外面贴上膏药加以保护。

阴部发冷：将母丁香研为末，用纱裹成像指头尖那样大的丸子放入阴道。

反胃：将一两母丁香研成细末，与腌渍过的梅子肉捣成丸，团成像芡子一样大小，每次含一丸，有效果。

胃寒吐泻：将等量的母丁香、橘红分别研碎，加蜜做成同豆大小的丸子，每次用米汤服下一丸。

桂皮

辛，温。暖胃，下气和营[①]，燥湿去风，杀虫止痛，制鸟、兽、鳞、介、瓜果诸毒。

血虚内热，温暑时邪[②]，诸病均忌。

【译】桂皮味辛，性温。桂皮能够暖胃、通气脉、调和营气、燥湿去风、杀虫止痛，治鸟、兽、鱼虾鳞、蛤蚧、瓜果等毒。

患血虚内热、温暑时邪等病的人都应该忌食。

桂花

辛，温。辟臭，醒胃化痰，蒸露浸酒。

盐渍糖收，造点作馅，味皆香美悦口。亦可蒸茶油泽发。

【译】桂花味辛，性温。桂花能够去除臭味、醒胃化痰、蒸露并泡酒。

桂花用盐腌渍、糖蜜渍后，可以做点心的馅料，味道香美可口。也可以蒸茶油润泽头发。

松衣

花上黄粉，及时拂取，和白沙糖作糕饵，食之甚美。亦可酿酒。

主养血息风[③]。多食亦能助热，单服治泻痢。随症以汤调。

---

① 和营：又叫"调营"，调和营气的意思。

② 时邪：流行性的邪毒。

③ 养血息风：具有补肝养血、息风止痉作用的方药，治疗血虚动风症。

【译】松衣就是花上的黄粉，要及时采取收集，和入白砂糖调匀后做糕饼，吃起来非常好。松衣也可以酿酒。

松衣的主要功效是养血、止息风邪。吃多了也能增加内热，单独服用可以治泻痢。根据病症用热水调服即可。

椿芽

香椿嫩叶也。甘、辛，温，祛风解毒。

入馔甚香。亦可瀹①热，醃焙为脯，耐久藏。多食壅气动风，有宿疾②者勿食。

【译】椿芽就是香椿的嫩叶。味甘、辛，性温。能够祛风解毒。

香椿作为菜肴食用很香。也可以浸渍以后热着吃，也可以腌、焙成干香椿，能存放很长时间。香椿吃多了会使人气脉阻塞、引动风邪，有老病的人不能吃。

玫瑰花

甘、辛，温。调中活血，舒郁结，辟秽③和肝。

蒸露熏茶，糖收作馅。

浸油泽发，焙④粉悦颜。

---

① 瀹（yuè）：浸渍。

② 宿疾：患了很长时间的老病、旧病。

③ 辟秽（huì）：除污浊。

④ 焙：应为"烘"或"焙"。

酿酒亦佳，可消乳癖①。

【译】玫瑰花味甘、辛，性温。能够调理脾胃、活血化瘀、舒解郁结、辟除污浊、调理肝脏。

玫瑰花可以蒸露熏茶，用糖腌渍可以做成点心馅料。

玫瑰花用油浸后可以润泽头发，焙干做成粉可以涂在脸上养颜。

玫瑰花酿酒也很好，还可以消除乳癖。

茉莉花

辛、甘，温。和中下气，辟秽浊，治下痢腹痛。

熏茶、蒸露、入药皆宜。珍珠兰更胜。

【译】茉莉花味辛、甘，性温。能够温和脾胃、下气、辟除污浊、治下痢腹痛。

用茉莉花熏茶、蒸露、入药都很适宜。珍珠兰更好。

甜菊花

甘，凉。清利头目，养血息风，消疔肿。

点茶、蒸露、酿酒皆佳。苦者勿用，余如野蔷薇、银花，功用略同。可类推也。

久患头风，或目疾时作：甘菊花去蒂装枕用。

疔肿垂死，甘菊花一握，捣汁饮。冬月取根用。

女人阴肿，甘菊苗杵烂煎汤，先熏后洗。

---

① 乳癖：病名。指中老年妇女的肝脾因郁怒思虑而伤，以致气滞痰凝、乳房胀痛，生肿块。

【译】甜菊花味甘，性凉。能够使头和眼睛清利、养血息风、消除疔肿。

用甜菊花来点茶、蒸露、酿酒都很好。味道发苦的菊花不要用。其他的如野蔷薇、金银花，与甜菊花的功用大致相同。可以类推。

长期患头风或时常犯眼病的人：用甜菊花去掉花蒂装在袋子里当枕头用，有效果。

患疔肿将死的人：将一把甜菊花，捣成汁来喝，有效果。冬天取甜菊花的根用。

女人阴部肿胀：将甜菊花苗捣烂煮水，先熏后洗，有效果。

薄荷叶

辛、甘、苦，温。散风热，清利头目、咽喉口齿诸病，和中下气，消食化痰，开音声①，舒郁懑，辟秽恶邪气，疗霍乱、疬疮。

酿酒蒸糕、熬糖造露均妙，惟虚弱多汗者忌之。

鼻衄：薄荷叶塞。

血痢：薄荷叶煎服。

蛇、蜂、猫伤：薄荷绞汁涂。

汪谢城曰：薄荷多服，耗散真气，致生百病。余尝亲受其累，不可不知。如浸火酒、拌水烟，人多嗜之，实阴受其害，而不觉耳。

_____

① 开音声：使失声的人恢复说话。

【译】薄荷叶味辛、甘、苦，性温。能驱散风热、清利头目、治疗咽喉和口齿各种疾病、和中下气、消食化痰、打开声音、舒展郁懑、辟除秽恶邪气、治疗霍乱和疠瘰疮疖。

用它来酿酒蒸糕、熬糖造露，都很好。唯有虚弱多汗的人不能食用。

鼻子出血：可以用薄荷叶子塞住。

痢疾带血：将薄荷叶子煮水服用。

被蛇、蜜蜂、猫等咬伤或蜇伤：将薄荷叶绞出汁涂到患处。

汪谢城说：薄荷叶服多了，会耗散人的真气，以致患上各种病症。我曾经受到薄荷叶的危害，不可以不知道。如果用它浸泡火酒、调拌水烟，人们大都很喜欢，实际上暗中已受到它的危害，只是没有感觉到罢了。

紫苏叶

辛、甘，温。下气安胎，活血定痛，和中开胃，止嗽消痰，化食散风寒，治霍乱、脚气，制一切鱼、肉、虾、蟹毒。

气弱多汗，脾虚易泻者忌食。

干霍乱：紫苏煎服，并治蛇咬及中蟹毒。

乳痈[①]肿痛：紫苏汤频饮，渣滓封患处。

---

① 乳痈：急性乳腺炎。是乳腺的急性化脓性感染，是乳腺管内和周围结缔组织炎症，多发生于产后哺乳期的妇女，尤其是初产妇更为多见。

金疮①跌打出血：紫苏叶杵烂敷，并治猘犬咬。

【译】紫苏叶味辛、甘，性温。能够下气安胎、活血定痛、和中开胃、止嗽消痰、化食散风寒、治霍乱和脚气，还能解一切鱼、肉、虾、蟹之毒。

气弱多汗、脾虚易泻的人应忌食紫苏叶。

干霍乱：可以用紫苏叶煮水喝，这种汤汁也能治蛇咬、解中了螃蟹之毒。

乳痈肿痛：频繁地饮用紫苏叶煮的水，把渣滓涂封在患处，有效果。

金疮或跌打出血：将紫苏叶捣烂敷到患处，也可以治疗被疯狗咬伤。

茴香

辛、甘，温。调中开胃，止痛散寒，治霍乱、蛇伤、癞疝②、脚气，杀虫辟秽。

肴馔所宜，制鱼肉腥臊，冷滞诸毒。

小便频数，而色清不渴者：茴香淘净，盐炒研末，炙糯米糕蘸食。

【译】茴香味辛、甘，性温。能够调理脾胃、开胃、止痛散寒，能治疗霍乱和被蛇咬伤、癞疝、脚气病，还能杀虫辟秽。

① 金疮：指受金、银铁器所伤之疮。

② 癞（tuí）疝：病名。一种疝气的名称。

茴香适合菜肴中调味，能够去除鱼肉的腥臊味，冷却、凝滞各种毒素。

小便次数多，颜色清且不觉得口渴：将茴香淘洗干净，再用盐炒过研成末，作为烤糯米糕的蘸料。

莳萝

（一名小茴）辛、甘，温。开胃健脾，散寒止痛，杀虫消食，调气止呕，定腰、齿之疼，解鱼肉之毒。

【译】（另一个名字叫"小茴香"）莳萝味辛、甘，性温。能开胃健脾、散寒止痛、杀虫消食、调气止呕，还能止腰、齿之疼，能解除鱼、肉之毒。

蔬食类

葱

辛、甘，平。利肺通肠，散痈肿，祛风达表，安胎止痛，通乳和营。主霍乱转筋，奔豚①脚气，调二便，杀诸虫。理跌扑金疮，制鱼肉诸毒。

四季不凋，味辛带甘，而不臭者良。气虚易汗者，不可单食。又，忌同蜜食。

胎动下血：葱白煎浓汁饮，未死即安；已死即下。未效再饮。

中恶②卒死：急取葱心黄，刺入鼻中。男左女右，入七八寸，血出即愈，并以葱刺入耳中五寸。亦治自缢垂死。

小儿无故卒死：以葱白纳入下部及两鼻孔内，气通或嚏，即生。

小儿盘肠内钓腹痛：以葱汤洗儿腹，仍捣葱贴脐上，良久溺出痛止。

小便闭胀：葱白三斤，剉③，帕包二个，更互熨④小腹。

阴囊肿痛：煨葱入盐杵烂涂。

---

① 奔豚：又称奔豚气，是一种中国古代的病名，隶属肾之积。出自《灵枢》《难经》。

② 中恶：指因惊恐或其他刺激，忽然头目昏晕等症。

③ 剉（cuò）：锉，切碎。

④ 熨：中医外治法之一。以药物炒热，布包，热熨患处，能散寒止痛。

赤白痢：葱白一握，细切和米煮粥，日日食之。

一切肿毒：葱白杵烂，和蜜涂。并治跌打杖伤，金疮挫衄①，流注走痛②，筋骨痹疼，脑破血流，痈毒初起，均宜厚敷，可取立效。

乳痈初起：葱白煮汁饮，并解金银毒。

【译】葱味辛、甘，性平。能够利肺通肠、散去痈肿、祛风达表、安胎止痛、通乳和营。主要对霍乱转筋、奔豚脚气有效，还能舒通大小便、杀死各种虫子、调理跌扑金疮，解鱼、肉等各种毒。

葱一年四季都生长，味辛带甘，以没有臭味的葱为好葱。气虚容易流汗的人，不能单独吃葱。另外，葱与蜜不能同吃。

妇女动了胎气且流血：将葱白煎成浓汁饮用，如胎儿没死，饮了葱汁就能安胎；如果胎儿已死腹中，饮了葱汁就能流下来。如果没有效果，就再饮。

中恶突然死亡：及时取来葱心黄，刺入鼻子里。男左女右，刺入七八寸深，血流出后人就好了，再把葱刺入耳朵里五寸深，人就能好了。这种方法也可救治自缢垂死的人。

儿童无缘无故地突然死亡：将葱白从下部纳入，再刺入两个鼻孔里，只要一通气或打喷嚏，就能活过来。

---

① 挫衄（nǜ）：挫伤、损伤。

② 流注走痛：风病疼痛在体内像流水一样游走。

儿童盘肠内钓腹痛：用煮葱水洗儿童的肚子，再把葱捣碎贴在肚脐上，过一段时间，等孩子小便出来，疼痛就停止了。

小便闭胀：将三斤葱白切碎炒熟，用布包成两个包，更换着熨小腹。

阴囊肿痛：将煨好的葱内加少许盐，捣烂后涂到患处。

赤白痢：将一把葱白切得很细与米一起煮成粥，天天吃直到痊愈为止。

一切肿毒：将葱白捣烂，和入蜂蜜涂在患处即可。这种方法也可以治跌打杖伤、金疮挫伤、流注走痛、筋骨麻痹疼痛、脑破血流、痈病刚刚发起，都应将（蜂蜜葱）厚厚地敷在患处，可以立刻见效。

乳痈刚起：用葱白煮汁喝，有效果，这个方子也解金、银之毒。

韭

辛、甘，温。暖胃补肾，下气调营，主胸腹、腰膝诸疼。治噎膈、经产诸症。理打扑伤损，疗蛇、狗、虫伤。

秋初韭花，亦堪供馔。韭以肥嫩为胜，春初早韭尤佳。多食错神，目症、疟疾、疮家、痧痘后均忌。

产后血运：切韭安瓶中，沃以热醋，令气入鼻中。

产后怒哭伤肝，呕青绿水：韭汁入姜汁少许和服。

卒然中恶：韭汁注鼻中。

漏脯郁肉①，诸食物毒：韭汁灌之。

【译】韭菜味辛、甘，性温。能够暖胃补肾、下气调营，主要调理胸腹、腰膝各个部位的疼痛。还能治疗噎膈、经产等各种病症。治疗打扑伤损和蛇、狗、虫咬伤。

秋初的韭花，也可以做菜。韭菜以肥嫩的为好，春初早下来的韭菜非常好。韭菜吃多了会使人昏神，患眼病、疟疾、疮疖及出痧痘后的人都应忌食韭菜。

产后血运：将韭菜切碎放置瓶中，浇进去热醋，让气进入鼻中。

产后情绪不稳定且发怒、哭泣伤肝，呕吐青绿水：用韭菜汁加入少许姜汁调和后服用。

突然头目昏晕：将韭菜汁滴入鼻孔中，有效果。

吃了腐败变质的肉、解各种食物的毒：用韭菜汁灌。

薤

辛，温。散结定痛，宽胸止带，安胎活血，治痢。多食发热，忌与韭同。

奔豚气痛：捣薤汁服。

赤白痢，产后小儿的疳痢：薤白和米煮粥食。

汤火伤：薤白和蜜杵涂。

【译】薤味辛，性温。能够散结定痛、宽胸止带、安胎活血，治疗痢疾。薤吃多了会发热，不能和韭菜一块儿吃。

---

① 漏脯郁肉：腐败变质的肉食。

奔豚气痛：可以把薤捣成汁服下。

赤白痢疾，产后的复原及儿童的疳积、痢疾：用薤白和米一同煮粥吃。

开水或火烫伤：用薤白加蜂蜜调和后涂在患处。

蒜

（今名小蒜，俗曰夏蒜，相传此为中国之蒜）辛，温。下气止痛，杀虫，发风损目，病后忌之。

【译】（现在的名称叫"小蒜"，俗称"夏蒜"，相传这是中国之蒜）蒜味辛，性温。能够下气止痛、杀虫、发风损目，患病痊愈后忌食。

葫

（今名大蒜，汉时自西域来）生辛，热；熟甘，温。除寒湿，辟阴邪，下气暖中，消谷化肉，破恶血，攻冷积，治暴泻①腹痛，通关格便秘，辟秽解毒，消痈杀虫，外灸痈疽，行水止衄，制腥臊鳞介诸毒。入药以独子者良。昏目损神，不宜多食。阴虚内热、胎产、痧痘、时病、疮疟、血症、目疾，口齿、喉舌诸患咸忌之。

苗皆可盐藏，叶亦可茹，性味相似。

干湿霍乱转筋、噤口痢、鼻渊②鼻衄不止：并捣蒜贴涌泉穴。

---

① 暴泻：猛烈地拉肚子。

② 鼻渊：疾病。鼻流浊涕、量多不止，常伴有头痛、鼻塞、嗅觉减退等症状的疾病。

水肿溺闭①：大蒜、田螺、车前子等分杵，摊脐中。

喉痹肿痛，诸物鲠喉：并以大蒜塞鼻中。

阴疽阴毒②：以蒜片安疮顶，艾柱③灸之。

蛇、蝎、蜈蚣咬：杵蒜封之。

心腹冷痛，虚寒泻痢：陈年醋浸大蒜，食数颗。

【译】（现在的名字叫"大蒜"，汉朝时从西域传过来的）生大蒜味辛，性热；熟大蒜味甘，性温。能除去寒湿、辟除阴邪、下气暖中、消谷化肉、破恶血、攻冷积、治疗暴泻肚痛、通关格便秘、辟秽解毒、消痞杀虫、外灸痛疽、行水止鼻血、解腥臊之味和鳞介等毒。大蒜入药以独头蒜为最好。但大蒜能昏目损神，不适宜多吃。阴虚内热、怀孕、生产的人和正在患麻疹、出痘、流行病、疮痛、疟疾、血症的人，以及眼睛和口齿、喉舌患病的人，都应当忌食大蒜。

大蒜的子和苗都可以用盐腌起来贮存，叶子也可以吃，性、味和子相似。

患了干湿霍乱转筋、噤口痢、鼻渊、鼻衄不止：将蒜捣碎，贴在涌泉穴上。

水肿小便尿不出来：将大蒜、田螺、车前子分别捣烂，

---

① 溺闭：小便尿不出来。

② 阴毒：中医学病症名。症见面目发青、四肢厥冷、咽喉疼痛，以及身痛、身重、背强、短气呕逆等。另外，背疽、脑疽、瘰疬、鹤膝风等之不红、不热、不痛、不肿者，亦称"阴毒"。

③ 艾柱：针灸学名词，又名"艾丸"，即用艾绒制成上尖下平的圆锥体物，供灸用。

摊在肚脐上，有效果。

喉咙麻痹、肿痛，各种硬物鲠住喉咙：将大蒜塞进鼻子里，有效果。

阴部长疮和患阴毒之症：将蒜切成片，放在疮尖上，用艾柱来灸。

被蛇、蝎、蜈蚣咬了：将蒜捣烂封在被咬的地方。

心腹冷痛、虚寒泻痢：将陈年的老醋浸泡大蒜，吃上几颗，有效果。

芸薹①

辛、滑、甘，温，烹食可口。散血消肿，破结通肠。子可榨油，故一名油菜，形似菘②而本削，茎狭叶锐，俗呼青菜，以色较深也。发风动气，凡患腰脚口齿诸病及产后痧痘、疮家锢疾③、目症、时感皆忌之。

游风丹毒，妇人乳吹④：并以油菜捣敷，兼可煎洗诸疮。

【译】芸薹味辛、滑、甘，性温，烹食好吃可口。能够散血消肿、破结通肠。芸薹子可以榨油，所以另一个名字叫作"油菜"。它的形状像白菜但要小一点儿，茎窄狭叶子尖锐，一般都称为"青菜"，这是它的颜色比较深的缘故。

———————

① 芸薹（tái）：油菜的一种。

② 菘：白色的叫白菜，黄色的叫黄芽菜。

③ 锢（gù）疾：痼疾。指经久难愈的疾病。

④ 乳吹：中医学病症名。乳痈的别名，有内吹、外吹之别。妊娠期的乳痈称"内吹"，分娩后的乳痈称"外吹"。乳痈就是急性乳腺炎。

芸薹能够引发风邪引起旧病，凡是患腰病、脚病、口齿病的人，以及产后、患麻疹出痘的人、有疮疥老病的人、眼睛有病的人和患流行性感冒的人都应当忌食芸薹。

游风丹毒和妇女乳痈：将油菜捣烂敷到患处，也可用捣烂的油菜煎成汁外洗各种疮疥。

蒝荽①

（本名胡荽）辛，温。散寒辟邪，解秽杀虫，止痛下气，通肠，杀鱼腥，发痘疹。多食损目，凡病忌之。子性味略同。右七品二氏以为荤菜，谓其损性灵也。

痘疹不达②：胡荽二两切碎，以酒二大盏，煎沸沃之。盖定③，勿令泄气，候冷去滓，微微含喷。从项背至足令遍，勿喷④头面。按《直指方》⑤云：痘疹不快，用此喷之，以辟恶气。床账上下左右，皆宜挂之。以御⑥天癸⑦，淫佚⑧寒湿诸气。一应秽恶所不可无。然惟儿体虚寒，天时阴冷，

---

① 蒝（yuán）荽：芫荽，又叫"香菜"。

② 痘疹不达：患痘、疹尚没有发出来。痘，人畜共患的一种接触性传染病。如牛痘、绵羊痘、山羊痘、猪痘、禽痘和天花等。疹，皮肤病变。疹子，即出现在皮肤上的斑疹、丘疹等的统称。如麻疹、猩红热等传染病发病后在皮肤上出现的疹子。

③ 盖定：指把装有胡荽煎酒的容器盖严实。

④ 喷（xùn）：含在口中而喷出。

⑤ 《直指方》：指南宋医学家扬士瀛（字登父，号仁斋）所著的《仁斋直指方论》。

⑥ 御：抵挡。

⑦ 天癸：中医学名词。指促进生殖功效的一种物质，通常指月经。

⑧ 淫佚：纵欲放荡。

喷之故妙。若儿壮实，及春夏晴暖阳气发越之时，用之助虐，以火益火，胃中热炽、毒血聚蓄，则必变黑陷^①也，不可不慎。

今人治痘疹，不辩症之寒热、时之冷暖，辄用蒝荽子入药者，误人多矣。

【译】（本名"胡荽"）香菜味辛，性温。能够散寒辟邪、解秽杀虫、止痛下气、疏通肠胃、去除鱼腥、发痘疹。吃多了会损害眼睛，凡是有病的人都应忌食。香菜的子儿与香菜的性、味大略相同。有两个官阶是右七品的人认为香菜是荤菜，说它有损于人的性灵。

痘疹发不出来：将二两香菜切碎，用两大盏酒，煮开之后浇到身上。将煮好的香菜酒盖严实，不要漏气，凉后去掉渣滓，含到嘴里向身上喷酒。从脖子、背到脚喷遍全身，不要喷头和脸。按《仁斋直指方论》的记载：痘疹发不出来，用此法喷之，这样可以辟除恶气。床上的帐子上下左右，都应该挂严。以抵挡天癸、淫佚和寒湿等各种气息。对一切秽恶之气都不能不用香菜。但只有儿童身体虚寒，在天气阴冷的时候，喷这种酒才有作用。如果儿童身体壮实，赶上春夏晴暖阳气发越的时候，再用这种方法就是帮着做坏事，火上添火，会使儿童胃中炽热、毒血蓄聚，发出的疹、痘肯定就会成麻子，这是不能不谨慎的。

---

① 黑陷：发黑凹陷，指麻子。

现在的人治疗痘、疹，不分辨病症的寒热，天气的冷暖，动不动就用香菜子入药，耽误了很多人的病情。

芥

（芥卤、芥子）辛、甘而温。御风湿，根味尤美。补元阳，利肺豁痰[①]，和中通窍。腌食更胜，开胃性平。以冬收细叶无毛、青翠而嫩者良。

一名雪里蕻。晴日刈[②]之，晾至干瘪洗净，每百斤以燥盐五斤，压实腌之。数日后，松缸一伏[③]时，俾卤得浸渍。如卤少，泡盐汤候冷加入，仍压实。一月后开缸，分装坛瓮。逐坛均以卤灌满浸为法，设卤不敷，仍以冷盐汤加之，紧封坛口。久食不坏，生熟皆宜，可以常馔。若将腌透之菜，于晴燥时，一日晒极干，密装干洁坛内。陈久愈佳，香能开胃，最益病人。用时切食，荤素皆宜。以之烧肉，虽盛暑不坏。或切碎腌装小坛，毋庸卤浸，但须筑实密封，尤甚藏久。腌芥卤煮食物，味甚鲜美。若坛盛埋土中，久则清澈如水。为肺痈、喉症神药。春芥发风动气，亦可腌食，病人忌之。

白芥子研末，水调如糊，以纸密封半时，可作食料。辛

---

① 豁痰：中医学名词。滑利气机、豁除痰浊的一种治法。适用于咳嗽气喘、咯痰黏稠不爽，或中风喉中痰涎壅塞、言语不利等，常用药物如白芥子、紫苏子、莱菔子、海浮石、天竺黄等，亦可将竹沥与生姜汁配合应用。

② 刈（yì）：割。

③ 伏：面向下卧。这里指把菜翻个身再腌。

热爽胃，杀鱼腥，生冷之毒。多食动火，内热者忌之。入药治痰在胁下及皮里膜外者。

【译】（芥卤、芥子）芥菜味辛、甘，性温。能够抵御风湿，根的味道尤其美好。可以补元阳、利肺豁痰、和中通窍。腌着吃更好，能够开胃而且性平。以冬天收获的细叶、没有毛、青翠、鲜嫩的为最好。

芥菜的另一个名字叫"雪里蕻"。在晴天时割下来，晾至干瘪时洗干净，每一百斤放入五斤干燥的盐，压实腌渍。几天后，松动一下缸，把菜翻个身，使卤汁能够完全浸渍覆盖住菜。如果卤汁少，再煮一些盐水晾凉后倒入缸里，同样压实。一个月后开缸，分装在坛子、瓮里。每一个坛子都要把卤汁灌满，使菜完全浸在卤汁里。如果卤汁不够，仍旧加入冷盐水，然后封闭坛口。长期吃都不会坏，生吃熟吃都可以，可以做经常吃的菜肴。如果把腌透的菜，在晴天干燥的时候拿出来，一天就晒得极干，装在干净的坛子里，密封好。放的时间越长越好，香味浓能够开胃，对病人最有好处。到用的时候切着吃，荤吃素吃都可以。用它烧肉，即便是盛夏也不会坏。或者切碎腌装在小坛里，不用卤汁浸泡，但必须压实密封，这样可以长期储存。用腌芥菜的卤汁烹煮食物，味道鲜美。如果盛菜的坛子埋在土里，放得久了，卤汁就会清澈如水。是治疗肺痈、喉症等病的好药。春天的芥菜发风动气，也可以腌着吃，患病的人忌食。

将白芥子研成细末，用水调成糊状，用纸密封半个时辰，可以作为食物的调料。味辛、性热、爽胃，能够除去鱼的腥味和生冷之毒。但吃多了会动火，有内热的人忌食。白芥子入药，可以治疗痰被堵在胁下、皮里膜外的患者。

菘

（一名白菜，以其茎色白也，亦有带青色者，然本丰茎阔，迥非油菜）甘，平。养胃，解渴生津。荤素咸宜，蔬中美品。种类不一，冬末最佳。腌食晒干，并如上法。诸病不忌。喻氏①尝②云："白饭青蔬，养生妙法。肉食者鄙③，何可与言？"鲜者滑肠，不可冷食。

【译】（一个名字叫"白菜"，因为它的茎是白颜色的。也有带青色的，但它的茎干大叶子阔，与油菜完全不同）白菜味甘，性平。能够养胃、解渴生津。荤吃素吃都可以，是蔬菜中的佳品。白菜的种类不一，以冬末出产的为最佳。腌着吃和晒干吃都行，和做芥菜的方法一样。什么病都可以不忌食。喻昌曾经说过："白米饭青蔬菜，是养生最好的方法。吃肉的人见识浅陋，怎么能和他们谈论这个道理呢？"吃鲜白菜容易滑肠，不能吃冷的。

---

① 喻氏：清初著名医学家喻昌（公元1585—1664年），号嘉言，著有《尚论篇》《医门法律》等医学著作。

② 尝：曾经。

③ 肉食者鄙：语出《左传·曹刿论战》，意思为吃肉的人见识浅陋。

黄矮菜

（一名黄芽菜）甘，平。养胃。荤素皆宜，雪后更佳。但宜鲜食，北产更美，味胜珍羞。亦可为菹^①，诸病不忌。

【译】（另一个名字叫"黄芽菜"）黄矮菜味甘，性平。能够养胃。荤吃素吃都可以，下雪后收获的黄矮菜最好。这种菜只适合吃新鲜的，北方产的更好，味道胜过珍馐。也可以做成腌菜，患任何病都不用忌食。

芜菁

（即蔓菁，一名九英菘，一名诸葛菜，一种根如芦菔者，名大头菜。向产北地，今嘉兴亦种之）腌食咸、甘。下气开胃，析酲消食。荤素皆宜，肥嫩者胜，诸病无忌。其子入药，明目养肝。

【译】（即"蔓菁"，另一个名字叫"九英菘"，还有一个名字叫"诸葛菜"。一种根像萝卜的，名叫"大头菜"。一贯都产自北方，现在浙江嘉兴也有种植的）芜菁腌着吃又咸又甜。能够下气开胃、醒酒消食。荤吃素吃都可以，以肥嫩者为好，各种病都不忌食。它的子可以入药，能够明目养肝。

芦菔

（俗名萝卜）生者辛、甘，凉（有去皮即不辛者，有皮味亦不辛，生啖胜于梨者特少耳）。润肺化痰、祛风涤热；

---

① 菹（zū）：同"葅"。酸菜。

治肺瘘①吐衄、咳嗽失音；涂打扑、汤火伤；救烟熏欲死、噤口毒痢、二便不通、痰中类风、咽喉诸病；解酒毒、煤毒、面毒、茄子毒；消豆腐积、杀鱼腥气。熟者甘、温。下气和中，补脾运食，生津液，御风寒，肥健人；已带浊②，泽胎③养血，百病皆宜。四季有之，可充粮食。故《膳夫经》④云：贫窭⑤之家，与盐饭偕行。号为三白，不仅为蔬中圣品已。种类甚多，以坚实无筋、皮光肉脆者胜。荤肴素馔无不宜之。亦可腌晒作腊，酱制为脯。

守山粮：用坚实芦菔（不拘白赤），洗净蒸熟，俟半干捣烂，再以糯米春白，浸透蒸饭，捣如糊，二物等分合杵匀，泥竹壁上，待其自干。愈久愈坚，不蛀不烂。如遇兵荒，凿下掌大一块，可煮成稀粥一大锅，食之耐饥。或做成土坯式砌墙亦可。有心有力者，不可不知之。

反胃噎食、沙石诸淋⑥、噤口痢疾、肠风下血：密炙芦菔细嚼，任意食之。

肺瘘咳血：芦菔和羊肉或鲫鱼频煮食。

消渴：芦菔煮猪肉频食。或捣汁和米煮粥食亦可。

---

① 肺瘘：阴虚肺伤的慢性衰弱疾患。

② 已带浊：治愈妇女白带的混浊。已，止，治愈。

③ 泽胎：润泽胎儿。

④ 《膳夫经》：指唐朝杨晔所著《膳夫经手录》。

⑤ 贫窭（jù）：贫寒。

⑥ 淋：中医学病名。

浑身浮肿及湿热腹胀：出了子芦菔（名地骷髅）煎浓饮。

叶辛苦，瀹过，可鲜茹，可腌食，可晒干久藏。或生菜挂干，俟芦菔罢时洗净，浸去苦味，切碎和米煮饭。俭乡虽有年亦尔，不仅为救荒之食也。若^①于立冬日采而露之，任其雨淋日晒、雪压风吹，至立春前一日，入瓮封藏。如不燥透，收悬屋内，俟极干入瓮。凡一切喉症、时行瘟疫、斑疹疟痢、水土不服、饮食停滞、痞满疳疸、胀泻脚气、痧毒诸病，洗净浓煎服之并效。

子入药，治痰嗽、齁^②喘、气鼓、头风、溺闭及误服补剂。

【译】（俗名"萝卜"）生萝卜味辛、甘，性凉（有去掉皮就不辛的，带皮的味也不辛的。生吃比梨还好的特别少）。能够润肺化痰、祛风涤热；治疗肺痿和口吐鼻血、咳嗽失音等病；可以涂抹打扑之伤及开水和火的烫伤；可以救治烟熏将死、噤口毒痢、二便不通、痰中类风和咽喉诸病；能解酒毒、煤毒、面毒、茄子毒；可以消除豆腐积、去除鱼腥气。熟萝卜味甘，性温。能下气和中、补脾运食、滋生津液、抵御风寒、使人肥健；可以治疗妇女白带的混浊、润胎养血，任何病都适合吃萝卜。萝卜四季都有，可以充当粮食。所以《膳夫经》说：贫寒的人家，萝卜与盐、饭被合称为"三白"（白萝

---

① 若：如果。

② 齁（hōu）：鼻息声。

卜、白盐、白饭），它不仅仅是蔬菜中的圣品。萝卜种类较多，以坚实无筋、皮光肉脆的为最好。荤肴素馔没有不适合的，还可以腌制、晒干、酱制成萝卜干。

萝卜可以作为守山的粮食：用坚实的萝卜（白皮、红皮的萝卜都可以），洗净蒸熟，等到半干时捣烂，再把糯米舂白，浸透后蒸成米饭，捣成糊状。然后将分量相等的两样东西和在一起捣匀，抹在竹墙上，等它自己干燥。时间越长越坚实，不会被虫蛀，也不会腐烂。如果遇到兵荒没有粮食的时候，凿下巴掌大的一块，就可以煮成一大锅稀粥，吃了可以充饥。或者做成土坯的样式砌成墙也可以。有心并有能力备荒的人，不可以不知道这个办法。

患反胃噎食、沙石诸淋、噤口痢疾、肠风下血：将萝卜烤熟细细地嚼食，多少随意，有一定疗效。

患肺痿咳血：将萝卜和羊肉或者和鲫鱼一起煮食，要不断地吃。

患消渴病：将萝卜煮猪肉，不断地吃。或者把萝卜捣出汁和米煮粥吃也可以。

浑身浮肿和湿热腹胀：将出了子儿的萝卜（名叫"地骷髅"）煮成浓汤后饮用。

萝卜叶子味辛、苦，泡过之后，可以鲜吃，也可以腌渍后吃，还可以晒干长期储存。可以将生菜挂着晾干，等萝卜下去时再把挂着的萝卜洗净，浸泡去掉苦味，切碎和米煮成饭。那些节俭的乡下人虽然收成好也要这样做，这不仅仅是为了当作救荒的粮食吧！如果在立冬当天采摘下萝卜并把它挂起来，任其雨淋日晒、雪压风吹都不会坏，到立春的前一天装入坛中封藏起来。如果没有干透，收起来挂在屋内，等到极干的时候再入坛。凡是患了任何喉症、流行瘟疫、斑疹疟疾、水土不服、饮食停滞、痞满痔疮、胀泻、脚气、痧毒等各种病症，都可以把收藏好的萝卜洗净后煮成浓汁服下，有效果。

萝卜子可以入药，可以治痰嗽、鼻息声、气鼓、头风、溺闭和误服补剂等各种病症。

胡芦菔

（皮肉皆红，亦名红芦菔，然有皮肉皆黄者）辛、甘，温。下气宽肠，气微臊。虽可充食，别无功用。

【译】（皮、肉皆红，也叫"红萝卜"，但也有皮、肉都是黄色的）胡萝卜味辛、甘，性温。能够下气宽肠，气味稍微有点臊。虽然可以吃，但没有别的功用。

羊角菜

苦、辛、甘，温。下气。病人忌食，能动风也。煎汤可洗痔疮。捣罨风湿痹痛。

【译】羊角菜味苦、辛、甘，性温。能够下气。病人忌食，吃了会引动风邪。用它煮汤可以洗痔疮。捣碎后覆盖在因风湿麻木疼痛的部位，有效果。

菠薐

（亦名菠菜）甘、辛，温。开胸膈，通肠胃，润燥活血。大便涩滞及患痔人宜食之。根味尤美，秋种者良。惊蛰后不宜食[1]，病人忌之。

【译】（也叫"菠菜"）菠菜味甘、辛，性温。能够打开胸膈、疏通肠胃、润燥活血。适合大便涩滞和患痔疮的人食用。菠菜根特别好吃，秋天种的菠菜最好。惊蛰之后不能吃，病人应当忌食。

荙菜[2]

（亦名甜菜）甘、苦，凉。清火祛风，杀虫解毒，涤垢浊，稀痘疮，止带调经，通淋治痢。妇人小儿，尤宜食之。老者良。先用清水煮去苦味（其汤浣衣，最去油垢），然后再煮食之。或云[3]即古之葵菜也。

【译】（也叫"甜菜"）甜菜味甘、苦，性凉。能够消火祛风、杀虫解毒、洗涤污垢、减少痘疮、止住带下、调理经血、疏通淋症、治疗痢疾。妇女儿童，尤其应该吃它。甜菜以老的为最好。先用清水煮去苦味（用煮过甜菜的水洗衣服，最容易去掉油垢)，然后再煮着吃。有人说这就是古代的葵菜。

---

① 惊蛰后不宜食：菠菜含有丰富的营养，可常食。古时认为，惊蛰后，食菠菜容易发病，是不科学的。但菠菜性冷滑，所以肠胃虚寒、腹泻者应少食。蜇，同"蛰"。

② 荙（tián）菜：甜菜。

③ 或云：有人说。

苋

甘，凉。补气清热，明目滑胎①，利大小肠。种类不一，以肥而嫩者良。痧胀滑泻者忌之，尤忌与鳖同食。

蛇、蜂、蜈蚣螫：捣苋汁服，渣敷患处。

徐灵胎②云：尝见一人头风痛甚、两目皆盲，遍求良医不效。有乡人教用十字路口及人家屋脚边野苋菜煎汤，注壶内塞住壶嘴，以双目就壶熏之，日渐见光，竟得复明。

愚③按《本草》，苋通九窍。其实主清盲、明目。而苋字从见；益叹古圣取义之精。

【译】苋菜味甘，性凉。能够补气清热、明目、滑胎，对大、小肠都有好处。苋菜的种类各不一样，以肥厚、柔嫩的为最好。患痧胀滑泻的人应忌食苋菜。尤其忌讳与鳖同吃。

被蛇咬伤及蜜蜂、蜈蚣螫伤：将苋菜捣出苋汁服下，再把菜渣敷于患处，有效果。

徐灵胎说：曾经看见一个人因头风痛得很厉害、两只眼睛都看不见了，到处找良医看病都没有效果。有一个乡下人教他采摘十字路口和住户屋脚边的野苋菜煮成汤，倒入壶里并塞住壶嘴，将双眼对着壶口熏，慢慢地眼睛就能看见光了，竟然完全复明。

---

① 滑胎：自然流产连续三次以上者，每次流产往往发生在同一妊娠月份，称为"滑胎"。

② 徐灵胎：清代著名医学家徐大椿（公元1683—1772年），名大业，字灵胎。江苏吴江人，著有《伤寒类方》等著作。

③ 愚：我。

我根据《本草》的记载，知道苋菜能通九窍。它的籽实可以清盲、明目。而且"苋"字从"见"，更令人感叹古代圣人造字时取义的精细和周到。

同蒿①

（一名蓬蒿，亦呼蒿菜）甘、辛，凉。清心养胃，利腑化痰。荤素咸宜，大叶者胜。

【译】（一个名字叫"蓬蒿"，也称为"蒿菜"）茼蒿味甘、辛，性凉。能够清心养胃、利腑化痰。荤吃素吃都可以，叶子大的最好。

芹

甘，凉。清胃涤热，祛风，利口齿，咽喉头目；治崩带，淋浊诸黄。白嫩者良，煮勿太熟。旱芹②味逊，性味略同。

【译】芹菜味甘，性凉。能够清胃涤热、祛风、爽利口齿、咽喉和头目；能够治崩带、淋浊、诸黄。芹菜又白又嫩的最好，煮得不要太熟。旱芹的味道要差一些，性、味与水芹大致相同。

荠

甘，平。明目养胃，和肝，治痢辟虫。病人可食。

---

① 同蒿：茼蒿。

② 旱芹：芹有水芹和旱芹两种。生于沼泽处的叫水芹，其香而嫩；生于平地的叫旱芹，其香气较浓，食用次于水芹，药用较佳，亦名药芹。

【译】荠菜味甘，性平。能够明目、养胃、和肝、治痢疾、辟虫。病人可以食用。

姜

辛，热。散风寒，温中；去痰湿①，止呕定痛，消胀杀虫；治阴冷诸疴②；杀鸟兽、鳞介、秽恶之毒。

可酱渍，可糖腌。多食久食，耗液伤营③。病非风寒、外感寒湿内蓄，而内热阴虚、目疾喉患、血症疮疡、呕泻有火、暑热时疟、热哮火喘、胎产瘀胀及时病④后、痧痘后均忌之。

闪拗⑤手足，跌打损伤：生姜葱白杵烂，和面炒热罨。

初伏日，以生姜穿线，令女子贴身佩之。年久愈佳。治虚阳欲脱之症甚妙，名"女佩姜"。

【译】姜味辛，性热。能够驱散风寒、温暖脾胃；能除痰湿、止呕定痛、消胀杀虫；还能治因阴冷导致的各种病症；能杀灭鸟兽、鳞介、秽恶之毒。

姜可以用酱腌渍，也可以用糖腌渍。如果姜吃多了或者吃得时间久了，也会消耗津液、损伤营气。如果不是风寒之

---

① 痰湿：一种病症名，指人的体质的一种症状。亦称为迟冷质，多由饮食不当或疾病困扰而导致。

② 疴（kē）：病。

③ 耗液伤营：消耗津液，损伤营气。

④ 时病：指季节性感受外邪所致的疾病。

⑤ 闪拗（ǎo）：折断。

病或外感寒湿内蓄，而是内热阴虚、目疾喉患、血症疮疡、呕泻有火、暑热时疟、热哮火喘、胎产瘀胀以及季节性感受外邪所致的疾病痊愈后、痧痘痊愈后都应当忌食生姜。

如果折断了手和脚、各种跌打损伤：将生姜、葱白捣烂，和入面一并炒过，趁热敷盖在患处。

刚入初伏的第一天，用线把生姜穿起来，让女子贴身佩带。放得时间长的姜更好。对治疗虚阳欲脱的病很有好处，名叫"女佩姜"。

莴苣

微辛微苦，微寒微毒。通经脉，利二便，析酲消食，杀虫蛇毒。

可腌为脯，病人忌之。茎叶性同姜，汁能制其毒。

【译】莴苣味微辛微苦，性微寒，有微毒。能够通经脉、利大小便、醒酒消食、解虫和蛇毒。

莴苣可以腌渍做莴苣干，患病的人不要吃。莴苣的茎、叶性同姜一样，汁能解它的毒。

苦菜

（本名荼，一名苦苣，亦名苦荬，北人甚珍之）苦，寒。清热明目，补心凉血；除黄杀虫，解暑，疗淋痔，愈疔痈。

入馔先瀹去苦味，盛暑以煨肉，犹凝。故脾胃虚寒者忌之，不可共蜜食。或云：蚕妇亦不宜食。

血淋溺血：苦荬一把，酒、水各半煎服。

诸疔：捣苦荬汁涂，能拔根。或预采青苗阴干，研末，水调敷亦妙。

【译】（本名为"荼"，另一个名字叫"苦苣"，也叫"苦荬"，北方人比较珍惜它）苦菜味苦，性寒。能够清热明目，补心凉血；能够祛除黄病、杀虫、解暑、治疗诸淋和痔疮、治疗疔痈。

苦菜做菜吃时先要泡去苦味。盛夏的时候用它来煨肉，汤能凝结在一起。所以，脾胃虚寒的人不要吃苦菜，苦菜不能和蜂蜜一同吃。也有人说养蚕的妇女也不宜吃苦菜。

有血淋溺血的病症：用一把苦菜，加入等量的酒和水，煮成汤服下。

各种疔疮：将苦菜捣成汁涂在患处，就可以除掉病根。也可预先采摘青苗把它阴干，研成粉末，用水调和后敷到患处，疗效也很好。

蒲公英

（一名黄花地丁）甘，平。清肺利膈，化痰散结消痈，养阴凉血，舒筋固齿，通乳益精。

嫩可为蔬，老则入药，洵为上品。今人但以治乳患，抑何陋耶？别有紫花地丁，一名如意草，甘，凉。清热，补虚消痈，凉血，耐饥益气，为救荒仙草。以生嚼无草气，故可同诸草木叶咀食充饥也。

【译】（另一个名字叫"黄花地丁"）蒲公英味甘，性平。能够清肺、利肺膈、化痰、散结、消痈、养阴凉血、舒筋固齿、通乳益精。

嫩的蒲公英可以做蔬菜，老的可以入药，实在是一种上品。现在的人只知道它可以治疗乳病，见识是何等浅陋啊！另外还有一种"紫花地丁"，也叫"如意草"，味甘，性凉。它能够清热、补虚、消痈、凉血、耐饥益气，是救荒的仙草。因为它生嚼没有草气，所以可以和各种草、叶一同咀嚼来充饥。

萱萼

（干而为菹，名黄花菜，一名金针菜）甘，平。利膈清热，养心解忧，释忿①，醒酒除黄。

荤素宜之，与病无忌。

【译】（干后可做腌菜，一个名字叫"黄花菜"，另一个名字叫"金针菜"）黄花菜味甘，性平。能够利膈、清热、养心解忧、化释愤怒、醒酒、除黄病。

黄花菜荤吃素吃都可以，各种病都不忌食。

马兰

甘、辛，凉。清血热，析酲解毒，疗痔杀虫。

嫩者可茹，可菹可馅，蔬中佳品。诸病可餐。

【译】马兰味甘、辛，性凉。它能够清血热、醒酒、解

---

① 释忿：化释愤怒。

毒、治疗痔疮、杀虫。

嫩的马兰可以吃，可以做晒干菜，也可以做馅料，是蔬菜中的上品。患各种病都不忌食它。

蒲蒻①

（即香蒲根，《诗》云：其蔌②维何？维笋及蒲是矣）甘，凉。清热养血，消痈明目，利咽喉坚牙，通二便。

其花中蕊屑，名蒲黄，细若金粉。当欲开时便取之，可密收作果食，入药凉血消瘀。炒黑，又专止血，为喉舌诸血症妙品。按草木嫩时可茹者，在在有之③，惟各处好尚不同，名谓不一。因限于篇幅、繁不腾蒐④，姑谱一二如右，以例其余。

【译】（就是"香蒲根"，《诗经》说：那蔬菜是什么呢？只有竹笋和蒲蒻）蒲蒻味甘，性凉。它能够清热养血、消痈明目、利咽喉、坚固牙齿、疏通大小便。

蒲蒻花中的花蕊粉，名叫"蒲黄"，细得像金粉一样。在花刚开放的时候将蒲黄取出来，包严实收起来作为果食，入药可以凉血、消瘀。蒲黄炒黑后，又专门用于止血，是治疗喉舌和各种血液病的上品。一般来说，草木嫩的时候可以吃的品种，比比皆是，只是各地人的喜好不同，称谓也不一

---

① 蒲蒻（ruò）：香蒲的嫩茎。香蒲，水生草本植物，可编席和蒲包，嫩茎可吃。

② 蔌（sù）：蔬菜的总称。

③ 在在有之：比比皆是。

④ 蒐（sōu）：同"搜"，搜集。

样。因为篇幅有限、没有时间收集整理，姑且写出一两个在上边，以上面的例子概括了。

莼

（亦作蒓①）甘，凉。柔滑，吴越②名蔬。下气止呕，逐水治疸。

柔嫩者胜，时病忌之。

一切痈疽：莼菜捣敷，未成即消，已成即毒散。

【译】（也叫"蒓"）莼菜味甘，性凉，柔滑，是江浙一带有名的蔬菜。它能够下气、止呕、逐水治疸。

莼菜以柔嫩的为好，患流行性传染病的人忌食。

所有痈疽：将莼菜捣烂后敷于患处，如痈疽还未长成即会消失，如痈疽已长成即会散毒。

海带

咸、甘，凉。软坚散结，行水化湿。故内而痰饮带浊、疳胀③疝④瘕⑤、水肿奔豚⑥、黄疸脚气；外而瘿瘤⑦、瘰

---

① 蒓（chún）：同"莼"。

② 吴越：今江苏、浙江一带。

③ 疳（gān）胀：中医学病名。发病时面黄肌瘦、肚腹膨胀、时发潮热、心烦口渴、精神萎靡。

④ 疝：中医学病名。指腹腔内脏（小肠肠曲）突出腹腔或进入腹内间隙而言，突出体表者。俗称"小肠气"。

⑤ 瘕（jiǎ）：病名。

⑥ 水肿奔豚：指细胞液体积聚而水肿。

⑦ 瘿（yīng）瘤：中医学病名，今甲状腺肿瘤。

疬①、痈肿瘘疮，并能治之。解煤火毒，析酲消食。荤素佥宜，短细者良。海藻②昆布③，粗不中食，入药功同。

【译】海带味咸、甘，性凉。它能够软坚散结、行水化湿。所以人体内部的痰饮带浊、疝胀疝瘕、水肿奔豚、黄疸脚气；外部的瘿瘤、瘰疬、痈肿瘘疮，都能治疗。还能解煤火的毒、醒酒、消食。荤吃素吃都很适宜，以又短又细的为最好。海藻、昆布，比较粗糙不适合食用，入药后的功效和海带一样。

紫菜

甘，凉。和血养心，清烦涤热。治不寐，利咽喉，除脚气、瘿瘤。主时行、泻痢、析酲开胃。淡干者良。

【译】紫菜味甘，性凉。它能够和血养心、清烦涤热。治疗失眠，利咽喉，去除脚气、瘿瘤。主治流行性传染病、泻痢，可以醒酒、开胃。紫菜以淡且干燥的为好。

石华④

甘、咸，寒，滑。专清上焦客热，久食愈痔，而能发下部虚寒。盛夏煎之，化成胶冻，寒凝已甚。中虚无火者忌食。粗者，名麒麟菜，性味略同。

【译】石花菜味甘、咸，性寒，滑。它能够专清心、

---

① 瘰（luǒ）疬：俗称"疬子颈"，颈项间结核的总称。

② 海藻：植物名。属马尾藻科植物，可食用和药用。

③ 昆布：也称"黑菜""鹅掌菜"。可食用，中医入药，主治瘰疬、瘿瘤等症。

④ 石华：石花菜。

肺客热，常吃能使痔疮痊愈，能引发身体下部的虚寒。盛夏时煎煮，能化成胶冻，寒凝的性能很强。中虚无火的人要忌食。石花菜中比较粗的一种，名叫"麒麟菜"，性、味与石花菜大致相同。

海粉①

甘，凉。清胆热，去湿，化顽痰，消瘿瘤，愈瘰疬。

【译】海粉味甘，性凉。它能够清胆热、去湿、化解老痰、消除瘿瘤、治愈瘰疬。

发菜②

（本名龙须菜）与海粉相同，而功逊之。

【译】（本名"龙须菜"）龙须菜与海粉相同，但功效不如海粉。

苔菜

咸，凉。清胆，消瘰疬、瘿瘤，泄胀化痰，治水土不服。

【译】苔菜味咸，性凉。它能够清胆、消除瘰疬和瘿瘤、泄胀化痰、治水土不服。

木耳

甘，平。补气耐饥、活血，治跌扑伤、风崩淋血痢、痔

---

① 海粉：海兔科动物蓝斑背肛海兔的卵群带。

② 发菜：发状念珠藻，是蓝藻门念珠藻目的一种藻类。

患、肠风①，常食可瘳②。

色白者胜，煮宜极烂，荤素皆佳。

【译】木耳味甘，性平。它能够补气耐饥、活血，可以治跌扑伤、风崩淋、血痢、痔患、肠风，常吃可病愈。

颜色白的木耳好，煮着吃适宜煮得非常烂，荤吃素吃都很好。

香蕈

甘，平。开胃，治溲浊不禁③。

包边圆嫩者佳，俗名香菰④。痧痘后、产后、病后忌之。性能动风故也。

【译】香蕈味甘，性平。它能够开胃，能治小便混浊、不能自制。

香蕈以包边、圆且嫩的为好，俗名"香菇"。患痧痘后、妇女产后及病后的人忌食。这是因为香蕈能引动风邪。

蘑菰

甘，凉。味极鲜美，荤素皆宜。开胃化痰，嫩而无砂者胜。多食发风动气，诸病人皆忌之。

【译】蘑菇味甘，性凉。它的味道非常鲜美，荤吃素吃

---

① 肠风：为便血的一种。指因外感得之，血清而色鲜，多在粪前，自大肠气分而来的便血。

② 瘳（chōu）：病愈。

③ 溲浊不禁：小便混浊、不能自制。

④ 菰：同"菇"。

都可以。蘑菇能够开胃、化痰，嫩的、无砂的蘑菇最好。蘑菇吃多了会发风动气，凡是患病的人都要忌食。

鲜蕈

（一名土菌）甘，寒。开胃，蔬中异味。

以寒露时、松花落地所生者无毒最佳。荤素皆宜，病人均忌。

或洗净沥干，以麻油或茶油沸过，入秋油浸收[1]，久藏不坏。设莫辩良毒，切勿轻尝。中其毒者，以地浆金汁解之。

【译】（另一名字叫"土菌"）鲜蕈味甘，性寒。鲜蕈能够开胃，是蔬菜中一种很特殊的口味。

鲜蕈以在寒露时候、松花落地所生长出来没有毒的为最好。鲜蕈荤吃素吃都可以，但是病人都应忌食。

将鲜蕈洗净沥干，用麻油或茶油炸过以后，放入酱油里浸泡收藏，可以久藏不坏。如果不能辨别有毒无毒，千万不要轻易品尝。如果中了毒，就要用地浆金汁来解毒。

茭白

（一名菰笋，一名茭笋）甘，寒。清湿热，利二便，解酒毒，已癞疡[2]，止烦渴热淋[3]，除鼻齄[4]目黄。

---

① 收：这里指聚集、收藏。

② 癞（lài）疡：恶疾和溃疡。

③ 热淋：属淋证症候。以起病急、尿频、尿急、尿道灼热涩痛，伴有寒热、腰痛、小腹拘急胀痛为主要表现。

④ 齄（zhā）：鼻部所生红色小疱粒。

以杭州田种肥大纯白者良。精滑[1]便泻者勿食。

【译】（另一个名字叫"菰笋"，还有一个名字叫"茭笋"）茭白味甘，性寒。它能够清湿热、利二便、解酒毒，能治愈恶疾和溃疡，能解除烦渴和热淋，能除去鼻疮和眼睛的黄色。

茭白以杭州田间种植的、肥大纯白的为最好。有遗精和泻肚的人不要吃它。

茄

（一名落苏）甘，凉。活血止痛，消痈杀虫，已疟（故一名草鳖甲），消肿宽肠，治传尸劳[2]、瘕疝[3]诸病，便滑者忌之。

种类不一，以细长、深紫、嫩而子少者胜。荤素皆宜，亦可腌晒为脯。秋后者微毒，病人勿食。

妇人血黄：老茄竹刀切片，阴干为末，温酒下二钱。

肠风下血：经霜茄子，连蒂烧存性，研，每日空心酒服二钱七。

---

① 精滑：滑精；遗精。

② 传尸劳：病名。一种相互传染而广泛流行的病症。见《圣济总录·骨蒸传尸门》。又名传尸、劳瘵（zhài）、尸注、淹（yè）碟（dié）、复连、骨蒸等。《证治要诀·虚损门》："传尸劳，骨肉相传，甚至灭门，此其五脏中皆有劳虫，古名瘵疾。"症见寒热、盗汗、咳嗽、咯痰、咯血、疲乏、消瘦、饮食减少、泄利、腹部有块、遗精、白浊、经闭等。

③ 瘕（jiǎ）疝：指腹中气郁结块的病。

癀疝^①、胎疝^②：双蒂茄悬房门上，出入视之。茄蔫^③所患亦蔫，茄干亦干矣。又法，双茄悬门上，每日抱儿视之；二三次钉针于上，十余日消矣。

　　磕^④伤青肿：老黄茄极大者，切如指厚，新瓦焙研，温酒服二钱七，卧一宿，了无痕迹。

　　热毒疮肿：生茄一枚，割去二分，去瓤二分，似罐子形，合患处，即消。如已出脓，再用取廖。

　　喉痹^⑤：糟茄或酱茄细嚼，咽汁。

　　乳裂^⑥：老茄裂开者，阴干，烧存性，研，水调涂。

　　【译】（另一个名字叫"落苏"）茄子味甘，性凉。它能够活血止痛、消痈杀虫、治愈疟疾（所以又称为"草鳖甲"）、消肿宽肠，还能治传尸劳、瘕疝等各种病症。所以便滑泄泻的人应当忌食茄子。

---

① 癀（tuí）疝：病症名。见《黄帝内经灵枢·经脉》等篇。指寒邪侵犯肝胃二经，内蓄瘀血而致小腹部拘急作痛，牵引睾丸，或下腹部有包块，内裹脓血。治宜散寒行气化瘀。

② 胎疝：病名。先天性阴囊肿胀症。见《医宗金鉴》卷五十四。该病多因先天发育不良所致。症见婴儿出生后阴囊即见肿大，甚或肿硬疼痛。治宜服十味苍白散、金铃子散之类。严重者应于确诊适于手术治疗者及时行手术治疗。

③ 蔫（niān）：指植物失去水分而萎缩。

④ 磕（kē）：磕碰。

⑤ 喉痹：咽部疼痛或微痛，咽干、咽痒、灼热感、异物感。局部检查，咽部黏膜微红或充血明显，微肿、悬雍垂色红、肿胀，或见咽黏膜肥厚增生、喉底红肿、咽后壁或有颗粒状隆起，或见脓点，或见咽黏膜干燥。喉核肿胀不明显为其特征。

⑥ 乳裂：乳头干裂。

茄子的种类不一样，以细长、深紫色、嫩且子少的为最好。荤吃素吃都可以，也可以腌晒成干。秋后下来的茄子有小毒，患病的人不要吃。

妇女血黄：将老茄子用竹刀切成片，阴干之后碾成末，取二钱用温酒送下。

肠风下血：将霜打过的茄子带蒂烧至仍然存在本性即可，研碎，每天取两钱七分空腹用酒服下。

患癜疝、胎疝：将带双蒂的茄子悬在房门上，出进都要看一看它，等到茄子蔫了，人所患的病也就蔫了；茄子干了，人所患的病也就好了。另一种方法，将两个茄子悬挂在门上，每天抱着患病的儿童去看，把针钉在茄子上两三次，十来天后病就消失了。

磕伤后皮肤青肿：选大的老黄茄子，切得像手指一样厚，在新瓦上慢慢烤干，研成细末，取两钱七分茄末用温酒送下，睡一夜后，就没有丝毫磕伤的痕迹了。

热毒疮肿：将一个生茄子，割去两分，去掉二分瓤子，茄子切成罐子一样，把它扣在患处，症状就消失了。如果患处已经出脓，再用另一个茄子继续治，直到痊愈为止。

患喉痹：将糟茄子或者酱茄子放在嘴里细嚼，将汁咽下去就可以了。

乳头皲裂：将已裂开的老茄子阴干，烧至仍然保存着本性即可，研成末，用水调和后涂到患处。

瓠瓜

（亦作壶卢①，俗作葫卢，一名瓠瓜，俗呼蒲卢）甘，凉。清热，行水，通肠。治五淋，消肿胀。

其嫩叶亦可茹。故《诗》云："幡幡瓠叶，采之烹之"也。种类不一，味甘者嫩时皆可食；苦者名匏瓜，入药用。老则皆可为器②。

【译】（也叫"壶卢"，俗称"葫卢"，另一个名字叫"瓠瓜"，俗称"蒲卢"）葫芦味甘，性凉。它能够清热、行水通肠、治五淋、消肿胀。

葫芦的嫩叶也可以吃。所以《诗经》说："幡幡瓠叶，采之烹之。"葫芦的种类很多、各不相同。味道甜的在嫩的时候就可以吃；味道苦的名叫"匏瓜"，一般作为药用。葫芦老了以后可以做瓢。

冬瓜

（一名白瓜）甘，平。清热，养胃生津，涤秽除烦，消痈行水；治胀满、泻痢、霍乱，解鱼、酒等毒。

诸病不忌，荤素咸宜，惟冷食则滑肠耳。以搭棚所种瓜不著地、皮色纯青、多毛、味纯甘而不酸者良。

诸般渴痢：煮冬瓜食之，并饮其汁。亦治水肿、消暑

---

① 壶卢：葫芦。

② 器：指瓢。

湿①。若孕妇常食，泽胎化毒，令儿无病。与萝葡同功。

发背②：冬瓜截去头，合疮上，瓜烂，截去再合，以愈为度。已溃者合之，亦能渐敛。

练（瓜瓤也）：甘，平。绞汁服，止消渴，治淋解热毒。洗面澡身去䵟黵③，令人白皙。

子（古方所用瓜子皆冬瓜子也）：甘，平。润肺化痰浊，治肠痈④。

皮：甘，平。祛风热，治皮肤浮肿、跌扑诸伤。

叶：清暑，治疟痢泄泻，止渴，疗蜂螫、恶疮。

藤：秋后齐根截断，插瓶中，取汁服，治肺热痰火内痈诸症良。

【译】（另一名字叫"白瓜"）冬瓜味甘，性平。它能够清热、养胃生津、涤秽除烦、消痈行水；还能治胀满、泻痢、霍乱；能解鱼、酒等其他东西的毒。

冬瓜任何病都不忌食，荤吃素吃都可以，只有冷食能使人滑肠。冬瓜以棚里种而不沾地的、皮色纯青的、外表多毛

① 暑湿：暑热挟湿。以胸脘痞闷、心烦、身热、舌苔黄腻为主症。多发生于夏令季节，暑湿俱盛之时，尤以南方为多见。其以发病较急，初起见有身热、头身重病、微汗、口渴、脘痞等暑湿郁遏肌表症候为主要特点。

② 发背：西医病名背痈、背部急性化脓性蜂窝织炎，泛指生于背部的有头疽。

③ 䵟（gǎn）黵（zèng）：病名。相当于现代医学的黄褐斑。出自《太平圣惠方》卷四十七。该病的病因、病机较复杂，多与七情内伤、肝郁气滞、饮食劳倦、妇人经血不调等有关，总以肝、脾、肾功效失调，气血不能上荣于面为主要病机。

④ 肠痈：古时往往称阑尾炎为肠痈。

的、味道纯甘而不发酸的为最好。

治各种渴痢：将冬瓜煮熟后吃掉，再喝下煮冬瓜的汁，有效果。冬瓜也能治水肿和消除暑湿。如果孕妇经常吃，能够润泽胎儿、化解毒素，使孩子不生病。它和萝卜有相同的功用。

治发背：将冬瓜截去头，扣在疮上，瓜烂后，截去烂的部分，再扣到疮上，直到痊愈为止。疮已经溃烂了的，扣上冬瓜，也能使疮慢慢地收敛。

冬瓜瓤：味甘，性平。将瓜瓤绞汁服下，能够止消渴、治淋解热毒。用瓜瓤洗脸、洗澡能够去掉黑色，使人白皙。

冬瓜子（古代药方中所用的瓜子都是冬瓜子）：味甘，性平。能够润肺化痰浊、治疗肠痈。

冬瓜皮：味甘，性平。能够祛风热、治皮肤浮肿和跌打扑伤等病。

冬瓜叶：能清暑、治疟疾泄泻、止渴、治疗蜂蜇，还可以治恶疮。

冬瓜藤：将秋后的冬瓜藤齐根截断，插在瓶子里，取冬瓜藤的汁水服用可以治肺热痰、火内痛等病，效果很好。

丝瓜

（一名天罗）甘，凉。清热解毒，安胎行乳，调营补阳，通络杀虫，理疝消肿，化痰。嫩者为肴，宜荤宜素。老者入药，能补能通、化湿除黄、息风止血。

痘疮不快、初出或未出（多者令少，少者令稀）：老丝瓜近蒂三寸，连皮烧存性，研，沙糖汤调下。

喉痹：丝瓜捣汁灌之。

痈疽不敛：丝瓜捣汁频抹。

酒痢或便血腹痛或肛门患痔：干丝瓜煅存性①，研，酒服二钱。兼治乳汁不通、经阻气痛、腰痛、疝痛、酒积、黄疸等病。

化痰止嗽：丝瓜煅存性研末，枣肉丸弹子大，每一丸酒下。

风热牙疼：丝瓜一条，以盐擦过，煅存性研，频擦。兼治腮肿，水调敷。

小儿浮肿：丝瓜、灯芯、葱白等分，煎浓汁服，并洗。

叶：嫩时可菇。绞汁服，治痧秽、腹痛。性能消暑解毒，挼②贴疔肿甚妙。

虫癣：侵晨采带露丝瓜叶七片，逐片擦七下，忌鸡、鱼发物。

睾丸偏坠：丝瓜叶煅存性三钱、鸡子壳烧灰二钱同研，温酒下。

汤火伤：捣丝瓜叶敷。

【译】（另一个名字叫"天罗"）丝瓜味甘，性凉。能

---

① 煅（duàn）存性：指把药物放在火上烧，或放在耐火器中间接火煅，至质地松脆，不至于因焦煳而失去本性。

② 挼（ruó）：揉搓。

够清热解毒、安胎行乳、调营补阳、通络杀虫、理疝消肿、化痰。嫩丝瓜可以作为菜肴，荤吃素吃都可以。老丝瓜可以入药，能补养身体、疏通经脉、化湿除黄、息风止血。

痘疮不能快速发出来、刚出来或者还没有出来（服用丝瓜可以促其发出，并使出得多的慢慢变少，出得少的慢慢变稀）：将老丝瓜从挨着瓜蒂三寸的地方取下，连皮烧但要存性不要烧焦，研成碎末，用砂糖水服下。

喉痹症：将丝瓜捣成汁灌下。

痈疽后不能收敛：将丝瓜捣成汁频繁地涂抹患处。

酒痢、便血腹痛或者肛门患痔：将干丝瓜煅存性，研成末，取两钱用酒服下。这种方法还可以兼治乳汁不通、经阻气痛、腰痛、疝痛、酒积、黄疸等病症。

化痰止咳：将丝瓜煅存性，研成末，加入枣肉做成丸子，每吃一丸时用酒送下。

风热牙疼：将一条丝瓜用盐擦一遍，煅存性后研成末，再用丝瓜末频繁地擦牙。这种方法也能治腮肿，要用水调好敷在患处。

小儿浮肿：将同等分量的丝瓜、灯芯、葱白，煮成浓汁服下，同时也洗涤患处。

丝瓜叶：嫩的时候可以吃。将叶子绞出汁服下，能够治痧秽和腹痛。它的功用是消暑解毒，将叶子揉搓后贴到患处，治疗疔肿效果最好。

虫癣：在清晨采摘七片带着露水的丝瓜叶子，每一片都分别在患处擦七下，要忌食鸡、鱼等发物。

睾丸偏坠：将三钱煅存性的丝瓜叶、两钱鸡蛋壳烧成的灰一同研细，用温酒送下。

开水或火烫伤：将丝瓜叶子捣烂敷在患处。

苦瓜

（一名锦荔枝）青则苦，寒。涤热，明目清心。可酱可腌。鲜时烧肉，先瀹去苦味。虽盛夏而肉汁能凝，中寒者勿食。

熟则色赤，味甘，性平。养血滋肝，润脾补肾。

【译】（另一名字叫"锦荔枝"）青的苦瓜味苦，性寒。能够清心、涤热、明目。可以酱着吃，也可以腌着吃。新鲜的苦瓜还可以用来烧肉，先泡去苦味再烧。即便是盛夏肉汁也能凝固，脾胃寒凉的人不要吃。

熟透的苦瓜就变成红颜色了，味甘，性平。能够养血滋肝、润脾补肾。

菜瓜

（一名越瓜，一名梢瓜）生食甘，寒。醒酒涤热。糖腌充果，醯①酱为菹，皆可久藏。病目者忌。

【译】（另一个名字叫"越瓜"，还有一个名字叫"梢瓜"）菜瓜生着吃味甘，性寒。它能够醒酒、清心。用糖腌

---

① 醯（xī）：醋。

后可做果脯，用醋和酱腌后可以做腌菜，都能够长期存放。眼睛有病的人要忌食菜瓜。

黄瓜

（一名胡瓜，《随园食单》误作王瓜）生食甘，寒。清热利水。可菹可馔，兼蓏①蔬之用。而发风动热，天行病②后，痔、疟、泻痢、脚气、疮疥、产后痧痘皆忌之。

喉肿眼痛：老黄瓜一条，上开一小孔去瓤，入芒硝③令满，悬阴处。待硝透出，刮下吹点。

杖疮汤火伤：五月五日，掐黄瓜入瓶内，封挂檐下，取水扫④之。

【译】（另一个名字叫"胡瓜"，《随园食单》误作"王瓜"）黄瓜生吃味甘，性寒。能够清热利水。可做腌菜，也可做菜肴，兼有果蔬两种用途。但黄瓜能发风动热，患流行性传染病、痔病、疟疾、泻痢、脚气、疮疥、产后痧痘的人都要忌食黄瓜。

喉咙肿、眼睛痛：将一条老黄瓜的上面开一个小孔，去掉瓜瓤，装满芒硝，悬挂在阴凉地方。等到硝透出来，刮下来吹到喉咙里或点到眼睛里。

杖疮、开水或火烫伤：五月五日端午节的时候，掐下黄

---

① 蓏（luǒ）：指瓜类植物的果实。

② 天行病：古时指季节性传染病。因流行面广而谓"天行"。

③ 芒硝：中药名。为硫酸盐类矿物芒硝族芒硝，经加工精制而成的结晶体。

④ 扫：疑应为"敷"。

瓜放到瓶子里，封严后挂在房檐下面，取水敷到患处。

南瓜

早收者嫩，可充馔。甘，温。耐饥。同羊肉食，则壅气。

晚收者甘，凉。补中益气。蒸食味同番薯①，既可代粮救荒，亦可和粉作饼饵②。蜜渍充果食。凡时病、疳、疟、疸、痢、胀满、脚气、痞闷、产后、痧痘皆忌之。

解亚片毒：生南瓜捣汁频灌。

戒亚片引③：宜用南瓜蒸熟多食，永无后患。

火药伤人：生南瓜捣敷，并治汤火伤。

枪子入肉：南瓜瓤敷之即出。晚收南瓜，浸盐卤中，备用亦良。

胎气不固：南瓜蒂煅存性研，糯米汤下。

虚劳④内热：秋后将南瓜藤齐根剪断，插瓶内取汁服。

【译】早收的南瓜比较嫩，可以制作菜肴。味甘，性温。可充饥。南瓜和羊肉一起吃，会使人气脉阻塞。

晚收的南瓜味甘，性凉。能够补中益气。蒸着吃口味和番薯差不多，既可作为粮食救济灾荒，也可以加入面粉调和

---

① 番薯：也称甘薯、山芋、地瓜等。

② 饼饵：糕饼点心。

③ 引：此处同"瘾"。

④ 虚劳：中医病症名，又称虚损。是由于禀赋薄弱、后天失养及外感内伤等多种原因引起的，以脏腑功效衰退，气血阴阳亏损，日久不复为主要病机，以五脏虚症为主要临床表现的多种慢性虚弱症候的总称。

后做成糕饼点心，用蜂蜜腌渍后还可以充当果物。凡是患了流行性传染病、疳积、疟疾、痈疽、痢疾、胀满、脚气、痞闷、疹痘以及产后的人都要忌食南瓜。

解鸦片之毒：将生南瓜捣成汁不断地灌入病人的口中。

戒鸦片之瘾：将生南瓜蒸熟后食用（经常吃），可永无后患。

被火药伤的人：将生南瓜捣烂敷在伤处，这种方法同时可治被开水或火烫伤。

枪子打入肉中：将南瓜瓤敷于伤处，枪子随即可以取出。晚收的南瓜，浸泡在盐卤里，备用特别好。

怀胎不牢：将南瓜蒂煅存性后研成细末，用糯米汤送下即可。

虚劳内热：到秋后把南瓜藤齐根剪断，插到瓶子里，取汁服用。

芋

煮熟甘，滑。利胎，补虚涤垢。可荤可素，亦可充粮。消渴宜餐，胀满勿食。

生嚼，治绞肠痧。捣涂痈疡初起。丸服散瘰疬，并奏奇功。煮汁洗腻衣，色白如玉。捣叶罨毒箭及蛇虫伤。

【译】煮熟的芋头味甘，性滑。吃芋头对胎儿很有好处，还能够补虚涤垢。芋头可荤吃也可素吃，也可以充当粮食。有消渴病的人适合吃，有胀满病的人忌食。

芋头生嚼，可以治绞肠痧。捣烂后涂在刚刚发起痈疽、溃疡的部位，有效果。团成小丸服用可以化散瘰疬，可得到意想不到的效果。把芋头煮成汁来洗油腻的衣服，能把衣服洗得色白如玉。把芋头的叶子捣烂后覆盖在身上被毒箭射伤、被蛇虫咬伤的部位，有效果。

笋

（竹萌[1]也）甘，凉。舒郁，降浊升滑，开膈消痰。

味冠素食[2]，种类不一。以深泥未出土而肉厚、色白、味重、软嫩、纯甘者良。可入荤肴，亦可盐煮，烘干为腊，久藏致远。

出处甚繁，以天目早园为胜。小儿勿食，恐其阻嚼[3]不细，最难克化[4]也。毛竹笋味尤重，必现掘而肥大、极嫩、堕地即碎者佳。荤素皆宜，但能发病。诸病后、产后均忌之。

闽人[5]造为漉[6]笋，以货[7]远方，极嫩者胜。煮去劣味，始可入馔。产处州[8]者较优。惟山中盛夏之鞭笋、严寒之冬

① 竹萌：刚刚长出的竹子嫩芽。

② 味冠素食：味道是素食之冠。

③ 阻嚼：咀嚼。

④ 克化：消化。

⑤ 闽人：福建人。

⑥ 漉（lù）：使水慢慢地渗出。

⑦ 货：此处为卖的意思。

⑧ 处州：古代州名，今浙江丽水、缙云、青龙泉等地。

笋，味虽鲜美，与病无妨。

【译】（是竹子刚长出的尖）竹笋味甘，性凉。它能够舒郁、降浊升滑、开膈消痰。

竹笋的味道是素食之冠。笋的种类也很多。以在深泥中没有出土而肉厚、色白、味重、又软又嫩、纯甜味的笋为最好。笋可以做荤菜，也可用盐煮后，烘干成笋干，可以存放很长时间或带到很远的地方送给亲朋好友。

出产竹笋的地方很多，以天目早园产的为最好。小孩儿不要吃笋，担心他们咀嚼不细，很难消化。毛竹笋味道很重，吃的时候必须现挖肥大的、极嫩的，以落到地上能破碎的为最好。荤吃素吃都可以，但能引发人的旧病。患任何病以后及妇女产后都应当忌食竹笋。

福建人做的漉笋，卖到远方去，以极嫩的为好。先要煮去岁味，才可以做菜。处州出产的竹笋比较好。只有在山中盛夏出产的鞭笋、严寒季节的冬笋，味道都很鲜美，而且对病没有什么妨碍。

豆腐

（一名菽乳）甘，凉。清热润燥，生津解毒，补中宽肠，降浊。处处能造，贫富攸①宜，洵素食中广大教主也。亦可入荤馔，冬月冻透者味尤美。

以青、黄大豆清泉细磨，生榨取浆，入锅点成后，嫩而

---

① 攸：助词，无意义。

活者胜。

其浆煮熟，未点者为腐浆^①，清肺补胃，润燥化痰。

面凝结之衣，揭起晾干为腐皮。充饥入馔，最宜老人。

点成不压则尤嫩，为腐花，亦曰腐脑。

榨干所造者，有千层，亦名百叶。

有腐干，皆为常肴，可荤可素。而腐干坚者，甚难消化，小儿及老弱病后，皆不宜食。芦菔能消其积。

由腐干而再造为腐乳，陈久愈佳，最宜病人。其用皂矾^②者，名青腐乳，亦曰臭腐乳。疳膨、黄病、便泻者宜之。

生榨腐渣，炒食，名雪花菜。熟榨者，仅堪饲猪。

豆腐泔水，浣衣^③去垢。一味熬成膏，治臁^④疮甚效。

休息久痢：醋煎豆腐食。

杖^⑤后青肿：切豆腐片贴之，频易。或以烧酒煮贴，色红即易，不红乃已。

解盐卤毒：熟豆腐浆灌之。

【译】（另一个名字叫"菽乳"）豆腐味甘，性凉。能够清热润燥、生津解毒、补中宽肠，降浊。什么地方都能做，穷人富人都可以食用，真是素食中的广大教主（最好

---

① 腐浆：今称"豆浆"。

② 皂矾：绿矾、青矾。煅红者名绛矾或矾红。气味为酸性，有毒。

③ 浣（huàn）衣：洗衣服。

④ 臁（lián）：指小腿的两侧。

⑤ 杖：泛指棍棒。

的）啊！也可以做成荤菜，冬天冻透的豆腐味道尤其鲜美。

将青、黄大豆，用清泉水细细地磨出来，榨取豆浆，入锅点成豆腐，又嫩又软的为最好。

豆浆煮熟以后，没有点的就是"腐浆"。腐浆能够清肺补胃、润燥化痰。

而凝结起来的皮子，揭起晾干后就是"豆腐皮"。充饥、做菜都可以，最适合老人食用。

豆浆点成而没有压的、特别嫩的，就是"腐花"，也叫"豆腐脑"。

榨干了水分做出来的，有很多层，也叫"百叶"。

还能做成豆腐干，都是居家常吃的食材，可荤吃也可素吃。豆腐又干又坚硬的，很难消化，儿童、老、弱和病后初愈的人，都不适合吃。萝卜能够消化豆腐的积食。

由豆腐干又做成的豆腐乳，放的时间越长越好，最适合病人食用。用皂矾做的豆腐乳，名叫"青腐乳"，也叫"臭腐乳"，患了痞膨、黄病和腹泻的人最适合吃。

生豆子榨浆后滤出的豆腐渣，可以炒着吃，名叫"雪花菜"。熟豆子榨浆后，滤出的渣子只能喂猪。

豆腐泔水，可以洗掉衣服上的污垢。把豆腐泔水熬成膏，可以治小腿两侧长的疮，很有效果。

长期患痢疾：用醋煮豆腐吃，有效果。

被棍棒打得青肿的：将豆腐切成片贴于患处，要常换。

或者用烧酒将豆腐煮过，切片贴到患处，豆腐如果变红就更换，直到豆腐不再变红就可以了（也就是说病好了）。

解盐卤之毒：将熟豆腐浆给病人灌下去（可以解毒）。

果食类

梅

酸，温。生时宜蘸盐食。温胆生津，孕妇多嗜之。以小满前肥脆而不带苦者佳。

食梅齿齼①，嚼胡桃肉解之。多食损齿，生痰助热。凡痰嗽疳膨、痞积胀满、外感未清，女子天癸未行及妇女汛期前后、产后、痧痘后并忌之。青者盐腌曝干为白梅，亦可蜜渍糖收法制，以充方物②。半黄者烟熏为乌梅，入药及染色用之。极热③者榨汁，晒收为梅酱。古人用以调馔。故《书》④曰：若作和羹，尔惟盐梅也（汛，音信）。

喉痹、乳蛾⑤：青梅二十枚、盐十二两，腌五日。取梅汁，入明矾（三两）、桔梗、白芷、防风（各二两）、牙皂（三十条，俱研细末）拌汁，和梅入瓶收之。每用一枚噙咽。凡中风痰厥⑥、牙关不开，以此擦之，亦妙。

---

① 齼（chǔ）：牙齿接触酸味的感觉。

② 方物：土特产。

③ 热：疑应为"熟"。

④ 《书》：指《尚书》。

⑤ 乳蛾：以咽喉两侧喉核（即腭扁桃体）红肿疼痛，形似乳头，状如蚕蛾为主要症状的喉病。发生于一侧的称"单乳蛾"，双侧的称"双乳蛾"。

⑥ 痰厥：中医病症名。指因痰盛气闭而引起四肢厥冷，甚至昏厥的病症。有慢性支气管炎、支气管哮喘、肺气肿等慢性病的老年患者，经常动不动就猛烈咳嗽一番，导致有时意识短暂丧失，甚至发生晕厥跌倒的现象。按中医理论来说，这是痰气上逆所致，故称之为"痰厥"。

梅核膈气：半黄梅子，每个用盐一两，腌一日夜，晒干；又浸又晒，至水尽乃止。用青钱三个夹二梅，麻线缚定，通装瓷罐内，封埋土中，百日取出。每用一枚含之，咽汁入喉，立愈。

刺在肉中：白梅肉嚼敷，亦治刀箭伤出血。

乳痈肿毒：白梅煅存性，研，入轻粉少许，麻油和围。初起、已溃皆可用。

诸疮努肉①：乌梅肉烧存性，研，敷。

久崩久痢，便血日久：乌梅烧存性，研，米饮下二钱。

羿虫②上行，羿结腹痛：乌梅煎汤饮。

指头肿痛：乌梅肉和鱼鲜捣封。

梅花：半开时收藏，或蜜渍、或点茶、或蒸露、或熬粥，均妙。以绿萼白梅为佳。入药舒肝解郁、清火稀痘。

梅叶：解水毒。洗葛衣③，则去霉点而不脆。

【译】梅子味酸，性温。生的时候适宜蘸盐吃。它能够温胆生津，孕妇都喜欢吃。以小满前肥脆而不带苦味的梅子为最好。

吃梅子牙齿发酸，咀嚼一些胡桃肉就可化解。梅子吃多了会损坏牙齿，而且生痰助热。凡是痰嗽、疖膨、痞积、胀满，外感未清，女孩子还没有来月经和妇女经前、经后、

① 努肉：病名，指肌肉隆起凸出。

② 羿（yí）虫：蛔虫。

③ 葛衣：用葛制的布衣。葛，植物名。

生产之后以及患疹痘的人都要忌食梅子。青的梅子可用盐腌后晒干成为白梅，也可以用蜜渍糖收的方法制作，来作为一种土特产。颜色半黄的梅子可以用烟熏成乌梅，能够入药和作为染色的原料。很熟的梅子可以榨汁。把梅子晒后收起来做成梅子酱，古人常用这种酱作为调料调和菜肴。所以《尚书》说：如果用来作为调和羹汤的调料，只有盐梅了（汛，音信）。

喉痹、乳蛾：将二十枚青梅、十二两盐，腌五天。取出梅汁，加入三两明矾，桔梗、白芷、防风各二两，三十条牙皂，一并研成末后拌匀，再和梅子一起放到瓶子里收存起来。每次可以取一枚噙到嘴里，慢慢地咽下口中汁液。凡是中风痰厥、牙关不开的，可以用梅子擦牙，效果很好。

梅核膈气：将半黄的梅子，每一个用一两盐，腌一天一夜，晒干；再浸再晒，直到水尽为止。用三枚青钱夹住两个梅子，再用麻线绑住，都装入瓷罐里，封埋在土中，一百天后再取出来。每次取一枚含在嘴里，把口中汁液咽入喉咙里，立刻就能痊愈。

刺扎到肉里：将白梅肉嚼烂敷到患处，这种方法也治刀箭伤、出血等病患。

乳痈肿毒：将白梅煅存性，研为细末，加入少许轻粉，用麻油调和后围在患处。病刚刚发起或已经溃烂的都可以用这种方法治疗。

各种疮疖和努肉：将乌梅肉烧后存性，研成末，敷在患处。

久崩久痢和长期便血：乌梅烧后存性，研成末，取两钱用米汤服下。

蛔虫上行或在腹中聚集而使人腹痛：将乌梅煮汤后服用可治疗。

指头肿痛：将乌梅肉和鱼鲜捣碎，封于患处。

梅花：摘取半开梅花收藏起来，或者用蜜渍，或者泡茶，或者蒸露，或者熬粥，都很好。以绿色的萼、白色的梅子为最好，入药后能够舒肝解郁、清火稀痘。

梅叶：梅叶能解水毒。用来洗葛衣，能够去霉且点葛不会变脆。

杏

甘、酸，温。须俟熟透食之，润肺生津，以大而甜者胜。多食生痰热、动宿疾。产妇、小儿、病人尤忌之。亦可糖腌蜜渍，收藏致远，以充方物。其核中仁味苦入药，不堪食。

阴疮烂痛：杏仁烧黑，研膏，敷。

阴户虫痒：杏仁烧存性，研烂，绵裹，纳入。

肛𧌫[①]痒痛：杏仁杵膏，频敷。

小儿脐烂成风：杏仁去皮，研，敷。

---

① 𧌫（nì）：小虫。

箭镝①在咽或刀刃在咽膈诸隐处：杵杏仁，敷。

杏叶煎汤，洗服②癣良。

【译】杏味甘、酸，性温。必须等到杏熟透了才能吃，能够润肺生津。以又大又甜的杏为最好。但杏吃多了会引起痰热、引发久治不愈的老病。产妇、儿童、病人尤其应该忌食杏。杏也可以用糖腌蜜渍，收藏起来作为土特产送给远方的亲朋。杏核中的杏仁味苦且可以入药，不能食用。

阴部长疮且烂了发痛：将杏烧黑且存本性，研成膏，敷于患处。

阴户虫痒：将杏仁烧后且存本性，研烂，用棉花裹住放进去，有效果。

肛门小虫造成痒痛：将杏仁捣成膏，频繁地敷于患处，有效果。

小孩子肚脐烂了造成风邪：将杏仁去掉皮，研细，敷于患处，有效果。

箭头中于咽喉或有刀刃之伤在咽膈等比较隐蔽的地方：将杏仁捣细，敷于伤处。

杏树的叶子煮汤，洗腿上的癣，有效果。

---

① 镝（dí）：箭头。

② 服：疑为"腿"之误，似不当作"眼"。

叭哒杏[1]

甘，凉。润肺，补液濡[2]枯。

仁味甘，平。补肺润燥，止嗽下气，养胃化痰。阔扁尖弯如鹦哥嘴者良。去衣，或生，或炒，亦可作酥酪。双仁者有毒，勿用。寒湿痰饮[3]、脾虚肠滑者忌食。

【译】巴旦杏味甘，性凉。能够润肺、补液濡枯。

巴旦杏的果仁味甘，性平。能够补肺润燥、止咳下气、养胃化痰。果仁以宽、扁、尖、弯像鹦哥嘴的那一种为最好。食用时先去掉它的外衣，或者生吃，或者炒熟，也可用来做酥酪。双仁的有毒，不能食用。患寒湿痰饮、脾虚肠滑的人应当忌食巴旦杏的果仁。

桃

甘、酸，温。熟透啖之，补心活血、解渴充饥，以晚熟大而甘鲜者胜。多食生热、发痈疮、疟痢、虫痔诸患。可作脯，制酱造醋。

凡食桃不消：即以桃枭[4]烧灰，白汤下二钱，吐出即

---

① 叭哒杏：系伊朗文的音译，即巴旦杏，又名"扁桃"。

② 濡（rú）：润泽。

③ 痰饮：痰和饮都是津液代谢障碍所形成的病理产物。一般以较稠浊的称为痰，清稀的称为饮。痰不仅是指咳吐出来有形可见的痰液，还包括瘰疬、痰核和停滞在脏腑经络等组织中的痰液，临床上可通过其所表现的症候来确定，这种痰称为"无形之痰"。饮，即水液停留于人体局部者，因其所停留的部位及症状不同而有不同的名称。

④ 桃枭（xiāo）：经冬尚未离枝之桃实。

愈。另有一种水蜜桃，熟时吸食，味如甘露，生津涤热，洵是仙桃！北产者良，深州①最胜。太仓、上海亦产，较逊。

桃枭（桃实在树，经冬不落，正月采收，中实②者佳）：煎汤服，止盗汗，已痁疟③。

桃仁：治产后阴肿（炒，研，敷）、妇人阴疮（杵烂，绵裹，塞）。

【译】桃味甘、酸，性温。吃熟透了的桃，能够补心活血、解渴充饥。以晚熟、大而甜鲜的为最好。吃多了会生热、引发痈疮、疟疾、痢疾和虫痔等各种疾病。桃可以做成桃脯，也可以制成桃酱和醋。

凡是吃了桃不消化的：将桃枭烧成灰，取两钱用白开水送下，吐出桃子就好了。另外有一种桃叫"水蜜桃"，熟的时候吸食，味道就像甘露一样，能够生津涤热，真是仙桃啊！北方出产的好，以深州出产的为最好。太仓、上海也出产，但要差一些。

桃枭（桃实在树上，经过冬天后都没有落下来，到正月的时候采收，里面坚实的最好）：煮汤服用，能够止盗汗和治疟疾。

桃仁：能够治产后阴肿（将桃仁炒过，研末，敷于患处）、妇人阴疮（将桃仁捣烂，用棉花裹好，塞入阴部）。

① 深州：古州名。在今河北深州、安平、饶阳、辛集一带。

② 中实：里面坚实。

③ 痁（shān）疟：疟疾。

李

（一名嘉庆子）甘、酸，凉。熟透食之，清肝涤热、活血生津。惟檇李①为胜，而不能多得。不论何种，以甘、鲜、无酸苦之味者佳。多食生痰助湿②、□□□痢③，脾弱者尤忌之。亦可盐曝糖收④，蜜渍为脯。

【译】（另一个名字叫"嘉庆子"）李子味甘、酸，性凉。吃熟透了的李子，能够清肝涤热、活血生津。唯有檇李的李子最好，但不能多得。不论哪一种李子，都以甘、鲜、没有酸苦之味的为好。李子吃多了生痰助湿、□□□痢，脾弱的人尤其要忌食。也可将李子用盐腌渍过晒干后，加入糖拌匀后收藏，再用蜜渍做成李脯。

柰⑤

南产实小，名林檎，一名来禽，一名花红。其青时体松不涩者，一名棯⑥果。甘、酸，温。下气生津，和中止泻。瀹汤代茗，味极清芬。均以大者胜。多食涩脉滞气、发热生痰。北产实大肌⑦，名频婆，俗呼苹果。甘，凉，轻软，别

---

① 檇（zuì）李：古地名。在今浙江嘉兴西南。

② 湿：湿邪。

③ □□□痢：此处原文有遗漏。

④ 盐曝糖收：用盐腌渍过晒干后，加入糖拌匀后收藏。

⑤ 柰（nài）：果木名。俗名花红、沙果。

⑥ 棯（shā）：似苹果而小。

⑦ 肌（guā）：这里形容大。

有色香；润肺悦心，生津开胃；耐饥醒酒，辟谷救荒。洵果
中仙品也。

【译】柰是南方出产的且果实小，名字叫"林檎"，另
一个名字叫"来禽"，还有一个名字叫"花红"。青的时候
不硬且口味不涩的，又叫"柒果"。柒果味甘、酸，性温。
能够下气生津、和中止泻。可以用它来煮汤代替茗茶饮用，
味道极为清新芬芳。都以大的为好。柰吃多了会涩脉滞气、
发热生痰。北方产的果实很大，名叫"频婆"，俗称"苹
果"。苹果味甘，性凉，轻软，别有颜色和香味；能够润肺
悦心、生津开胃；还能够耐饥、醒酒、辟谷、救荒。真是果
中的仙品啊！

栗

甘，平。补肾益气，厚肠止泻，耐饥，最利腰脚。解羊
肉毒，辟谷济荒。生熟皆佳，点肴并用。嫩时嚼之，作桂花
者。老者风干，则甜而嫩。同橄榄食，风味尤美。以钱增[1]
产者良。风食均须细嚼，连液吞咽，则有益。若顿食至饱，

---

[1] 钱增：疑为"钱塘"之误。

反壅气伤脾。其外感未去，痞满①疳积②、疟痢、瘰疬、产后、小儿、病人、不饥、便秘者，并忌之。以生极难化，熟最滞气也。

【译】栗子味甘，性平。能够补肾益气、厚肠止泻、耐饥饿、有利于腰和脚。还能解羊肉之毒，在灾年时有栗子吃，可不食五谷以济灾荒。生吃和熟吃都很好，做点心、菜肴都可以。嫩的时候，放在嘴里咀嚼，有桂花的香味。老了之后风干，又甜又嫩。和橄榄一起吃，风味特别好。以钱塘产的为最好。风干的栗子，吃的时候必须细嚼，连同津液一起吞咽，对身体就有好处。如果一顿就把栗子吃饱，（对身体不但没有好处）反而导致壅气伤脾。那些外感还没有痊愈、痞满、疳积、疟疾、瘰疬、妇女产后、儿童、病人和不饿及便秘的人，都要忌食栗子。因为生栗子极难消化，熟栗子又最能使人滞气。

枣

鲜者甘，凉。利肠胃，助湿热。多食患胀泻，热渴，最不益人。小儿尤忌。

---

① 痞满：由表邪内陷，饮食不节，痰湿阻滞，情志失调，脾胃虚弱等导致脾胃功效失调，升降失司，胃气壅塞而成的以胸脘痞塞满闷不舒，按之柔软，压之不痛，视之无胀大之形为主要临床特征的一种脾胃病症。

② 疳积：以神萎、面黄肌瘦、毛发焦枯、肚大筋露、纳呆便溏为主要表现的儿科病症。多见于1～5岁儿童。 疳积多因饮食不节，乳食喂养不当，损伤脾胃，运化失职，营养不足，气血精微不能濡养脏腑；或因慢性腹泻、慢性痢疾、肠道寄生虫等病，经久不愈，损伤脾胃等引起。

干者甘，温。补脾养胃，滋营充液，润肺安神，食之耐饥。亦可浸酒，取瓤作馅，荤素皆宜。杀乌头附子、天雄、川椒毒。卧时口含一枚，可解闷香①。以北产大而坚实肉厚者，补力最胜，名胶枣。亦曰黑大枣。色赤者名红枣，气香味较清醇，开胃养心，醒脾补血。亦以大而坚实者胜。可取瓤和粉，作糕饵。焚之辟邪秽。歉岁均可充粮。义乌所产为南枣，功力远逊，仅供食品。徽人②所制蜜枣，尤为腻滞。多食皆能生虫、助热、损齿生痰。凡小儿、产后及温热暑湿诸病前后、黄疸肿胀、疳积痰滞，并忌之。

【译】鲜枣味甘，性凉。能够利肠胃、助湿热。吃多了会患腹泻并感到热渴，对人身体最不好。儿童要忌食。

干枣味甘，性温，能够补脾养胃、滋补营气、补充津液、润肺安神，吃后使人感到不饥饿。也可以泡酒，用枣瓤子做馅，荤吃素吃都可以。还可以杀灭乌头附子、天雄、川椒之毒。睡觉时口里含上一枚，可以解闷香。以北方出产的个大、坚实、肉厚的枣，补力最强，名字叫"胶枣"，也叫"黑大枣"。颜色红的名叫"红枣"，气香味清醇，能够开胃养心、醒脾补血。也以个大、坚实的为好。可以将枣瓤、面粉和面，做成糕饼。烧枣还可以辟邪除秽。歉收之年都可以充当粮食。浙江义乌所出产的枣称

---

① 闷香：燃烧起来使人闻了昏迷的一种麻醉药香。

② 徽人：指安徽徽州人。

为南枣，功力远远比不上北枣，只能作为食品。安徽徽州人做的蜜枣特别腻滞。枣吃多了都会生虫、助热、损牙、生痰。凡是儿童、产妇和温热湿暑各种病症、黄疸肿胀、疳积痰滞的人，都应当忌食枣。

梨

甘，凉。润肺清胃，凉心涤热，息风化痰已嗽，养阴濡①燥，散结通肠，消痈疽，止烦渴。解丹石烟煤炙煿②、膏粱、曲蘖③诸毒。治中风不语、痰热惊狂、温暑等疴，并绞汁服。名天生甘露饮。以皮薄心小、肉细无渣、略无酸味者良，北产尤佳。切片贴汤火伤，止痛不烂，中虚寒泻，乳妇、金疮④忌之。新产及病后，须蒸熟食之。芦菔相间收藏则不烂。可捣汁熬膏，亦可酱食。

【译】梨味甘，性凉。能够润肺清胃、凉心涤热、息风化痰、止咳、养阴濡燥、散结通肠、消除痈疽、制止烦渴。并且能解丹石、烟煤、烤爆、膏粱、酒曲等所中的毒。还能治中风不语、痰热惊狂、温暑等病症，都要绞出汁来服用。梨又被称为"天生甘露饮"。梨以皮薄心小、肉细无渣、没有酸味的为最好，北方出产的尤其好。将梨切成片贴在被开水或火烫伤的地方，能够止痛，使皮肉不会溃烂。中虚寒

---

① 濡（rú）：沾湿，润泽。

② 煿（bó）：同"爆"。

③ 曲蘖：酒曲。

④ 金疮：金伤。中医指被刀枪等金属器械造成的伤口。

泻的人、哺乳的妇女和被刀枪等金属器械所伤的人都应当忌食。刚生产的妇女和病后初愈的人，必须蒸熟吃。梨和萝卜相间收藏就不会腐烂。梨还可以捣汁熬成膏，也可以做成梨酱食用。

木瓜

酸，平。调气和胃，养肝，消胀舒筋，息风去湿。蜜渍酒浸，多食患淋，以酸收太过也。专治转筋，能健腰脚，故老人宜佩也。

脚气筋挛：以木瓜切片，囊盛，日践踏之。

霍乱转筋：木瓜一两煎服，仍煎汤浸青布，裹其足。

辟臭虫：木瓜片铺席下。

反花痔①：木瓜末，鳝鱼身上涎，调涂。

霉疮结毒：木瓜一味研末，水法丸，日以土茯苓汤下三钱。

【译】木瓜味酸，性平。能够调气和胃、养肝、消胀舒筋、息风去湿。木瓜可以用蜜渍、酒浸，但吃多了会使人患上淋症，因为木瓜酸收敛得太厉害。木瓜能专治转筋、强健腰和脚，适合老年人经常佩带在身上。

患了脚气筋挛：将木瓜切成片，用袋子装好，每天用脚践踏，有疗效。

霍乱转筋：将木瓜一两煮后服用，再用煮好的汤浸湿青

---

① 反花痔：内痔疮的一种，指其经久翻出肛外，表面不平滑，形如翻花，故名。

布，裹住病人的脚，有疗效。

辟除臭虫：将木瓜片铺在席的下面。

反花痔：将木瓜末，用鳝鱼身上的黏液调和后，涂于患处，有疗效。

霉疮结毒：将木瓜研成末，用水调和团成丸子，每天取三钱用土茯苓汤服下。

柿

鲜柿甘，寒。养肺胃之阴，宜于火燥津枯之体。以大而无核、熟透不涩者良。或采青柿，以石灰水浸过，则涩味尽去削皮啖之，甘脆如梨，名曰绿柿。凡中气虚寒、痰湿内盛、外感风寒、胸腹痞闷、产后、病后、泻痢、疟疝、痧痘后皆忌之。不可与蟹同食。

干柿甘，平。健脾补胃，润肺涩肠，止血充饥，杀疳，疗痔，治反胃，已肠风，老稚咸宜，果中圣品。以北产无核者胜，惟太柔腴[1]，不甚藏久。柿饼柿花，功用相似，体坚耐久，并可充粮。

反胃便泻：并以柿饼饭上蒸熟，日日同饭嚼食，能不饮水更妙。凡小儿初食饭时，亦如此嚼喂甚良。

产后嗽逆，气乱心烦：柿饼碎切煮汁饮。

痰嗽带血：大柿饼饭上蒸熟，每用一枚。批开，糁[2]真

---

① 柔腴：指软而肥美。

② 糁（sǎn）：散粒。

青黛①一钱，卧时食之，薄荷汤下。

痘疮入目：柿饼日日食之。

解桐油银黝毒：多痢血淋②。柿饼细切，同秔米煮粥食。

柿霜乃柿之精液：甘，凉。清肺，治吐血、咯血、劳嗽、上消、咽喉口舌诸病甚良。

柿蒂：下气，治欬逆③噎④哕⑤，气冲不纳之症。

柿漆。另一种小柿。虽熟而色不赤，名曰椑柿⑥，亦曰漆柿。须于上暑前，柿未生核时，采而捣烂，其汁如漆。可以染罾⑦葛、造扇，盖性能却水也。亦可生啖，性尤冷利。

【译】鲜柿子味甘，性寒。能够养肺胃之阴，适和火燥津枯的身体。以个大、无核、熟透而不涩的为最好。或者采摘青柿子，用石灰水浸泡，涩味就完全消失了，再削皮食用，又甜又脆像梨一样，名叫"绿柿"。凡是中气虚寒、痰湿内盛、外感风寒、胸腹痞闷的人和产妇、刚刚痊愈的病人

---

① 青黛：中药名。也称靛花、马蓝、木蓝、蓼蓝、菘蓝等。茎、叶经传统工艺加工制成的粉末状物，性寒，味咸，功效清热泻火、凉血解毒，主治热毒发斑、吐血等症；外敷治疮疡、痄（zhà）腮。

② 血淋：病名。淋证以尿血或尿中夹血为主要症候者。

③ 欬（kài）逆：咳喘气逆。

④ 噎（yē）：食物塞住了嗓子。

⑤ 哕（yuě）：呕吐，气逆。

⑥ 椑（bēi）柿：指柿子的一种。果实小，色青黑，可制柿漆。椑柿别名漆柿、绿柿、花柿。味甘，寒，涩，无毒。

⑦ 罾（zēng）：古代一种用木棍或竹竿做支架的方形渔网。

以及泻痢、疟疾、瘀痘等病的患者都应当忌食柿子。柿子不能和螃蟹一块儿吃。

干柿子味甘，性平。能够健脾补胃、润肺涩肠、止血充饥，去除痹积、治疗痔疮、治疗反胃、治好肠风，老幼都适宜食用，是水果中的圣品。以北方出产的没有核的干柿为最好。只是太柔软，不适于保存很长时间。柿饼和柿花，功用相似，因为质地比较坚韧，所以可以长期存放，并且可以充当粮食。

反胃腹泻：将柿饼在饭上蒸熟，每天与饭一并嚼食，不喝水效果更好。幼儿刚刚学会吃饭的时候，这样嚼喂，效果也很好。

产妇产后嗽逆，气乱心烦：将柿饼切碎煮水喝，有效果。

痰嗽带血：将大柿饼放在饭上蒸熟，每次食用一枚。从中间分开，加入一钱散真青黛，睡觉前用薄荷汤一并送下。

痘疮进入眼睛：天天食用柿饼可以消除。

解桐油银黝之毒：多吃柿饼有利于热痹血淋的人。把柿饼切得很细，同粳米一并煮粥食用。

柿霜是柿子的精华液汁结成的白霜：味甘，性凉。能够清肺，治吐血、咯血、劳咳、上消和咽喉口舌各种病症，有疗效。

柿蒂：能够下气，治疗咳逆、噎哕和气冲不纳之症。

柿漆：是另一种小柿子。这种柿子虽然已经成熟但颜色不红，名叫"椑柿"，也叫"漆柿"。必须在小暑前，柿子还没有长核的时候，采摘下来，捣烂，它的汁子像漆一样，可以染渔网、造扇子，因为它有防水的性能。也可以生吃，但它性冷。

石榴

甘、酸，温，涩。解渴析酲，多食损肺伤齿、助火生痰，最不益人。但供观美而已，皮可染皂①。

中蛊毒②：石榴皮煎浓饮。

腿肚生疮，初起如粟，搔之渐开，黄水浸淫，痒痛溃烂，逐致绕胫③而成锢疾：酸榴皮煎浓汁，冷定频扫。

花：治吐血。研末吹鼻，止衄血，亦敷金疮出血，以千叶大红者良。按诸花忌浇热水，惟此花可以烈日中灌溉，并宜以荤浊热汤浇之，则益茂，但勿著咸味耳。正月二十日分枝，则当年即花。物性之难测如此，余幼时见业师王煨中先生善养此花，而人罕知其法，故附识以传于世。

【译】石榴味甘、酸，性温，涩。能够解渴醒酒，但吃多了会损肺伤齿、助火生痰，对人最没有好处，只能供人欣赏。石榴皮可以把东西染成黑色。

中了蛊毒：将石榴皮煮成浓汁饮用。

---

① 皂：黑色。

② 蛊（gǔ）毒：指以神秘方式配制的巫化了的毒物。

③ 胫：指小的小腿。

腿肚生疮，刚起来时像粟米一样大，搔了以后慢慢散开，里面黄水浸淫，又痒又痛，乃至溃烂，使疮绕小腿生了一圈，成为久治不愈的顽症：治这种病，将酸石榴皮煮成浓汁，浓汁凉后，频繁地涂抹患处。

石榴花：可以治吐血。把花研成末吸到鼻子里，能够止住鼻血，也可以敷金疮出血，以叶多、大红色的为最好。一般来说，各种花都忌讳在烈日下浇水，只有这种花可以在烈日的暴晒下灌溉，并且还适宜于用荤浊的热水浇灌，花长得更加茂盛，但不能见咸味。石榴花要在正月二十日分枝，当年就能开花。物性的变化难测就是这样。我小时候见我的老师王烺中先生善于种养这种花，一般人很少知道他的方法，所以我附记在这里，能让后人了解更多。

橘

甘，平。润肺析酲，解渴。闽产者，名福橘。黄岩所产，皮薄色黄者，名蜜橘。俱无酸味而少核，皆为佳品。然多食生痰聚饮，风寒咳嗽及有痰饮者勿食。味酸者恋膈滞肺，尤不益人。并可糖腌作脯，名曰橘饼，以其连皮造成。故甘、辛而温，和中开膈，温肺散寒，治嗽化痰，醒酒消食。

橘皮：解鱼、蟹毒，化痰下气，治咳逆，呕哕噫①噎胀闷，霍乱痧疟，泻痢便秘，脚气诸病，皆效。去白者名橘

---

① 噫（yī）：感叹声犹"唉"。

红，陈久愈良。福橘皮为胜，或瀹茗时入一片，亦妙。惟化州^①无橘，俗尚化州橘红，其色不红，皆柚皮也。

产后溺闭不通：橘红二钱为末，空心温酒。

乳吹^②：橘皮一两、甘草一钱，水煎服。

鱼骨鲠：橘皮常含咽汁。

嵌甲痛不能行：橘皮煎浓汤，浸良久，甲肉自离，轻手剪去，以虎骨末敷之。

橘核：治疝气、乳痈。

橘叶：消痈肿，治乳癖^③。

【译】橘子味甘，性平。能够醒酒、解渴。福建出产的，名叫"福橘"。黄岩所出产的，皮薄而色黄的，名叫"蜜橘"。这些橘子没有酸味而且核少，都是佳品。但橘子吃多了会生痰聚饮，有风寒咳嗽、痰饮的人不要吃橘子。味酸的橘子恋膈滞肺，对人身体很不好。橘子可以用糖腌制做成果脯，名叫"橘饼"。因为它是连皮做成的，所以味甘、辛而性温，能够和中开膈、温肺散寒、治咳化痰、醒酒消食。

橘皮：能够解鱼、蟹之毒，也能化痰下气，治疗咳逆、呕哕噫噎、胀闷、霍乱痧疟、泻痢便秘和脚气等各种病症，

---

① 化州：古县名，今广东化州县一带。

② 乳吹："乳痈"的别称。

③ 乳癖：疾病。乳腺组织的良性增生性疾病。相当于西医的乳腺增生病。

都很有效。橘皮去白的名叫"橘红"，放的时间越长越好。以福州的橘皮为最好，可以泡茶时加入一片，也很妙。只有化州没有橘子，一般所说的化州橘红，它颜色并不红，是柚子皮做的。

产妇产后小便不通：将两钱橘红研为粉末，空腹用温酒送下。

乳痈：将一两橘皮、一钱甘草，用水煮后服下。

鱼骨头鲠住了喉咙：将橘皮含在口里，不断地咽下汁液，有效果。

脚上的指甲嵌入肉里不能行走：将橘皮煮成浓汤，把脚浸泡于其中，时间长一些，指甲和肉自然就分离开来，轻轻地用剪刀剪去，再用虎骨末敷在上面就可以了。

橘核：可治疝气和乳痈。

橘树的叶子：可消除痈肿、治疗乳癖。

金橘

（广州志名夏橘，《上林赋》①曰：卢橘）甘，温。醒脾下气，辟秽，化痰止渴，消食解醒。其美在皮，以黄岩所产，形大而圆，皮肉皆甘。而少核者胜，一名金蛋。亦可糖腌压饼。

----

① 《上林赋》：《子虚赋》的姊妹篇，是汉赋大家司马相如的代表作品。作品描绘了上林苑宏大的规模，进而描写天子率众臣在上林狩猎的场面。作者在赋中倾注了昂扬的气势，构造了具有恢宏巨丽之美的文学意象。此赋是表现盛世王朝气象的第一篇鸿文。

【译】（广州志称为"夏橘"，《上林赋》中称为"卢橘"。）金橘味甘，性温。能够醒脾下气、辟除污秽、化痰止渴、消食解酒。金橘最美的地方在它的皮上，黄岩出产的又大又圆，皮肉都很甜。金橘核少的为最好，还有一个名字叫"金蛋"。金橘也可以用糖腌制压成橘饼。

橙皮

甘，辛。利膈辟恶，化痰消食，析酲，止呕醒胃，杀鱼蟹毒。可以为菹，可以伴齑①，可以为酱。糖制宜馅，蜜制成膏。嗅之则香，咀之则美，洵佳果也。肉不堪食，惟广东产者，可以福橘争胜。

香橙饼：橙皮二斤切片，白砂糖四两，乌梅肉二两，同研烂。入甘草末一两、檀香末五钱，捣成小饼，收干藏之。每噙口中，生津舒郁、辟臭解酲、化浊痰、御风瘴②、调和肝胃、定痛止呕。汤瀹代茶，亦可供客。

【译】橙皮味甘，性辛。能够利膈辟恶、化痰消食、醒酒、止呕醒胃、去除鱼蟹之毒。可以腌制，可以调入齑里，也可以做成酱。用糖腌制的适合做馅，用蜜腌制的适合做成膏。闻着香，嚼着美，真是佳果啊！但橙子的肉不好吃，只有广东出产的，可以和福橘竞争。

香橙饼：将两斤橙皮切成片，加入四两白砂糖、二两

① 齑（jī）：捣碎的姜、蒜、韭菜等。

② 风瘴：病名。指山村中湿热蒸郁致人病疾。

乌梅肉，一同研烂。再加入一两甘草末、五钱檀香末，捣成小饼，等干后收藏起来。每次将香橙饼含在口里，都能生津舒郁、辟臭醒酒、化开浊痰、抵御风瘴、调和肝胃、定痛止呕。用开水泡香橙饼可代替茶饮，也可用来招待客人。

柑

甘，寒。清热止渴，析酲。以永嘉所产者，名瓯柑，核少无滓最胜，京师呼为春橘。多食滑肠停饮、伤肺寒中。凡气虚脾弱、风寒为病、产妇、小儿及诸病后忌之。种类甚多，大小不一。海红柑，树小而结实甚大、皮厚肉红，可久藏，俗呼文旦。生枝柑，形不圆、色青肤粗、味微酸，留之枝间，大可耐久，俟味变甘，乃带叶折，故名。俗呼蜜罗。

柑皮：辛、甘，凉。下气调中，解酒，杀鱼腥气。可以入茗，或去白，焙研末，点汤入盐饮。亦有用汤瀹过，以之煨肉者。

【译】柑子味甘，性寒。能够清热解渴、醒酒。以永嘉出产的名叫"瓯柑"，核少无渣的为最好，京城把这种柑子称为"春橘"。但吃多了会滑肠停饮、伤肺寒中。凡是气虚脾弱、风寒为病、产妇、儿童以及患各种病刚刚痊愈的人应忌食柑子。柑子的种类很多，大小都不一样。有一种海红柑，树小但结的果实很大、皮厚肉红，可以长期保存，俗称"文旦"。还有一种生枝柑，外形不太圆、颜色青皮粗糙、味道有点酸，（暂时不要摘取）留在树枝上，可以长时间保存。等到它的味道变甜，就带着叶子摘下来，所以被称为"生枝柑"。人们还称它为"蜜罗"。

柑皮：味辛、甘，性凉。能够下气调中、解酒、去除鱼腥气。也可以放到茶里，或者去掉白丝，烤干后研成粉末，放到开水中加点盐饮用。也有用开水泡过之后，拿来炖肉的。

柚

（一名朱栾，一名香栾，俗作香橼①者非）酸，寒。辟臭，消食解酲。多食之弊，更甚于柑。种类甚繁，大小不一。俗啼大者为香脬②，小者为香圆。

柚皮：辛、苦而甘。消食化痰，散愤懑之气。陈久者良。

【译】（一个名字叫"朱栾"，另一个名字叫"香栾"，人们所说的"香橼"不是柚子）柚子味酸，性寒。能够辟臭、消食、解酒。吃多了带来的弊端，比柑子还要多。柚子的种类很多，大小不一样，人们称大的为"香脬"，小的为"香圆"。

柚皮：味辛、苦而甜。能够消食化痰、散发胸中愤懑之

---

① 香橼（yuán）：又名"枸橼""枸橼子"，属不规则分枝的灌木或小乔木。新生嫩枝、芽及花蕾均暗紫红色。单叶，稀兼有单身复叶，叶片椭圆形或卵状椭圆形，叶缘有浅钝裂齿。总状花序有花达 12 朵，花瓣 5 片。果椭圆形、近圆形或两端狭的纺锤形，重可达 2000 克，果皮淡黄色，粗糙，难剥离，果肉无色，近于透明或淡乳黄色，爽脆，味酸或略甜，有香气；种子小，平滑，子叶乳白色，多或单胚。花期 4～5月，果期 10～11 月。

② 香脬（pāo）：今称"香泡"，别名"枸橼"。

气。存放时间越久的越好。

佛手柑

（《图经》名枸橼，亦名香橼。今人误以柚之小者为香橼，盖失考也）辛，温。下气，醒胃豁痰，辟恶解酲，消食止痛。多食耗气，虚人忌之。金华产者胜，味不可口，而清香袭人。置之案头，可供玩赏。置芋片于蒂，而以湿纸围护，经久不瘪。捣蒜罨其蒂，则香更充溢。浸汁浣①葛苎②最妙。亦可蜜渍收藏。入药以陈久者良，蒸露尤妙。其花功用略同。

【译】（《图经》中的名字叫"枸橼"，也叫"香橼"。现在的人错误地把小柚子当作"香橼"，是因为失于考证）佛手柑味辛，性温。能够使人下气、醒胃豁痰、辟恶解酒、消食止痛。吃多了会损耗人的真气，身体虚弱的人应当忌食。金华出产的佛手柑为最好，味道不太可口，但香气袭人。如果放在桌子上，可以供人玩赏。把山芋切片放在佛手柑的果蒂上，用湿纸围护，佛手柑长时间都不会瘪塌。把蒜捣过后覆盖在佛手柑的果蒂上，香味更是充溢。把佛手柑浸泡起来，用泡过的汁子洗葛和苎麻织成的布衣特别好。佛手柑也可以蜜渍之后收藏。如果入药，以放的时间长的为好。用它来蒸露也很好。佛手柑的花和果实功用基本相同。

---

① 浣（huàn）：洗濯。

② 葛苎：指葛和苎麻织成的布衣。

枇杷

甘，平。润肺，涤热生津。以大而纯甘、独核者良。多食助湿生痰，脾虚滑泻者忌之。蜜饯、糟收①，可以藏久。

叶：毛多质韧，味苦气平。隆冬不凋，盛夏不萎。禀②激浊扬清③之性，抱忘炎耐冷之姿。静而能宣，比风温、温热、暑燥诸邪在肺者，皆可藉以保金而肃治节④，香而不燥。凡湿温⑤、疫疠⑥、秽毒之邪在胃者，皆可用以澄浊气而廓中州⑦。《本草》但⑧言其下气止渴，专治呕嗽、哕噎⑨，何其疏耶⑩。宜以夏前采叶，刷毛洗净，切碎，净锅炒燥，入瓶蜜收。用以代茶，常饮可免时气⑪沾染。真妙法也，亦可蒸露⑫。

【译】枇杷味甘，性平。能够润肺、涤热生津。枇杷以

---

① 糟收：用酒糟腌制后收藏。

② 禀：承受。

③ 激浊扬清：冲去污水，让清水上来。比喻清除坏的，发扬好的。

④ 治节：治理调节。

⑤ 湿温：病名。指长夏季节多见的热性病。

⑥ 疫疠（lì）：瘟疫。

⑦ 中州：胸部。

⑧ 但：只。

⑨ 哕噎：打呃。

⑩ 何其疏耶：多么粗疏啊。

⑪ 时气：变称"时行"，指四季中流行的传染性病症。

⑫ 蒸露：将药物经过蒸馏的药露。如金银花露等。

个大、纯甜、独核的为最好。枇杷吃多了会助湿生痰，脾虚滑泻的人应当忌食。将枇杷制作成蜜饯或者用酒糟腌制后，可以保存很长时间。

枇杷的叶子：毛多质韧，味苦，气平。隆冬时节不凋落，而盛夏季节不枯萎。承受阻遏污浊、昂扬清正的性能，拥有忘却炎热耐受寒冷的天资。虽然安静却能疏通人的气脉和血脉。就像那些风温、温热、暑燥诸邪存在于肺部的，都可以借以保金而肃治节，香而不干燥。凡是湿温、疫疠、秽毒之邪在胃部的，都可以用它来澄清污浊之气而清除胸部的不洁。李时珍《本草纲目》中只说枇杷叶能下气止渴，专治呕嗽、哕噫，他的说法是多么粗疏啊！枇杷叶子适宜于在夏季之前采摘，把毛刷掉后洗干净，切碎，用干净的锅炒干燥了，装在瓶子里用蜜加以收藏。用它来代替茶叶，经常饮用还能避免染上流行性的传染病。真是一个极好的办法！也可以用来蒸露。

山楂

（亦作查，一名山里果，北产者大，亦名棠球，俗名红果）酸、甘，温。醒脾气，消肉食，破瘀血，散结消胀，解酒化痰，除疳积，已泻痢。大者去皮核，和糖蜜，捣为糕，名楂糕。色味鲜美，可充方物。入药以义乌产者胜。多食耗气损齿。易饥，空腹及赢弱人，或虚病后，忌之。

痘疹干黑危困：山楂为末，紫草煎，酒调服一钱。轻者白汤下，即时红活。

食肉不消：山楂四两，水煮食，并饮其汁。

肠风下血^①：山楂为末，艾^②汤调服。

恶露^③不行、腹痛：山楂煎汤，调砂糖服。

【译】（也叫"查"，一个名字叫"山里果"，北方出产的个大，也叫"棠球"，人们都称为"红果"）山楂味酸、甜，性温。能够醒脾气、消肉食、破瘀血、散开结块、消除肿胀、解酒化痰、除去痞积、制止泻痢。把大个的山楂去皮、核，和入糖蜜，捣成糕，名叫"楂糕"。色鲜味美，可以作为土特产。入药的山楂要以义乌出产的为最好。山楂吃多了会耗损人的真气和牙齿。吃了山楂容易饥饿，空腹和身体虚弱的人或者刚刚患过虚病的人，都要忌食山楂。

患痘疹导致肤色干黑危困：将山楂研成末，用紫草煮过，取一钱用酒调服。病轻的人，用白开水送下，人的脸色立即就会红润有血色。

吃肉不消化：将四两山楂和水煮后吃下，连汤汁一并饮用即可。

肠风下血：将山楂研为细末，用艾汤调好服用，可有

---

① 肠风下血：指因风热或湿热等积肠胃，损害阴络，而大便出血。

② 艾：植物名。中医学以上叶入药，性温、味苦，能和营血，主治月经不调，胎痛下血等症。

③ 恶露：恶露是指产妇分娩后，子宫内遗留的余血和浊液，是由气血运行失常，血瘀气滞引起的，可服用具有活血化瘀功效的药物进行治疗。

效果。

妇女产后恶露不下、肚子疼痛：将山楂煎汤，调入砂糖服用，有效果。

杨梅

甘、酸，温。宜蘸盐少许食。析酲止渴，活血消痰，涤肠胃，除烦愦恶气。盐藏蜜渍，酒浸糖收，为脯为干，消食止痢。大而纯甜者胜，多食动血，酸者尤甚。诸病挟热者忌之。

树皮：煎汤洗恶疮、疥癣①；漱牙痛；澄冷服，解砒毒；研末烧酒调敷，治远近挛筋；烧灰油调，敷汤火伤。

【译】杨梅味甜、酸，性温。应当蘸少许盐食用。能够醒酒止渴、活血消痰、洗涤肠胃、除去烦愦恶气。用盐收藏、用蜜腌渍、用酒泡、用糖收都可以，做成果脯、晒成果干也可以。能消除食气、制止痢疾。个大、味道纯甜的杨梅最好，但吃多了会动血，口味酸的更厉害。患各种病和体内有热的人应当忌食。

将杨梅树的树皮煮汤，可以洗恶疮、疥癣；用它漱口，可以治牙痛；澄清冷后服用，可以解砒霜毒；研成末后用烧酒调匀，敷在患处，可以治疗远近的挛筋；将树皮烧成灰，用油调匀，敷在被开水或火烫伤的部位，有效果。

---

① 疥（jiè）癣：指一种皮肤病。

樱桃

甘，热。温中。不宜多食，诸病皆忌。小儿远之，酸者尤甚。青蔗浆，能解其热。

【译】樱桃味甘，性热。能够温中。但不宜多吃，患任何病都要忌食樱桃。儿童要远离樱桃，味道酸的更厉害。用青甘蔗的浆汁，可以解掉樱桃的热。

银杏

（一名白果）生苦，平，涩。消毒杀虫，涤垢化痰，擦面去皱皰①、黚黧、皴皱②及疥癣、疳、蟨。

熟甘、苦，温。暖肺益气，定喘嗽，止带浊，缩小便。多食壅气动风，小儿发惊动疳。中其毒者，昏晕如醉，白果壳或白鲞头③煎汤解之。食或太多，甚至不救，慎生者不可不知也。

小便频数，肠风下血，赤白带下：并以白果煨熟，去火气，细嚼，米饮下。

手足皱裂，下疳，阴虱④，头面癣疮：并用生白果杵烂，涂擦。

---

① 皰（pào）：皮肤上长的像水疱的小疙瘩。

② 皴（cūn）皱：指肌肤受冻而干裂。

③ 白鲞头：中药名。

④ 阴虱：阴虱病是由于阴虱叮咬皮肤引起瘙痒的一种传染性寄生虫病，属于虱病的一种。阴虱病常发于人体外阴和肛门周围，常为生殖器区域的剧烈瘙痒。本病具有传染性，主要通过性接触传播，可进行药物治疗，早发现，早治疗，预后良好。

针刺入肉，瓷锋^①嵌脚、水疔^②、暗疔^③：并将白果肉，浸菜油中，年久愈佳，捣敷患处。

【译】（另一个名字叫"白果"）生的银杏味苦，性平，发涩。它能够消毒杀虫、涤垢化痰，用它来擦脸，可以去掉脸上的粉刺、疙瘩和黑斑、干裂及疥癣、痔、小虫。

熟的银杏味甘、苦，性温。能够暖肺益气、平定喘咳、止住带浊、缓解尿频。吃多了会引起壅气动风，儿童多吃会发惊动疳。如果中了白果的毒，人就昏晕得像醉了一样，要用白果壳或白鲞头煮汤解毒。如果吃得太多，中毒太深，甚至无法救活。珍惜生命的人不能不知道这一点。

尿频、肠风下血、赤白带下：把白果煨熟，去掉火气，细细地嚼烂，用米汤服下。

手和脚皱裂、下疳、阴虱、头面癣疮：将生白果捣烂，涂擦于患处。

针刺入肉、瓷器碎片嵌入脚中、水疔疮、暗疔疮：将白果肉浸泡到菜油里，放的时间越长越好，然后捣烂，敷于患处。

胡桃

（一名核桃）甘，温。润肺益肾，利肠，化虚痰，止虚

---

① 瓷锋：碎瓷片。

② 水疔：病名。疔发之形似水疱者。

③ 暗疔：病名。发于人体隐蔽部位之肿毒。

痛，健腰脚，散风寒，助痘浆，已劳喘，通血脉，补产虚，泽饥肤，暖水藏，制铜毒，疗诸痈，杀羊膻，解齿龋。以壳薄、肉厚、味甜者良。宜馅宜肴，果中能品。惟助火生痰、非虚寒者，勿多食也。

风寒感冒，头痛身热：胡桃肉、葱白、细茶、生姜，共杵烂，水煎热服，汗出而痊。内热者，去姜，加白砂糖。

小便频数：胡桃肉，卧时嚼之，温酒下。

石淋^①痛楚：胡桃肉一斤，同细米煮浆粥，日日食之。

小肠气痛，便毒初起：并以胡桃煅研，温酒下。

背痛，附骨疽，未成脓者：胡桃十个，煨熟去壳，槐花一两，同研，热酒调下。

疔疮恶疮：胡桃破开，取肉嚼烂，仍安壳内，合疮上，频换。

压扑损伤：胡桃肉杵烂，温酒顿服^②。

【译】（另一个名字叫"核桃"）胡桃味甘，性温。能够润肺益肾、利肠、化去虚痰、止住虚痛、强健腰脚、驱散风寒、助痘生浆、止住劳喘、疏通血脉、补养产虚、润泽肌肤、温暖水脏、制止铜毒、治疗各种痈疽，还能够去除羊膻、解除牙痛。胡桃以壳薄、肉厚、味甜的为好。适合做馅也适合做菜，是果中的好东西。只是助火生痰、不是虚寒的

---

① 石淋：病名，亦称"石少淋"。指脐腹拘急、腰部一侧痛或阵发性痛、尿中杂有砂石、血尿等症状。

② 顿服：一次性服食。

人，不要多吃。

患风寒感冒，头痛发热：将核桃肉、葱白、细茶、生姜一并捣烂，用水煮好后趁热服，汗出来后就痊愈了。有内热的人，去掉生姜、加入白砂糖就可以。

小便次数多：在临睡时嚼核桃肉，再用温酒送下。

患石淋且痛楚：将一斤核桃肉和细米煮成粥，天天食用。

小肠气痛，便毒刚起：将核桃加热研碎，用温酒送下。

背上长痛，附骨疽，尚未化脓：将十个胡桃煨熟后去壳，加入一两槐花，一并研碎，用热酒调和后服下。

疗疮恶疮：将核桃破开，取出肉来嚼烂，再放回壳内，合在疮上，要经常更换。

压扑损伤：将核桃肉捣烂，用温酒一次性全服下。

榛[①]

甘，平。补气开胃。耐肌，长力厚肠，虚人宜食。仁粗大而不油者佳。亦可磨点成腐，与杏仁腐，皆为素馔所珍。

【译】榛子味甘，性平。能够补气开胃。耐饥饿、长力厚肠，适合身体虚的人食用。榛子以果仁粗大而不油的为好。也可以将榛子磨细点成腐，和杏仁腐一样都是素菜中的珍品。

梧桐子

甘，平。润肺清热，治疝。诸病无忌，鲜更清香。

【译】梧桐子味甘，性平。能够润肺、清热、治疗疝

---

① 榛：植物名，属桦木科。其种子可食或榨油。

气。各种病都不忌食梧桐子。鲜的梧桐子味道更清香。

桑椹[①]

（即桑果）甘，平。滋肝肾，充血液，止消渴，利关节，解酒毒，祛风湿，聪耳明目，安魂镇魄。可生啖（宜微盐拌食），可饮汁，或熬以成膏，或爆干为末。设逢歉岁[②]，可充粮食。久久服之，须发不白。以小满前，熟透色黑而味纯甘者良。

熟桑椹，以布滤取汁，瓷器熬成膏收之。每日白汤，或醇酒调服一匙。老年服之，长精神、健步履、息虚风、靖虚火。兼治水肿，胀满、瘰疬、结核。

【译】（就是桑果）桑葚味甘，性平。能够滋补肝肾、补充血液、止住消渴、利关节、解酒毒、祛风湿、聪耳明目、安魂镇魄。可以生吃（适宜用少许盐拌着吃），也可以榨成汁饮用，或者熬成膏，或者晒干研为粉末。如果遇上年成不好，桑葚可以充当粮食。长期食用，胡须和头发都不会发白。以小满之前采摘的、熟透的、颜色黑、味道纯甜的桑葚为最好。

将熟桑葚用布包起来挤压滤出汁液，再熬成膏用瓷器收藏起来。每天用白开水或用醇酒调服一匙桑葚膏。老年人经常服用，能够增长精神、强健步履、息灭虚风、平定虚火。

---

① 桑椹：桑葚。

② 歉岁：年成不好。

还兼治水肿、胀满、瘰疬和结核。

楮子[①]

有甜、苦二种。苦者煮炒令熟，味亦带甘，并可食。亦可磨粉充粮，耐饥止泻。气实肠燥[②]者勿食。患酒膈者，苦楮煮，细嚼频食，自愈。

【译】楮子分甜的和苦的两种。苦楮子煮熟、炒熟后，味道里也带有甜味。这两种楮子都可以吃，也可以磨成粉充当粮食，能够耐饥止泻。气实肠燥的人忌食。患酒膈的人，可以把苦楮子煮熟，细细地咀嚼且要经常食用，病自然就好了。

橡实

（栎树子也，其壳可染皂，故一名皂斗）苦，温。须浸透，去其涩味，蒸煮极熟食之。补脾胃，益气力，止泻耐饥。性似栗楮，可御凶年。杜工部[③]客秦州[④]，尝采以自给。其嫩叶亦可煎饮，代茶。

痈坚如石，不作脓：橡斗子，用醋于青石上磨汁涂。干则易，自平。

【译】（栎树的果实，它的壳可将物品染成黑色，所以

---

① 楮子：植物名。甜楮，亦称"椆（diāo）"，山毛榉科。其种子，味甘可食，亦可做豆腐。苦楮，其种子也可制苦楮豆腐。

② 肠燥：肠燥症。临床上也被称为"肠激惹综合征"，是功效性肠胃疾病。

③ 杜工部：唐代诗人杜甫。

④ 秦州：今陕西、甘肃一带。

另一个名字叫"皂斗")橡实味苦，性温。必须泡透，去掉它的涩味，要蒸透或煮得极熟才能吃。能够补养脾胃、增加气力、止泻耐饥。它的性能像栗楮一样，可以抵御灾年。唐代杜甫客住秦州的时候，曾经采摘橡实充当粮食。它的嫩叶也可以煮水喝，当作茶来饮用。

痈疮坚硬如石，未化脓时：将橡实用醋在青石上磨汁来涂抹，汁干后再涂，就会治愈。

荔枝

甘，温而香。通神益智，填精充液，辟臭止痛，滋心营，养肝血。果中美品，鲜者尤佳。以核小肉厚而纯甜者胜。多食发热，动血损齿。凡上焦有火者，忌之。食之而醉者，即以其壳煎汤或蜜汤解之。

痘疮不发：荔枝肉浸酒饮，并食之。忌生冷。

诸疔：荔枝肉、白梅肉各三个，捣饼贴之，根即出。

【译】荔枝味甘，性温，有香味。它能够通神益智、填精充液、辟臭止痛、滋养心营和肝血。是水果中的美味，鲜荔枝尤其好。以核小、肉厚、味道纯甜的荔枝为最好。但是吃多了会使人发热、动血损齿。凡是心、肺有火的人，应当忌食荔枝。如果吃荔枝醉倒了，就将荔枝壳煮水或加蜜煮水来饮用，可以解醉。

痘疮发不出来：将荔枝肉泡在酒里，饮酒并吃下荔枝肉即可。要忌食生冷。

各种疔疮：将荔枝肉、白梅肉各三个，捣成饼贴于患处，疔疮的根就被拔出来了。

龙眼

（一名桂圆，俗呼圆眼）甘、温。补心气，定志安神，益脾阴，滋营充液。果中神品，老弱宜之。以核小、肉厚、味纯甘者良。然不易化，宜煎汁饮。外感未清、内有郁火、饮停气滞、胀满不饥诸候均忌。

玉灵膏（一名代参膏）：自剥好龙眼肉，盛竹筒式瓷碗内，每肉一两，入白洋糖①一钱（素体多火者，再入西洋参片，如糖之数），碗口幂②以丝绵一层，日日于饭锅上蒸之，蒸至百次。凡衰羸老弱、别无痰火、便滑之病者，每以开水瀹服一匙，大补气血，力胜参耆③。产妇临盆服之，尤妙。

核：研末，名骊珠散，敷刀刃、跌打诸伤，立能止血定痛，愈后无瘢④。

壳：研细，治汤火伤。焚之辟蛇。

【译】（另一个名字叫"桂圆"，俗称"圆眼"）龙眼味甘，性温。能够补心气、定志安神、益脾阴、滋营充液。它是水果中的神品，最适合老年人和身体虚弱的人食用。以

① 白洋糖：白糖，绵白糖、白砂糖。

② 幂：遮盖。

③ 参耆：指党参、黄芪。

④ 瘢（bān）：指创伤或疮疖等痊愈后留下的疤痕。

核小、肉厚、味道纯甜的龙眼为最好。但是龙眼不易消化，适合煮水饮用。感冒未完全好、体内有郁火、饮停气滞、胀满不饥等各种病症的人都应当忌食。

玉灵膏（另一个名字叫"代参膏"）：先剥好龙眼肉，盛放在竹筒式的瓷碗里，一两龙眼肉加入一钱白砂糖（平常体内多火的人，再加入西洋参片，分量和糖一样），碗口盖上一层丝绵，天天放在饭锅上蒸，蒸到一百次就好了。凡是身体衰弱的人和老年人，如果没有痰火、便滑之病的（就可常服），每次用开水泡服一匙，可以大补气血，比党参、黄芪的补力还大。孕妇临产时服用，效果也特别好。

龙眼核：研成末，名叫"骊珠散"，敷在刀刃、跌打等的伤口上，立刻就能止血、止痛，痊愈后还不会留疤痕。

龙眼壳：研细，可以治开水和火的烫伤。焚烧后可以辟除蛇害。

橄榄

（一名青果）酸、甘，平。开胃生津，化痰涤浊，除烦止渴，凉胆息惊，清利咽喉。解鱼酒、野蕈毒。盐藏药制，功用良多，点茶亦佳。以香嫩多汁者胜。

河豚、鱼鳖诸毒，诸鱼骨鲠：橄榄捣汁，或煎浓汤饮。无橄榄，以核研末，或磨汁服。

下疳①：橄榄烧存性②，研油调敷，兼治耳、足冻疮。

稀痘③：橄榄核常磨浓如糊，频与小儿服之。

榄仁：甘，平。润肺解毒，杀虫稀痘。制鱼腥，涂唇吻燥痛④。小儿及病后，宜以为果饵。

【译】（另一个名字叫"青果"）橄榄味酸、甘，性平。能够开胃生津、化痰涤浊、除烦止渴、凉胆息惊、清利咽喉；它还能解鱼酒之毒和野草之毒。用盐腌制收藏、制成药品都可以，功用很多，用来泡茶也很好。以香嫩汁水多的为最好。

中了河豚、鱼、鳖等各种食材的毒或者被鱼骨鲠住了喉咙：将橄榄捣成汁或者煮成浓汤来饮用。如果没有橄榄，就用橄榄核研成末或者磨成汁水服用，有一样的效果。

下疳：将橄榄用火烧且不要烧焦、保存它的本性，再研细，用油调和后敷在患处。这个方法还能兼治耳朵和脚上的冻疮。

稀痘：将橄榄核磨碎，使它浓得像糊糊一样，不断地给儿童服用。

橄榄仁：味甘，性平。能够润肺解毒、杀虫稀痘；还能除去鱼腥和口唇干燥、疼痛。儿童或者患病刚刚痊愈的人，

① 下疳：指发于男女外生殖器部位之疮疡，或指筋疝。

② 烧存性：直接用火烧，但不要完全烧焦，而保存其本性。

③ 稀痘：预防出痘，让痘稀少。

④ 唇吻燥痛：口唇干燥、疼痛。

适合把橄榄当作水果来吃。

榧①

甘，温。润肺止嗽，化痰开胃，杀虫，滑肠，消谷。可生啖。可入素羹。猪脂炒，皮自脱。以细而壳薄者佳。多食助火，热嗽非宜。

肠胃诸虫患：每晨食榧肉七枚，以愈为度。

【译】榧子味甘，性温。能够润肺止嗽、化痰开胃、杀虫、滑肠、消化谷物。可以生吃，也可以做素羹。用猪油炒后榧皮自行脱落。榧以细而壳薄的为好。但是如果吃多了，会使人上火，有内热、咳嗽的人不宜食用。

肠胃有病和有各种虫患：每天早上吃七个榧子的榧肉，直到痊愈为止。

海松子②

甘，平。润燥，补气充饥，养液息风，耐饥温胃，通肠辟浊，下气香身③，最益老人。果中仙品，宜肴宜馅，服食所珍。

【译】海松子味甘，性平。能够润燥、补气充饥、养液息风、耐饥温胃、通肠辟浊、下气香身，最有益于老年人。是果中的仙品。适合做菜也适合做馅，它是食物中的珍品。

① 榧（fěi）：常绿乔木，种子有很硬的壳，两端尖，称"榧子"，仁可食，亦可入药、榨油。木质坚硬，可做建筑材料。

② 海松子：指海松，又名红松之子，属松科植物。产于我国辽宁、吉林、黑龙江。

③ 香身：使身上充满香气。

槟榔

苦、甘，温，涩。下气消痰，辟瘴[1]杀虫，析酲化食，除胀泄满。宣滞破坚，定痛和中，通肠逐水，制肥甘[2]之毒。膏粱家[3]宜之。尖长质较软、色紫而香、俗呼枣儿槟榔者良。且能坚齿、解口气。惟虚弱人及澹伯家[4]忌食。

【译】槟榔味苦、甘，性温，有涩味。能够下气消痰、辟除瘴气、杀死虫子、醒酒化食、除胀泄满；还能宣滞破坚、定痛和中、通肠逐水、制肥美的食品的毒。富贵的人家适合食用槟榔。形状尖长、质地较软、颜色发紫有香味、俗称"枣儿槟榔"的为最好。而且槟榔还能坚固牙齿、清除口中的气味。只有身体虚弱的人和不追求吃喝的人应当忌食。

枳椇

（一名鸡距子）甘，平。润燥止渴，除烦，利大小肠。专解酒毒，多食发蛔虫。

【译】（另一名字叫"鸡距子"）枳椇味甘，性平。能够润燥、止渴、除烦、利大小肠。枳椇专解酒毒，吃多了会生蛔虫。

---

① 瘴：瘴气。指热带山林中的湿热空气，也是疟疾等传染病的病原之一。

② 肥甘：肥美的食品。

③ 膏粱家：古时对富贵之家的称呼。

④ 澹泊家：旧指不贪图功名利禄，不追求吃喝者。

无花果①

甘，寒。清热疗痔，润肠，上利咽喉，中寒②忌食。

【译】无花果味甘，性寒。能够清热、疗痔、润肠，有利于咽喉，患中寒的人要忌食。

蒲桃③

甘，平。补气，滋肾液，益肝阴，养胃耐饥。御风寒，强筋骨，通淋逐水，止渴安胎。种类甚多，北产大而多液，味纯甜者良，无核者更胜。可干可酿。枸杞同功。

胎上冲心：蒲桃煎汤饮，无则用藤叶亦可。

呕哕霍乱，溺闭，小肠气痛：并以蒲桃藤叶煎浓汁饮。外可淋洗腰脚腿痛。

附，种蒲桃法：正月末，取蒲桃嫩枝，长四五尺者，卷为小圈，令紧实。先治地，土松而沃之，以肥种之。止留二节在外，候春气透发，众萌竞吐。而土中之节，不能条达④，则尽萃⑤于出土之二节。不二年成大棚，其实如枣，且多液也。

【译】葡萄味甘，性平。它能够补气、滋养肾液、益于肝阴、养胃耐饥；还能抵御风寒、强健筋骨、通淋逐水、止

---

① 无花果：桑科。其果供鲜食或制果干，中医学上用果干入药，治病。

② 中寒：一种中医病症名。寒气外侵、四肢无力、脐腹疼痛等。

③ 蒲桃：葡萄。

④ 条达：生长。

⑤ 萃：聚集。

渴安胎。葡萄的种类很多，以北方出产的个儿大、汁多、味纯甜的为好，无核的更好。可晒干也可酿酒。它的功效与枸杞相同。

胎上冲心：用葡萄煮水喝，如果没有葡萄，用葡萄的藤和叶子煮水喝也可以。

呕哕，霍乱，小便不通，小肠气痛：都可以用葡萄的藤和叶子煮成浓汁来喝。也可以用这种汁淋洗腰、脚和腿，缓解疼痛。

附，种葡萄的方法：到正月末的时候，取来长四五尺的葡萄的嫩枝，卷成小圈，要卷得很紧实。先把地收拾好，松土、浇水、施肥后把卷好的嫩枝种于地下，只留两节在外面。等到春天春气透发的时候，地面的枝条上很多的芽子都萌发出来。而土中的枝条，不能生长，就都聚集到地面上的两节之中，越长越大。不到两年就会长成葡萄架，它的果实像枣一样大，而且汁液很多。

落花生

（一名长生果）煮食，甘，平。润肺，解毒，化痰。

炒食，甘，温。养胃，调气，耐饥。入馔颇佳，榨油甚劣。以肥白香甘者良。有火者，但宜煮食。

【译】（另一个名字叫"长生果"）花生煮着吃，味甘，性平。它能够润肺、解毒、化痰。

花生炒着吃，味甘，性温。它能够养胃、调气、耐饥。

入到菜肴中很好吃，用来榨油就比较差了。花生以又肥、又白、又香、又甜的为好。有火气的人，只适宜煮着吃。

西瓜

甘，寒。清肺胃，解暑热，除烦止渴，醒酒凉营；疗喉痹①口疮，治火毒时症。虽②霍乱泻痢，但因暑火为病者，并可绞汁灌之。以极甜而作梨花香者胜。一名天生白虎汤③，多食积寒助湿。每患秋病④、中寒多湿、大便滑泄、病后、产后均忌之。食瓜腹胀者，以冬腌干菜瀹汤饮，即消。

瓜瓢：煨猪肉，味美色佳而不腻。

瓜肉：曝干腌之，亦可酱渍，以作小菜，食之已目赤口疮。

肉外青皮：以瓷锋刮下，名西瓜翠衣。入药凉惊涤暑。

瓜子：生食化痰涤垢、下气清营。一味浓煎，治吐血久嗽，皆妙。肃配橙饤⑤作馅，甚美。带壳炒香佐酒，为雅俗

---

① 喉痹：喉痹。临床症状为咽部疼痛或微痛，咽干、咽痒，有灼热感、异物感。咽部黏膜微红或充血明显，微肿，悬雍垂色红、肿胀，或见咽黏膜肥厚增生，喉底红肿，咽后壁或有颗粒状隆起，或见脓点，或见咽黏膜干燥。喉核肿胀不明显为其特征。

② 虽：假使。

③ 白虎汤：最早见于东汉末年张仲景著的《伤寒论》一书。历代中医奉它为解热退烧的经典名方。中医认为"白虎"为西方金神，对应着秋天凉爽干燥之气。以白虎命名，比喻本方的解热作用迅速，就像秋季凉爽干燥的气息降临大地一样，一扫炎暑湿热之气。现代药理研究表明白虎汤除了具有解热作用外，还有增强机体免疫的作用。

④ 秋病：指秋季感受燥邪而发生疾病，如"凉燥""湿燥"等季节疾病。

⑤ 饤（dìng）：堆积在器皿中的菜蔬、果品。

共赏之尤①。大者胜。

【译】西瓜味甘，性寒。能够清理肺胃、消解暑热、除烦止渴、醒酒凉营；还能治疗喉痹口疮、火毒时症。如果患了霍乱、泻痢，或者只是因为受了暑气而上火生病的人，都可把西瓜绞成汁灌下去。以极甜而带有梨花香味的西瓜为最好。西瓜另一个名字叫"天生白虎汤"，因为吃多了会积寒助湿。经常患秋病、中寒多湿的人和大便滑泻以及病后、产后的人，都应当忌食西瓜。如果吃了西瓜而感到腹胀的人，用冬天腌的干菜泡汤喝，立刻就会消解腹胀。

瓜瓤：用来煨猪肉，味美色佳而且不腻。

瓜肉：晒干腌渍或者用酱渍，可以作为小菜。吃这些小菜可以治红眼和口疮。

瓜肉外面的青皮：用碎瓷片将它刮下来，人们称之为"西瓜翠衣"。放到药里能够压惊和去暑气。

西瓜子：生吃可以化痰和涤去污垢、下气清营。只用西瓜子一味来煮浓汤喝，可以治吐血和长期咳嗽，效果都很好。把瓜子仁剥出来配上其他果蔬做馅，味道很美。将西瓜子带壳炒香下酒，是雅俗共赏的好食品。西瓜子个儿大的为好。

甜瓜

甘，寒。涤热，利便除烦，解渴疗饥，亦治暑痢。种类

---

① 尤：珍贵的物品。

匪一，以清香甘脆者胜。多食每①患疟痢。凡虚寒多湿、便滑腹胀、脚气、及产后、病后皆忌之。其子亦可食。

黄疸，鼻瘜②，湿家③头痛：并用瓜蒂为末，吹鼻内。口含冷水，俟鼻出黄水，愈。

【译】甜瓜味甘，性寒，能够涤除内热、利便除烦、解渴疗饥，也能治疗夏天的痢疾。甜瓜种类很多，以清香甜脆的为好。如果吃多了时常会患疟疾、痢疾。凡是虚寒多湿、便滑腹胀、脚气、孕妇产后和其他病后的人，都应忌食甜瓜。甜瓜的子也可以吃。

黄疸，鼻息肉，湿气病导致头疼：将甜瓜蒂研成末，吹到鼻子里。口里含着冷水，等到鼻子里流出黄水，病就好了。

藕

甘，平。生食生津、行瘀止渴、除烦开胃、消食析酲、治霍乱口干、疗产后闷乱、罨金疮、止血定痛、杀射罔④、鱼蟹诸毒。熟食补虚、养心生血、开胃舒郁、止泻充饥、捣罨冻疮。亦可入馔。果中灵品。久食休粮，以肥白纯甘者良。生食宜鲜嫩，煮食宜壮老。

用砂锅桑柴缓火煨极烂，入炼白蜜，收干食之，最补

---

① 每：时常。

② 鼻瘜（xī）：鼻息肉。因黏膜发育异常而形成的像肉质的突起物。

③ 湿家：中医称患湿气病的人。

④ 射罔（wǎng）：《本草纲目·诸毒》谓"射罔"为草木毒的一种。

心脾。若阴虚肝旺、内热血少及诸失血症，但日熬浓藕汤饮之，久久自愈，不服他药可也。

老藕捣浸澄粉，为产后、病后、衰老、虚劳妙品。但须自制，市物恐羼杂不真也。市中熟藕多杂秽物，故易糜烂，最不宜食。诸病皆忌，藕节入药，功专止血。

【译】藕味甘，性平。藕生吃能够生津、行瘀止渴、除烦开胃、消食醒酒、治霍乱口干、治疗产后闷乱、治金疮、止血定痛、杀射罔、解鱼蟹等毒。藕熟吃能够补虚、养心生血、开胃舒郁、止泻充饥，捣烂可敷冻疮。藕可以做菜肴，是果蔬中的灵品。长期吃可以不吃粮食。以又肥、又白、纯甜味的藕为好。生食适合吃又鲜又嫩的，煮着吃就选择又老又壮的。

用砂锅、桑柴慢火将藕煨得极烂，加入炼白蜜，收干汤汁后食用，最补心脾。如果有阴虚肝旺、内热血少和各种失血的病症，只要每天熬浓藕汤喝，时间长了病就自然会痊愈，不用再吃别的药了。

把老藕捣烂后浸泡，澄出藕粉，这是产后、病后和衰老虚劳的人补养的上品。但是必须自己制作，市场上买来的恐怕掺假不真。市场上卖的熟藕，当中大都掺杂着脏东西，所以容易糜烂，最不宜食用。如果有各种病都应忌食藕。藕节可以入药，可以专门用来止血。

藕实

（即莲子）鲜者甘，平。清心养胃，治噤口痢。生熟皆宜。

干者甘，温，可生可熟。安神补气，镇逆止呕，固下焦，已崩带①遗精，厚肠胃，愈二便不禁。可磨以和粉作糕，或同米煮为粥饭。健脾益肾，颇著奇勋。

以红花所结肉厚而嫩者良。但性涩滞气，生食须细嚼。熟食面开水泡，剥衣挑心，煨极烂。凡外感前后、疟疸、痔痔、气郁痞胀、溺赤便秘、食不运化及新产后，皆忌之。

汪谢城曰：陈莲子虽久煮不糜，取莲根新出嫩芽同煮，则烂矣。

薏（莲子心也）：苦，凉。敛液②止汗，清热养神，止血固精。所谓能靖君相火邪③也。

劳心吐血：莲心七枚，糯米地二十一粒为末，酒下。

心动精遗：莲心一钱研末，入辰砂④一分，淡盐汤下。

莲须：苦，涩。治遗精失血。

莲花：贴天泡疮，以一瓣书人字于上吞之，可催生⑤。

① 崩带：指妇女阴道内排出的液体，属生理现象。一般在经期前后或妊娠期中，白带量可能略多，色白，带黏性，无臭味。

② 敛液：收敛津液。

③ 能靖君相火邪：能够安定君火（比喻心火）、相火（肝、胆、肾、三焦均内寄相火）和火邪（凡致病具有炎热升腾等特性的外邪，称为火邪）。

④ 辰砂：丹砂。

⑤ 以一瓣书人字于上吞之，可催生：这是迷信说法。

研末酒服，方寸匕①，治跌打呕血。白者蒸露，清心涤暑、凉营。千叶小瓣者，鲜服壮阳。

莲房（莲蓬壳也）：破血，亦能止血。酒煮服，治胎衣不下。水煎饮，解野蕈毒。

秆：通气舒筋，升津止渴。霜后采者，清热止盗汗、行水愈崩淋。

叶：功用与房略同。其色青，其象震②，故能长发胆中清气，以达脾气。凡脾虚气陷，而为便泻不运者，可佐入培中③之剂，如荷米煎之类是也。古方荷叶烧饭，即是此义。盖烧饭，即煮饭。后人拘泥④字面，不解方言。入火烧焦，全失清芬气味矣。凡上焦邪盛，治宜清降者，切不可用。东垣⑤"清震汤"之谬，章杏云⑥已力辩其非。试察其能治痘疮倒陷，则章氏之言益信。《痘疹论》⑦云：痘疮倒陷，若由风寒外袭，窍⑧闭血凝，渐变黑色，身痛肢厥⑨者，温肌散

———————————

① 方寸匕：古代取药末的器具。

② 震：震卦。

③ 培中：补养中焦脾胃。

④ 拘泥：固执。

⑤ 东垣：李垣（公元 1180—1251 年），名杲，字明之，世居真定（今河北正定）的东垣地区，晚年自号东垣老人。著有《脾胃论》等医药著作。

⑥ 章杏云：章穆，鄱阳人，清代食疗学家。著有《调疾饮食辩》。

⑦ 《痘疹论》：系宋朝闻人规撰刊于公元 1235 年，书名为《闻人氏伯圌（yuán）先生痘疹论》。

⑧ 窍：七窍。

⑨ 肢厥：四肢冰冷。

邪①，则气行而痘自起也。用霜后荷叶，贴水紫背者②炙干，自直僵蚕③炒去丝，等分为末，每服五分，温酒或蔍荽汤调下。盖荷叶能升发阳气，散瘀血，留好血，僵蚕能解结滞之气故也。此药平和易得，而活人④甚多，胜于人牙、龙脑⑤多矣，名"南金散"。阳水浮肿，败荷叶烧存性研，每二钱，米饮下，日三。

诸般痈肿：荷叶蒂不拘多少，煎汤淋洗，拭干以飞过寒水石，同腊猪脂涂之，能拔毒止痛。

孕妇伤寒，大热烦渴，恐伤胎气：娀卷荷叶焙干五钱，蚌粉减半共研，每三钱，新汲水入蜜调服，并涂腹上，名"罩胎散"。胎动已见黄水，干荷蒂一枚，炙研，秫米淘汁一钟⑥，调下。

赤白痢：荷叶煅研，每二钱，糖汤下。

脱肛：贴水荷叶焙研，酒服三钱，并以荷叶，盛末坐之。

---

① 散邪：散去邪气。

② 贴水紫背者：贴着水面，背面是紫色的荷叶。

③ 自直僵蚕：自己变直的僵蚕。僵蚕，别名天虫、姜蚕，是一种比较特殊的产品。它又名白僵蚕，是家蚕幼虫在吐丝前因感染白僵菌而发病致死的干涸硬化虫体，由于其体表密布白色菌丝和分生孢子，形似一层白膜，故名。

④ 活人：把人救活。

⑤ 龙脑：一种双环萜（tiē）醇。由龙脑树干析出的白色晶体，有类似樟脑的香气，其右旋体在中医学上习惯称为"冰片"。

⑥ 一钟：一小杯。

赤遊火丹^①：新生荷叶杵烂，入盐涂。

阴肿痛痒：荷叶，浮萍，蛇床^②，煎汤日洗。

漆疮^③：干荷叶煎汤洗。

刀斧伤：荷叶煅研敷。

遍身风疠：荷叶三十张，石灰一斗，淋汁合煮渍之，半日乃出，数日一作。

【译】（就是"莲子"）新鲜的莲子味甘，性平。能够清心养胃、治疗噤口痢，生的、熟的都适合吃。

干莲子味甘，性温。可生吃也可熟食。能够安神补气、镇逆止呕、坚固下焦、制止崩带和遗精、使肠胃厚实、治大小便失禁。干莲子可以磨细和入面粉做成糕，或者和米同煮为粥饭。这些食品健脾益肾，很有奇效。

以红色莲花所结的肉厚而较嫩的莲子为好。但莲子性涩滞气，生吃一定要细细地咀嚼。熟食必须用开水泡，剥去莲子外衣并挑出莲心，煨得极烂才好。凡是患外感前或后、疟疾、黄疸、痞积、痔疮、气郁痞胀、小便带血、便秘、食不运化和刚刚生产之后，都要忌食莲子。

汪谢城说：陈旧的莲子虽然长时间煮都不会烂，可用加

① 赤遊（yóu）火丹：赤游丹。一种由溶血性链球菌感染引起的急性皮肤传染病，以局部皮肤红赤如丹、形如片云、游走不定为特征。遊，同"游"。

② 蛇床：植物名。伞形科，一年生草本。中医学上以果实入药，温肾阳，主治阳痿等症。

③ 漆疮：又称生漆皮炎或大漆皮炎，系接触漆树、天然漆液引起的急性皮炎。民间称"漆痱子""漆咬"，中医称为"漆疮"，亦有称为湿毒疡者。

入莲根新出的嫩芽一起煮，就煮烂了。

薏（就是莲子心）：味苦，性凉。能够收敛津液、止汗、清热养神、止血固精。这就是所谓的能够安定君火、相火和火邪。

劳心吐血：用七枚莲心、二十一粒糯米一同研为细末，用酒送下。

心动遗精：用一钱莲心研成细末，加入一分丹砂，用淡盐热水送下。

莲须：味苦，涩。能治遗精失血之病。

莲花（荷花）：能够贴天泡疮，在一瓣荷花上写一个"人"字，然后吞下去，可以使产妇很快生下小孩来（此为迷信说法）。把荷花研成末，用酒服下，方寸匕，可以治跌打呕血。白色的荷花用来蒸露，清心涤暑、凉营。取多叶且小瓣的荷花，新鲜的时候服下，可以壮阳。

莲房（就是莲蓬壳）：能够破血，也能止血。用酒煮后服下，可以治生产后胎衣下不来的病症。用水煮后喝，还能解野菜之毒。

莲秆：能够通气舒筋、升津止渴。下霜之后采摘的莲秆，能够清热止盗汗、行水、治愈崩淋。

莲叶（荷叶）：功用和莲房大致相同。它的颜色发青，它的象是震卦，所以能够升发胆中的清气，以达脾气。凡是因为脾虚气陷，而出现便泻不运的人，可以在药物中加入补养脾胃的东西，比如荷米煮其他东西。古代的方子用荷叶烧饭，就是这个意思。所谓烧饭，其实就是煮饭。后人只局限在字面意思上，不知道变通，不了解方言。认为"烧饭"就是把饭放在火上烧焦，使"荷叶烧饭"完全失掉了荷叶清新芬芳的气味。凡是上焦邪盛，治疗时适宜清火降火的人，千万不要用这个方子。东垣"清震汤"的错误，章杏云已极力地辨明了他的不对。试着了解一下荷叶能治痘疮倒陷，就明白章杏云的话是可以相信的。宋代的《闻人氏伯圌先生痘疹论》中说：痘疮倒陷，如果是因为风寒由外面袭来，使人七窍闭塞血液凝滞，逐渐变成黑色，身体疼痛、四肢冰冷的人，应当温暖肌肤、散去邪气，这样气脉运行，痘疹自己就起来了。要将霜打后且贴在水面而背面是紫色的荷叶烤干，再把自己变直的僵蚕炒过之后去掉丝，等分后研成碎末，每次服用五分，用温酒或香菜煮的水调匀后送下。这是因为荷叶能够升发阳气、散去瘀血、留住好血，这是僵蚕能化解结滞之气的缘故。这种药平和容易得到，而且救活的人很多，比人牙、龙脑好多了，它的名字就叫"南金散"。患阳水浮肿的人，将败荷叶烧得只留下其本性，研成细末，每次服用两钱，用米汤服下，每天服三次。

各种痈肿：用荷叶蒂不论多少，煮水后淋洗，擦干飞过寒水石，和入腊猪的油脂一并涂于患处，能够拔毒止痛。

孕妇伤寒，感到大热又烦又渴，可能伤了胎气：将嫩的且打卷的荷叶焙干五钱，再加入一半分量的蚌粉，一并研成末。每次三钱，用新打的井水加入蜂蜜调匀服下，同时还要涂在孕妇的肚子上，这种药的名字就叫"罩胎散"。如果动了胎气已见到黄水，就用干莲蒂一枚，烤后研碎，用一小杯淘糯米的水调匀服下。

红、白痢疾：将荷叶烤后研碎，每次两钱，用热糖水送下。

脱肛：将贴水的荷叶烤干并研碎，用酒送下三钱，再用荷叶盛一些焙干研碎的荷叶末，让病人坐在上面。

赤游火丹：将新长出的荷叶捣烂，加入少许盐，涂于患处。

阴部肿胀痛痒：将荷叶、浮萍和蛇床一起煮成汤，天天清洗患处。

漆疮：用干荷叶煮水，清洗患处。

刀斧伤：将荷叶烤干研碎，敷于患处。

遍身风疬：将三十张荷叶、一斗石灰，淋汁合煮得极烂，病人在药汁中浸泡半天，痛就发散出来了，几天治疗一次即可。

芡实

（一名鸡头）甘，平。补气，益肾固精，耐饥渴，治二便不禁，强腰膝，止崩淋带浊。必蒸煮极熟，枚齿细咀，使津液流通，始为得法。

鲜者盐水带壳煮，而剥食亦良。干者可为粉作糕，煮粥代粮。亦入药剂。惟能滞气，多食难消。禁忌与莲子同。其茎嫩时可茹，能清虚热。根可煮食，祲岁①济饥。叶一张（须囫囵者）煎汤服，治胞衣不下。

【译】芡实（另一个名字叫"鸡头"）味甘，性平。能够补气、益肾固精、耐饥耐渴、治大小便失禁、强健腰膝、制止崩淋带浊。芡实必须要蒸煮得极熟才能食用，还要用牙齿细细地咀嚼，使津液流通，这样吃才得法。

新鲜的芡实用盐水带壳煮熟，剥皮吃才好。干芡实能磨粉做成糕吃，也可以拿来煮粥代替粮食，还可以入药做成药剂。只是芡实能滞气，吃多了难以消化。它的禁忌和莲子一样。芡实的茎在嫩的时候可以吃，能够清除虚热。它的根可以煮着吃，灾荒之年还能救济灾民。用一张芡实的叶子（必须整片的）煮水服下，可以治孕妇生孩子时胞衣下不来。

菱②芰

鲜者甘，凉。析酲清热，多食损阳助湿，胃寒脾弱人忌之。老者风干，肉反转嫩。熟者甘，平，充饥代谷，亦可澄粉。补气厚肠。多食滞气，胸腹痞胀者忌之。芡花向日，菱花向月。故芡暖而菱寒。镜号菱花，谓女人容貌如月也。

【译】新鲜的菱角味甘，性凉。能够醒酒清热，吃多了会损阳助湿，胃寒脾弱的人应当忌食。菱角老后被风干，它

---

① 祲（jìn）岁：犹言灾荒之年。

② 菱（líng）：菱，又名"芰（jì）"，菱角。

的肉反而变嫩。熟的菱角味甘，性平，可以代替粮食充饥，也可磨细后澄粉。它能够补气厚肠。菱角吃多了会使人滞气，胸腹内有结块的人应当忌食。芰花向着太阳，菱花向着月亮，所以芰暖而菱寒。镜子被称作"菱花"，就是说女人的容貌像月亮一样美丽。

凫茈①

（即荸荠，一名乌芋，一名地栗）甘，寒。清热消食，析酲，疗膈杀疳，化铜辟蛊，除黄泄胀，治痢调崩。以大而皮赤，味甜无渣者良，风干更美。多食每患胀痛，中气虚寒者忌之。煮熟性平，可入肴馔，可御凶年。澄粉点目，去翳②如神，味亦甚佳，殊胜他粉。

辟蛊③：荸荠晒干为末，每日汤下二钱。蛊家知有此物，即不敢下。

血崩：荸荠一岁一枚，煅存性研，酒调下。

便血：捣荸荠汁一钟，好酒半钟和，空心温服④。

赤白痢：午日⑤午时，取完好荸荠，洗净拭干，勿令损破，安瓶内，入好烧酒浸之，黄泥密封收藏。每用二枚细

---

① 凫（fú）茈（cí）：荸荠。

② 翳（yì）：眼睛角膜病变后，遗留下的疤痕。

③ 蛊（gǔ）：一种毒虫。《本草纲目·虫部》："取百虫入瓮中，经年开之，必有一虫尽食诸虫，即此名为蛊。"

④ 温服：将酒和荸荠汁温一下，再服下。

⑤ 午日：端午日。

嚼，空心原酒下。

【译】荸荠（就是"勃脐"，另一个名字叫"乌芋"，还有一名字叫"地栗"）味甘，性寒。能够清热消食、醒酒、疗膈杀疳、化铜毒、辟蛊、除黄泄胀、治痢调崩。以大个的皮色发红、吃起来没有渣子的荸荠为好，风干吃更美。但是荸荠吃多了会患腹胀痛，中气虚寒的人要忌食。荸荠煮熟以后性平，可以放到菜肴中吃，也可以当作粮食防御灾年。磨碎后澄成粉，用来点眼睛，去掉眼翳很神奇，味道也很好，比别的粉要强得多。

辟除毒虫：把荸荠晒干研成细末，每天用开水饮服两钱。养蛊的人知道有荸荠这个东西，就不敢给别人下蛊。

血崩：一年荸荠一枚，烤干且存性并研为细末，用酒调匀后服下。

便血：将荸荠捣成汁后取一小杯，用半杯好酒调和，空腹温后服下。

赤白痢：端午的午时，选取完好的荸荠，洗净擦干，不要破损，放入瓶里，加入上好的烧酒进行浸泡，用黄泥封闭瓶口后收藏。每次取两个放在嘴里细嚼，空腹用泡荸荠的酒服下。

慈姑

（俗作茨菰，一名白地栗，一名河凫茈）甘、苦，寒。用灰汤煮熟去皮食，则不麻涩。入肴加生姜，以制其寒。功专破血通淋，滑胎利窍。多食发疮动血、损齿生风。凡孕妇及瘫痪、脚气、失血诸病，尤忌之。

【译】（俗称"茨菰"，另一个名字叫"白地栗"，还有一个名字叫"河凫茈"）慈姑味甘、苦，性寒。吃的时候，要用灰汤煮熟去掉皮吃，才不麻涩。做菜吃需加生姜，以制约它的寒性。它的功效是专门治疗破血通淋、滑胎利窍。慈姑吃多了会发疮动血、损齿生风。凡是孕妇和瘫痪、患脚气病和失血等病的人，尤其应忌食慈姑。

百合

甘，平。润肺补胃，清心定魂息惊，泽肤通乳，祛风涤热，化湿散痈。治急黄，止虚嗽，杀蛊毒，疗悲哀。辟诸邪，利二便，下平脚气，上理咽喉。以肥大纯白味甘，而作檀香气者良。或蒸或煮，而淡食之。专治虚火劳嗽，亦可煮粥、煨肉、澄粉食，并补虚羸，不仅充饥也。入药则以山中野生弥小，而味甘者胜。风寒痰嗽、中寒便滑者，勿食。

【译】百合味甘，性平。能够润肺补胃、清心定魂息惊、润泽肌肤、疏通乳腺、祛除风邪、涤去内热、化解湿症、散去痈疖；也能够治疗急黄、止住虚咳、杀灭蛊毒、疗治悲哀；还能够辟除诸邪、疏通大小便、下可平脚气、上可理咽喉。以又肥又大、纯白、味甜而且散发着檀香气味的百合为好。或者蒸或者煮，都要味道淡一些才好。百合专治虚火劳嗽，也可以煮粥、煨肉、磨碎之后澄粉食用，都能补养虚羸之人，不仅仅可以充饥。如果入药，要以山里野生很小的且味道甜的为好。风寒咳嗽、脾胃寒凉、大便滑泻的人，不要吃百合。

山丹

（俗呼红花百合，种类不一，亦有黄花者）甘、苦，凉。清营涤暑，润燥通肠。剥去外一层，水浸去苦味，或蒸或煮，加白洋糖食之耐饥。亦可煮粥、澄粉。补力虽逊，似亦益人。忌同上。按藕粉、百合粉之外，尚有嘉定澄造之天花粉[1]，阴虚[2]内热及便燥者，食之甚宜。余者止[3]可充平人之食，不可调养病人。最不堪者，徽州之葛根粉。非风寒未解者，皆不可食。

【译】（俗称为"红花百合"，种类各不一样，也有黄花的）红花百合味甘、苦，性凉。能够清营气、涤暑气、润燥通肠。吃的时候，先要剥去外面一层，用水泡去苦味，或者蒸或者煮，加入白砂糖吃能够耐饥。也可以煮粥、磨碎后澄粉。红花百合补养的功力虽然差一些，但似乎对人也有益。它的禁忌和百合是一样的。除了藕粉、百合粉之外，还有嘉定澄造的天花粉，阴虚、内热和便燥的人，吃后很有益处。其他的粉只能充当平常人的食品，不能调养病人。最不好的是徽州的葛根粉。只要不是风寒还没有痊愈的人，都不可食用。

---

[1] 天花粉：葫芦科植物，栝楼的根。天花粉从栝楼的新鲜根中提取。

[2] 阴虚：中医学名词。指精血或津液亏损的病理现象。

[3] 止：只。

甘蔗

甘，凉。清热，和胃润肠。解酒节蛔，化痰充液。治瘅①疟暑痢。止热嗽、虚呕，利咽喉，强筋骨，息风②养血，大补脾阴。榨浆名"天生复脉汤"。以皮青、围大、节稀而形如竹竿者胜。故一名竹蔗，亦作竿蔗。与榧仁同嚼，则渣软。皮紫者，性温，功逊。

【译】甘蔗味甘，性凉。能够清热、和胃、润肠、解酒、控制蛔虫、化痰充液；也能够治热气盛、疟疾和暑痢；还能够止住热嗽和虚呕，有益于咽喉、强健筋骨。甘蔗有熄风养血、大补脾阴的功效。榨出的甘蔗浆名叫"天生复脉汤"。以皮色青、粗大、节稀而外形像竹竿的甘蔗为好。所以它还有一个名字叫"竹蔗"，也叫"竿蔗"。如果将甘蔗和榧仁同时咀嚼，甘蔗的渣子就变软了。皮是紫色的甘蔗，性温，功效要差一些。

蔗饴

（蔗汁煎成如饴，色黑，今人呼曰砂糖）甘，温，和中活血，止痛舒筋。越人③产后，辄服之。然多食助热生痰、伤营滞胃。凡内热或血不阻者，忌之。

---

① 瘅（dān）：指热气盛。

② 息风：熄风，是一种治疗内风病症的方法。风证有外风、内风之别。外风证是人体感受自然界风邪所致的病证，治疗以发散为主；内风证主要由脏腑病变所致，其临床表现有类似风的动摇不定、急骤、变化快的特点，宜用熄风法治疗。

③ 越人：指古时越国，今浙江地区的人。

【译】（蔗汁煮成的糖像饴一样，颜色黑，现在的人称为"砂糖"）砂糖味甘，性温。能够和中活血、止痛舒筋。浙江人常给产妇服食。但是，砂糖吃多了会助热生痰、伤营滞胃。凡是有内热的人和血脉没有阻塞的人，应当忌食。

赤砂糖

（出处不一，品色甚多，有青糖、红糖、球糖、绵糖等名）甘，温。暖胃缓肝，散寒活血，舒筋止痛。制亚片烟。吴人^①产后，用以行瘀。多食损齿生虫，其弊如右。以上二种，味不带酸苦者佳。

【译】（出产的地方不一样，品色很多，有青糖、红糖、球糖、绵糖等名字）红砂糖味甘，性温。能够暖胃缓肝、散寒活血、舒筋止痛。还能解鸦片烟之毒。江苏人给产妇常常服用这种糖，来使她排出瘀血。红砂糖吃多了会损坏牙齿、生虫牙，它的弊端就是上边所说的。以上两种，以味不酸苦的最好。

白砂糖

（即白洋糖，亦曰白糖，古名石蜜，此乃竹蔗煎成。坚白如冰者为冰糖，轻白如霜者为糖霜。凡霜一瓮，其中品色，亦自不同，故有冰花、上白、次白等名也）甘，平。润肺和中，缓肝^②生液，化痰止嗽，解渴析酲。杀鱼、蟹腥，

---

① 吴人：指古时的吴国，今苏南地区的人。

② 缓肝：使肝脏柔软。

制猪肉毒，辟韭蒜臭。降浊怡神，辛苦潜移，酸寒顿改。调元赞化①，燮②理功优。冰糖、糖霜，均以最白者为良。多食久食，亦有损齿、生虫之弊。痞满呕吐、湿热不清，诸糖并忌。

解盐卤毒：糖霜多食。

小儿未能谷食，久疟不瘳③：浓煎冰糖汤服。

中虚④脘痛，痘不落痂，食鱼蟹而不舒，啖蒜韭而口嗅⑤：并以糖霜点浓汤饮。

噤口痢：冰糖五钱、乌梅一个，煎浓频呷⑥。

汪谢城曰：诸糖，时邪、痧疹、霍乱，皆大忌。余见误服致危者，不一其人。即夏月产后，用以行瘀，亦宜慎也。

吾叔苦志力学，自垂髫⑦以来，忧勤惕厉⑧垂四十余年。虽经世变，身超物外，得以随处而息焉、游焉。乃饮水思源，谱是书以寓意。故以水始，次谷食，而以胡麻冠于调和。抑盐于油后者，盖土产百物。天之所以养人，不欲官于

213

---

① 调元赞化：调理元气、辅助化生。

② 燮（xiè）：指调和。

③ 瘳（chōu）：病愈。

④ 中虚：脾胃虚弱。

⑤ 口嗅：口臭。

⑥ 呷（xiā）：小口儿喝。

⑦ 垂髫（tiáo）：指童年。

⑧ 惕厉：危惧。

其事也。次蔬果，而以蔗糖殿①者。将及肉食，豫伏②制猪肉毒之糖霜于前也。伏读至此，不但经纶足以济世。烈且以知叔之晚境如饴③，更有甘蔗旁生之兆焉？宗姪④承烈拜识于沪寓。

【译】（即白洋糖，也叫"白糖"，古代的名字叫"石蜜"，这是用竹蔗煎成的。色白坚硬如冰的称为"冰糖"，又轻又白的像霜一样的叫作"糖霜"。一坛糖霜，其中的品色，也不相同，所以有"冰花""上白""次白"等名字）白砂糖味甘，性平。能够润肺和中、缓肝生液、化痰止嗽、解渴醒酒；它还能去除鱼和蟹的腥气、控制猪肉的毒、去除韭菜和大蒜的臭味。减少污浊，怡悦精神，辛味苦味潜移之后，酸味寒气顿时得到了改变。白砂糖能调剂元气、佐助化生、调理人体机能，功效很多。冰糖、糖霜，都以最白的为好。但是吃多了或者长期吃，也有损害牙齿、使牙齿生虫的弊端。痞满呕吐、湿热不清的人，什么糖都要忌食。

解盐卤之毒：多吃一些糖霜。

小孩子不能吃饭或长期患疟疾不能痊愈：可以煮浓冰糖水服用。

---

① 殿：此处指最后。

② 豫伏：豫，通"预"。指事先准备好。

③ 晚境如饴：晚年的处境像饴糖一样美好。

④ 宗姪（zhí）：同宗的侄子。姪，同"侄"。

脾胃虚弱、胃腔疼痛、痘出后不能落痂、吃了鱼蟹而不舒服或者吃了大蒜和韭菜而有口臭：都可以煮浓糖霜水喝。

患嗾口痢：将五钱冰糖、一个乌梅，煮成浓汤，不断地小口喝。

汪谢城说：各种糖对于时邪、痧疹和霍乱，都是大忌。我见过因为误服各种糖而导致危险的人，不止一个。就是夏天孕妇产后，需要用糖来行瘀，也要很慎重。

我叔叔立下苦志努力求学，从小到大，勤奋谨慎四十多年。虽然经过世事的变迁，但他已超然物外，才得以随处而息、随处而游。现在他饮水思源，写了书寄托自己的深意。所以本书以水作为开始，再写谷食，再以胡麻放在调和类的最前面，把盐写在油的后面，油是土产百物之一。上天用百物来维护人的生命，不想官于其事。调和类之后是水果类，而把蔗糖放在水果类最后面的原因是往下就要写到肉食，所以预先把能够控制猪肉之毒的糖霜放在猪肉的前面。读到这里，我才感到叔叔拥有治理国家、经世济民的才能。我已知道叔叔晚年生活像饴糖一样甜美，还会有甘蔗旁生之兆吗？宗侄承烈拜读于上海的寓所。

毛羽类

豮①猪肉

（去势②曰豮）甘、咸，平。补肾液，充胃汁，滋肝阴，润肌肤，利二便，止消渴，起尪羸③。以壮嫩花猪，嫩而易熟，香而不腥臊者良。

烹法甚多，惟整块洗净，略抹糖霜，干蒸极烂者，味全力厚，最为补益。古人所谓蒸豚④也。吴俗尚蹄肘，乃古之豚肩遗意⑤，但须缓火煨化（嘉苏妇人不事中馈⑥，而尚市脯⑦。劣厨欲速用硝，不但失饪，变且暴殄⑧）。

多食助湿热，酿痰饮，招外感，昏神智，令人鄙俗⑨。故先王立政⑩，但以为养老之物。圣人云：勿使胜食气⑪。而

---

① 豮（fén）：阉割过的猪。

② 去势：阉割。

③ 尪（wāng）羸：瘦弱，瘠（jí）病。

④ 蒸豚：蒸猪肉。是古时一种烹饪方法。据《吕氏春秋·孟冬》记载，古人食猪肉以整块猪肉入俎内，加调味蒸煮，亦称"杀蒸"。

⑤ 吴俗尚蹄肘，乃古之豚肩遗意：吴地的风俗喜欢吃猪前蹄髈，这是古代人喜欢吃小猪前臂肉的老习惯。

⑥ 中馈：饮食的意思。

⑦ 尚市脯：崇尚到市场上买熟肉。

⑧ 暴殄：糟蹋。

⑨ 鄙俗：庸俗。

⑩ 先王立政：古代王者定下的规矩。

⑪ 勿使胜食气：食肉的量不能超过饭的量。

回回独谓此肉为荤也。末俗贪饕，不甘澹泊①，厚味腊②毒。漫不知省，蔑礼糜财③，丧其廉俭。具不得已之苦心者，假神道以设教，创持斋④之日期。虽属不经，良有深意。若幼时勿纵其口腹，不但无病，且易成人。

至一切外感及哮嗽、疟痢、痧疸、霍乱、胀满、脚气、时毒⑤、喉痹、痞满、疔痈诸病，切忌之，其头肉尤忌。产后食肉，亦勿太早。痧痘、时病后，须过弥月⑥始可食也。新鲜之肉曰腥⑦（《论语》君赐腥是矣），《方书》⑧所云"忌食新鲜"之"鲜"，"忌食鱼腥"之"腥"，皆指此言也。

医家、病家，往往颟顸⑨不省，故详及之。其未经去势之豭⑩猪肉、娄猪肉⑪，皆不堪食。黄膘⑫猪肉、瘟猪肉，并

---

① 末俗贪饕，不甘澹泊：不良的风气是贪吃，不安于生活清淡。

② 腊：久也。《汉书·五行志》："味厚者腊毒。"

③ 蔑礼糜财：蔑视礼节浪费财物。

④ 持斋：吃斋。

⑤ 时毒：病症名。瘟疫的一种。

⑥ 弥月：满月。

⑦ 腥：生肉。

⑧ 《方书》：记载和论述方剂的医书。

⑨ 颟（mān）顸（hān）：糊涂而马虎。

⑩ 豭（jiā）：公猪。

⑪ 娄猪肉：母猪肉。

⑫ 黄膘（biāo）：指肥肉已变质。

有毒，虽平人①亦忌之。中其毒者，芭蕉根捣汁服。

小儿火丹及打伤青肿、破伤风：并用新宰猪肉，乘热片贴，频易。

液干难产②，津枯血夺，火灼燥渴，干嗽便秘：并以猪肉煮汤，吹去油饮。

【译】（阉割的猪称为"豮"）阉割过的猪肉味甘、咸，性平。能够补养肾液、补充胃汁、滋养肝阴、润泽肌肤、疏通大小便、止住消渴、消除瘰病。以又壮又嫩的花猪、肉嫩容易熟、香而不腥不臊的猪肉为好。

烹饪的方法很多，只有将整块猪肉洗净，稍微抹一点糖霜，上笼干蒸到极烂的猪肉，味道口感都很好，对身体最有补益。这就是古人所说的蒸猪肉。吴地的人喜欢吃猪的前蹄髈，这是古代人喜欢吃小猪前臂肉的老传统，但必须用缓火慢慢地煨化（嘉兴、苏州妇女不喜欢在家做饭、主持饮食，而喜欢到街上去买熟肉。那些拙劣的厨师想要使肉很快地熟透，就用硝来煮肉，不但没有烹饪好，简直就是浪费糟蹋东西）。

肉吃多了会助长湿热、酿成痰饮、招致外感、昏了神智，使人变得庸俗不堪。因此，古代的王者定下了规矩，只把肉当作养老的食物。孔子说：吃肉的量不要超过吃饭的

---

① 平人：没有病的人，健康的人。

② 液干难产：孕妇生产时羊水先已流干，导致难产。

量。但有的人每次吃饭时都认为肉是荤的（因好吃，要多吃）。不良的风气就是贪吃，不安于饮食清淡的生活，其实味道浓厚的东西存留着毒性。他们不知道节省，蔑视礼节浪费财物，丧失廉俭的品质。基于这一点有的人用心良苦，借神道设教，提倡创设吃斋的日期。这样做虽然不属正统，但很有深意。如果一个人在幼年时期，家长就不放纵他的口腹，那么他不但不易患病，而且容易长大成人。

一切外感、哮喘、咳嗽、疟疾、痢疾、痧痘、霍乱、胀满、脚气、时毒、喉痹、痞满、疔痈等病症，切记不能吃肉，猪头肉更不能吃。妇女生产后，也不能过早地吃肉。患痧痘、时病后，必须过一个月后才能吃肉。新鲜的肉叫“腥”（《论语》“君赐腥”所说），《方书》所说的“忌食新鲜”的“鲜”，“忌食鱼腥”的“腥”，都是指此而言的。

医家、病家，往往糊涂不明事理，所以我在这里详细地说说。没有阉割的公猪肉、母猪肉，都不能吃。黄臁猪肉、瘟猪肉都有毒，就是健康的人也不能吃。要是中了这些肉的毒，将芭蕉根捣成汁服下可解毒。

儿童患了火丹或被人打伤以至于青肿、破伤风：将新宰的猪肉，趁热切成片，贴在患处，要不断地更换。

妇女生产时，羊水先流干了，造成难产或者失血过多津液枯竭、火灼燥渴、干嗽、便秘：将猪肉煮汤，吹去浮油后喝。

猪皮

杭人以干肉皮煮熟，刮去油，刨为薄片，暴燥以充方物。名曰：肉鲊①，久藏不坏。用时以凉开水浸软，麻油、盐料拌食甚佳。按：皮即肤也。

猪肤甘，凉。清虚热，治下痢、心烦、咽痛，今医罕用此药矣。若无心烦咽痛兼症者，是寒滑下痢，不宜用此。凡勘病择药，先须辨此，庶不贻误。

【译】杭州人把干肉皮煮熟后，刮去油，刨成薄片，晒干后作为土特产。这称为"肉鲊"，长期保存不会腐败。吃的时候用凉开水泡软，再用麻油、盐等调料拌食，很好吃。猪皮指猪的皮肤。

猪皮味甘，性凉，能够清虚热、治下痢、除心烦和咽喉疼痛，现在的医生很少用这个药。如果没有心烦、咽痛兼症的，那就是寒滑下痢，不适宜用这个药。凡是看病选择用药，必须先分辨这些道理，才不会贻误病情。

千里脯

冬令极冷之时，取煺②净猪肋肉，每块约二斤余，勿侵水气，晾干后，去其里面浮油及脊骨肚囊。用糖霜擦透其皮，并抹四周肥处（若用盐亦可，然藏久易瘁③也），悬风

---

① 鲊（zhǎ）：经过加工的鱼类食品，腌鱼、糟鱼之类。

② 煺（tuì）：指用滚开水烫后，煺去其毛及污液。

③ 瘁：哮喘。

多无日之所。至夏煮食或盐酱煨，味极香美，且无助湿发风之弊。为病后、产后、虚火食养之珍。

【译】在冬天极冷的时候，取猪肋肉煺毛并洗干净，每块重约二斤，不要沾上水，晒干后再去掉里面的浮油和脊骨肚囊。用糖霜擦透它的皮，一并把四周肥的地方涂抹一遍（换成盐涂抹也可以，但是放的时间太长，人吃了之后容易引起哮喘），悬挂在通风且太阳晒不着的地方。到了夏天的时候煮着吃或者加盐用酱煨烂，味道极为香美，而且还没有助湿发风的弊端。是病后、产后、有虚火的人和讲究食物养生的人的珍品。

兰熏

（一名火腿）甘、咸，温。补脾开胃，滋肾生津，益气血，充精髓。治虚劳怔忡[1]，止虚痢泄泻，健腰脚，愈漏疮。以金华之东阳[2]冬月造者为胜。浦江[3]、义乌稍逊，他邑不能及也。逾二年，即为陈腿。味甚香美，甲于珍馐。养老补虚，洵为极品。取脚骨上第一刀（俗名腰封），刮垢洗净，整块置盘中，饭锅上干蒸闷透。如果七次，极烂而味全力厚，切食最补。然必上上者，始堪如此蒸食，否则非咸则鞭矣。或老年齿落，或病后脾虚少运，则熬汤，撇去油，但

---

① 怔忡：中医学病名。是心跳剧烈的一种症状。

② 东阳：今浙江金华地区东阳。

③ 浦江：古县名，即今浙江中部的义乌、兰溪。

饮其汁可也。外感未清，湿热内恋，积滞未净，胀闷未消者均忌。时病愈后，食此太早，反不生力。或致浮肿者，皆余邪未净故耳。

附腌腿法：十一月初，取壮嫩花猪后腿（花猪之蹄甲必白。煺净取下，勿去蹄甲，勿灌气，勿浸水），用力自爪向上紧捋，有血一股向腿面流出，即拭去（此血不挤出，则至夏必臭）。晾一二日待干，将腿面浮油，细细剔净，不可伤膜（若膜破或去蹄甲，则气泄而不能香）。每腿十斤，用燥盐五两（盐不燥透，则卤味入腿，而带苦）竭力擦透其皮，然后落缸。脚上悬牌，记明月日[1]。缸半预做木板为屉，屉凿数孔，将擦透之腿，平放板屉之上，余盐均洒腿面。腿多则重叠之，不妨。盐烊为卤，则从屉孔流之缸底，腌腿以此为要诀。盖沾卤则肉霉而必苦也。既腌旬日[2]，将腿翻起，再用盐如初腌之数，逐腿洒匀。再旬日，再翻起，仍用盐如初腌之数，逐腿洒匀。再旬日，自初腌。至此匝[3]一月也，将腿起缸，浸溪中半日，刷洗极净，随悬日中晒之。故起缸必须晴日，若雨雪不妨迟待。如水气晒干之后，阴雨则悬当风处，晴霁[4]再晒之。必须水气干尽，皮色皆红，可不晒矣。修圆腿面。入夏起花，以绿色为上，白次之，黄、黑为

① 月口：日期。

② 旬日：一旬，十天。

③ 匝：指周转。

④ 霁（jì）：雨雪停止，天放晴。

下。并以菜油遍抹之。若生虫有蛀孔，以竹签挑出，菜油灌之。入伏，装入竹箱盛之。苟知此法，但得佳猪，处处可造（常州造腿，未得之法）。且后腿之外，余肉皆可按法腌藏。虽补力较逊，而味亦香美。以为夏月及忌新鲜者之用。

噤口痢：腌肉脯煨烂食。

中诸肉毒及诸食停滞，恶痢不瘳。并用陈火腿骨煅存性，研，开水下。

按纪文达公①云：油腻得灰即解散。故油腻凝滞之病，即以其物烧灰调服，自愈。犹之以灰浣垢耳。余谓尚未尽然，如过食白果、荔枝而醉者，即以其壳煎汤饮之，立解。吾杭市脯独香黏味美者，其煮猪肉或羊肉锅中之汤，永不轻弃，但日撇浮油，加盐添水煮之，名曰"老汁"，故物易化也。即纯用秋油②、醇酒煨鸡、鸭、鹿、豕③等肉之卤锅，亦功在老汁，故味美易糜。观此则食物不消，当以本物消之之义，别有至理存焉！

【译】（另一个名字叫"火腿"）火腿味甘、咸，性温。能够补脾开胃、滋肾生津、益气血、充精髓；还能够治虚劳怔忡、止住虚痢泄泻、强健腰脚、治愈漏疮。火腿以金华东阳冬天腌制的为最好，浦江、义乌稍微差一些，其他地方腌

---

① 纪文达公：纪昀，字晓岚。清代文学家。

② 秋油：指深秋第一抽的酱油。

③ 豕（shǐ）：猪。

制的都比不上。火腿存放超过两年，就成为陈腿了。火腿的味很是香美，比珍馐还要美味，用来养老补虚，真是极品。取猪脚骨上的第一刀（俗名"腰封"），刮去污垢后洗干净，整块地放在盘子里，置于饭锅上干蒸焖透。像这样连做七次，使火腿蒸得极烂且味全力厚，切成片吃最能补人。但必须是上品中的上品，才值得这样蒸食。否则不是咸就是咬不动。有老人牙齿掉了的、病后脾虚少运的，就用火腿来熬汤，撇去油以后，只喝汤汁就行了。外感风寒还没好清、湿热内恋、积滞未干净、胀闷未消的人都应忌食火腿。流行性的传染病痊愈后，过早地吃火腿，反而不能增添力量。有的人会导致浮肿，都是留在身上的邪气还没有消除干净就过早地食用火腿的缘故。

附腌火腿的方法：每年的十一月初，选取又嫩又壮的花猪的后腿（因为花猪的蹄甲肯定是白的。将猪后腿煺净后取下来，不要去掉蹄甲，不要灌气，也不要泡水)，用力从爪子向上紧捋，有一股血向腿面流出，立即把它擦去（这股血不挤出来，到夏天必然发臭）。把腿晾一两天，等干了之后，把腿面的浮油，细细地剔净，不要划破了膜（如果膜破了或者去掉了蹄甲，就会泄气，肉就不香了）。每一只重十斤左右的腿，用五两干燥后的盐（如果盐没有干燥透，卤味入腿后，就会有苦味）用力地擦透肉皮，然后放入缸里。猪脚上要挂一个牌子，记明日期。在缸中放入事先用木板做成屉板，在上面凿上几个孔，再把擦透皮的猪腿，平放在板屉之上，剩余的盐都撒在猪腿的表面。如果腌的猪腿多，可以重叠起来，不会有影响。盐溶化成盐卤，就从屉孔流到缸底，腌猪腿这是要诀。因为沾上卤汁，肉会发霉且味道肯定变苦。腌制十天后，把腿翻起来，再用和初腌时分量相等的盐，将腿一个个撒匀。再过十天，再翻起，仍然用和初腌时分量相等的盐，将腿一个个撒匀。再过十天，依旧按照之前的方法腌。到这时就已经腌制一个月了，可以将猪腿起缸，在水里浸泡半天，刷洗得非常干净，立即就放到太阳底下去晒。所以起缸必须在晴天，如果遇到雨雪天气，不妨再等一等。水气晒干后，遇到阴雨天就把腌好的腿悬挂在通风的地方，天晴之后再继续晒。必须要把水气晒尽，猪腿的皮色发红后，可以不晒了。然后再把猪腿修整成圆的。入夏以后要出现霉花，以绿色为好，白色次之，黄、黑色为最差。再用菜油把腌腿整个涂抹一次。如果生虫有了蛀孔，用竹签把虫挑出来，再把菜油灌进去。入伏以后，将腌猪腿装到竹箱里存放起来。掌握了这种方法，只要得到肉质好的猪腿，在任何地方都可以腌制（常州人腌制火腿，没有掌握这个方法）。而且除了后腿之外，其他的肉都可以用这个方法腌制储藏。火腿虽然补养身体的功效稍差一些，但味道也很香美。腌制好的腿或肉，可以作为夏天和不能吃新鲜肉的人的食物。

噤口痢：将腌肉脯煨烂后食用。

中了各种肉的毒或吃了各种食物造成不消化、恶性痢疾不能痊愈：将陈火腿骨烤干且存性，研碎，用开水送下。

纪晓岚曾说：油腻的东西遇到灰就会解散开来。所以油腻凝滞的病症，就把它本身烧成灰调服，疾病自然就会痊愈。就像是用灰来洗去污垢一样。我说他还没有说完全，如果过多地食用白果、荔枝而醉倒的人，就用白果、荔枝壳煎水来喝，症状立刻就解除了。我们杭州市场上卖的脯肉独独香黏味美的原因就是，那煮猪肉或煮羊肉锅里的汤，永远都不会随便倒掉，只是每天把上面的浮油撇去，加盐添水再煮，把这个汤称为"老汤"，所以被放进去的肉容易煮烂。就是纯用秋油、醇酒来煨鸡、鸭、鹿、猪等肉的卤锅，它的功劳也在于老汤，味道美又容易烂。看这种情况就明白了食物不消化，应当用本物来消化它自己的道理，真是有深刻的意义啊！

猪脂

（俗呼板油）甘，凉。润肺，泽槁[1]濡枯，滋液生津。息风化毒，杀虫清热，消肿散痈，通腑除黄，滑胎长发。以白厚而不腥臊者良。腊月炼之，瓷器收藏，每油一斤，入糖霜一钱于内，经久不坏，暑月生猪脂，以糖霜腌之，亦可久藏。此物性之相制也。外感诸病，大便滑泻者均忌。

---

① 槁（gǎo）：干枯。

胞衣^①不下，小便不通：并以猪脂一两、水一盏煎数沸，服。

小儿蛔病羸瘦：频服猪油。

中诸肝毒：猪油一盏顿服。

痘疮，便秘四五日：肥猪脂一块，水煮熟，切如豆大与食，自然脏腑滋润，痂亦易落，无损于儿。

乳痈，发背^②诸肿：猪脂切片，冷水浸贴，热即易，以散尽为度。

误吞铁钉：猪脂多食，令饱，自然裹出^③。

【译】（俗称"板油"）板油味甘，性凉。能够润肺、润泽干枯的脏器、滋生津液；还能够息风化毒、杀虫清热、消肿散痛、疏通脏腑、除去黄病、滑胎、长发。以又白又厚而没有腥臊味的板油为好。腊月里炼出的猪油，用瓷器收藏起来，每一斤油里加入一钱的糖霜，可以长期不坏。夏天的生猪油，用糖霜腌起来，也可以长期存放。这是物性互相制约的缘故。外感的各种病和大便滑泻的人都应当忌食猪油。

妇女生产后胞衣下不来、小便不通：用一两猪油、一杯水煮开几次，凉后服下。

儿童因蛔虫病而瘦弱：经常服用猪油。

中了各种动物的肝毒：服下一杯猪油可以解毒。

① 胞衣：包裹胎儿的膜和胎盘。

② 发背：痈疽之生于脊背部位的，统称"发背"。

③ 裹出：钉子被油裹住，随大便排泄出来。

患痘疮或便秘四五天的人：将一块肥猪油用水煮熟，切得像豆子一样大，吃下去，使脏腑自然滋润，各种痂也容易脱落，对儿童身体没有伤害。

乳痈、发背等各种肿毒：将猪油切成片，用冷水浸泡后贴于患处，油片热了就更换，以把肿毒散尽为止。

不小心吞下铁钉子：多吃猪油，吃饱后油就会裹住钉子，随大便排泄出来。

猪脑

性能柔物。可以熟皮，涂诸痈肿及手足皲裂①，皆效。多食损人，患筋软②阳痿。

【译】猪脑的性能可以使物柔软。可以熟皮，把猪脑涂在各种痈肿的患处及手脚干裂的部位，都有效果。但吃多了会损害人的健康，让人患筋软和阳痿。

猪胰

（俗作胰）甘，平。润燥，涤垢化痰，运食清胎，泽颜止嗽。凡妇人子宫脂满不受孕及交合不节，而子宫不净者，皆宜蒸煮为久食，自可受孕。妊妇食之，蠲胎垢③，其儿出痘必稀。小儿食之，消积滞，可免疳黄诸病。且血肉之品，无克伐④之虞，虽频食亦无害也。所谓泽颜止嗽者，非用以

---

① 皲裂：皮肤因寒冷或干燥而破裂。

② 筋软：筋骨酥软。

③ 蠲（juān）胎垢：除去粘在物体上的脏东西。蠲，同"捐"，除去。

④ 克（kè）伐：损害。

作面脂而治肺也。食此则痰垢潜消①，无秽浊熏蒸之弊，容颜自泽，而咳嗽自平矣。

【译】（俗称"猪胰子"）猪胰子味甘，性平。能够润燥、涤垢化痰、运食清胎、泽颜止嗽。凡是妇女子宫脂肪太厚不能受孕，和因性交不节制，而使子宫不干净的人，都适合把猪胰子或蒸或煮制成菜肴，长期吃，自然就能够受孕。妊妇吃猪胰子，可以除去胎儿身上的污垢，她的孩子出痘一定会很稀少。儿童吃猪胰子，可以消除积滞、避免患上疳黄等各种病症。而且这是血肉的物品，人的身体没有被伤害的忧虑，即使频频地食用也没有什么害处。所谓泽颜止嗽的意思，并不是用它作为面脂擦在脸上而能够治肺止嗽。而是吃猪胰子后痰垢能悄然地消失，没有污秽肮脏熏蒸的弊端，容颜自然润泽，而咳嗽也自然就平复了。

猪肺

甘，平。补肺，止虚嗽，治肺痿咳血、上消②诸症，用须灌洗极净、煮熟，尽去筋膜，再煮糜化食。或和米作粥，或同苡仁末为羹，皆可。猪之脏腑，不过为各病引经③

---

① 潜消：指隐隐地消失。

② 上消：病名。又称膈消、消心。《素问病机气宜保命集·消渴论》："上消者上焦受病，又谓之膈消病也。多饮水而少食，大便如常，或小便清利，知其燥在上焦也。"以大渴引饮为主症，或见小便甜。多因心肺火炽所致。

③ 引经：指引经药。引经药指药物对机体某部分的选择性作用，即某些药对某些脏腑经络有特殊的亲和作用，因而对这些部位的病变起着主要或者特殊的治疗作用。

之用，平人不必食之。不但肠胃垢秽可憎，而肺多涎沫[1]，心有死血[2]，治净匪[3]易，烹煮亦难。君子不食豢[4]腴，有以夫[5]。

【译】猪肺味甘，性平。它能够补肺、止虚嗽、治疗肺痿咳血和上消等各种病症。猪肺在用的时候必须洗得极干净、煮熟，把筋膜去尽，再煮烂煮化后食用。或者和米一起煮粥，或者和薏仁末一起煮羹，都可以。但吃猪的脏腑，不过是作为治疗各种病引经之用，没有病的人不必食用。不只是肠胃里的脏东西叫人恶心讨厌，而且肺心都不干净，肺有口水，心有淤血，想收拾干净很不容易，烹煮也困难。所以说君子不吃喂养的牲畜身上的东西，是有缘故的啊!

猪心

甘、咸，平。补心，治恍惚惊悸、颠痫忧恚[6]诸症。皆取其引入心经，以形补形，而药得祛病以外出也。煮极难熟。余病皆忌。

【译】猪心味甘、咸，性平。能够补心、治疗精神恍惚、惊悸、癫痫、忧恚等各种病症。都是取它能把药引入心

---

① 涎沫：口水。

② 死血：淤血。

③ 匪：通"非"。

④ 豢（huàn）：喂养的牲畜。

⑤ 有以夫：是有缘故的啊。

⑥ 恚（huì）：怨恨，恼怒。

脏的经脉。因为猪心的外形像人心的外形，以形补形，而且"药"能够祛除上述病症，使病排出体外。猪心很难煮熟。除上述病症外，其他的病都要忌食猪心。

猪肝

甘、苦，温。补肝明目，治诸血病，用为向导。余病均忌，平人勿食。

打伤青肿：炙猪肝贴之。

一切痈疽初起：新宰牡①猪肝，切如疮大一块，贴之，以布缠定，周时即愈。肝色变黑，狗亦不食。

阴痒：炙猪肝纳入，当有虫出。

【译】猪肝味甘、苦，性温。能够补肝明目、治疗各种血病，它可以作为治病的向导。其他的病都要忌食猪肝，没有病的人不要吃。

被打伤、皮肤青肿：将猪肝烤过贴于伤处。

一切痈疽刚刚发起：将新宰的公猪的猪肝，切成像疮一样大的块，贴于患处，用布缠好，二十四小时就痊愈了。肝的颜色变成黑的，狗都不吃。

妇女阴道发痒：将烤猪肝放进阴道，可以把虫引出来。

猪胆

苦，寒。补胆清热，治热利②，通热秘，杀疳虫，去目

---

① 牡：雄性。

② 热利：热性的腹泻。

翳，敷恶疮，治阙①颠疾②。浴婴儿，沐发生光。

小儿初生：猪胆汁入汤浴之，不生疮疥。

喉痹：腊月朔，取猪胆不拘大小，五六枚，用黄连、青黛、薄荷、僵蚕、白矾、朴硝③各五钱装入胆内，青纸包了。掘一地窟，深方各一尺，以竹横悬此胆于内，用板盖定。候至立春日取出，待风吹去青纸胆皮，研末密收。每吹少许。

赤白痢④：腊月猪胆百枚，俱盛黑豆入内，着麝香少许，阴干。每用五七粒为末，生姜汤下。

疔疮恶毒：腊月猪胆风干，和生葱捣敷。

烫火伤：猪胆汁，调黄檗⑤末，涂。

【译】猪胆味苦，性寒。能够补胆清热、治疗热痢、疏通热秘、杀死疳虫、去掉目翳、敷治恶疮、治疗昏厥和头首疾病；还可用猪胆来给婴儿洗澡，也可用来洗头发，头发会很光亮。

新生儿：洗澡时放一点猪胆汁进去，孩子就不会生疥疮。

患了喉痹：腊月初一的时候，取来五六枚猪胆，不论大

---

① 阙（jué）：昏厥。因脑部短暂缺血引起供氧不足而短时间失去知觉。心情过分悲痛、精神过度紧张、大出血、心脏疾患等都能引起昏厥。

② 颠疾：头首疾病。

③ 朴（pò）硝：含有食盐、硝酸钾和其他杂质的硫酸钠，是海水或盐湖水熬过之后沉淀出来的结晶体。可用来硝皮革，医药上用作泻药或利尿药。

④ 赤白痢：中医学病名。因下痢脓血，赤血相杂，故名。

⑤ 黄檗（bò）：芸香料。中医学上入药，主治热痢，泻火解毒等。

小，将黄连、青黛、薄荷、僵蚕、白矾、朴硝各五钱装入猪胆内，用青纸包好。挖一个地窟，深、长、宽各一尺，用竹竿横在洞口，把猪胆悬挂在洞内，再用木板盖住洞口。等到立春的那一天将猪胆取出来，挂在通风的地方，等到风吹去青纸和胆皮，就取下来研成末收藏好，每次向病人喉咙吹入少许。

赤白痢：腊月的时候取一百个猪胆，都装入黑豆，再加少许麝香，然后将猪胆阴干，每次取出五至七粒，研成细末，用生姜煮水送下。

疗疮恶毒：腊月的时候将猪胆风干，加入生葱捣烂，敷于患处。

火烫伤：将猪胆的汁，调入黄檗末，涂于患处。

猪腰子

（猪内肾也）甘、咸，平。煮极难熟，俗尚嫩食，实生啖也。

腰痛等症：用以引经，殊无补性。或煮三日，俾极熟如泥，以为老人点食，颇可耐饥。诸病皆忌，小儿尤不可食。

痈疽发背初起：猪腰子一对，同飞面杵如泥，敷。

【译】（就是猪的内肾）猪腰子味甘、咸，性平。煮时很难煮熟，一般都喜欢吃嫩的，实际上就是吃生的。

腰疼等病：可用猪腰子来引经，其他的补性是没有的。还有，将猪腰连煮三天，使它极熟极烂像泥一样，老年人可以作为点心来食用，很耐饥饿。患各种病都要忌食猪腰子，小孩子尤其不能吃。

痈疽发背刚刚起来：将一对猪腰子，和入白面一起捣得像泥一样，敷于患处。

猪石子

（外肾也）甘、咸，温。通肾。治五癃[1]、奔豚[2]、茎痛、阴阳易、少腹急痛、颠痫、惊恐、鬼疰、蛊毒诸症，无是病者，勿食。

【译】（就是猪的外肾）猪石子味甘、咸，性温。它的功效和禁忌与肾一样，可以治疗小便不利、奔豚气、阴茎疼痛、阴阳颠倒、小腹急痛、癫痫、惊恐、鬼疰、蛊毒等病症。没有这些病的人，不要吃猪石子。

猪脾

（一名联贴，俗名草鞋底）甘，平。消痞，甚不益人。

【译】（另一名字叫"联贴"，俗名"草鞋底"）猪脾味甘，性平。它能够消除腹内硬块，对人是有消耗的。

猪胃

（俗呼猪肚）甘，温。补胃，益气充饥。退虚热，杀

---

[1] 癃（lóng）：小便不利。

[2] 奔豚：一般指奔豚气。奔豚气属内科病症，是指患者自觉有气从小腹上冲胸咽的一种病症。由于气冲如豚之奔突，故名奔豚气。病名见《金匮要略·奔豚气病脉证治》。亦称奔豚、贲豚、贲豚气。

劳虫，止带浊、遗精，散症瘕①积聚。肉厚者良，须治洁煨糜，颇有补益。外感未清、胸腹痞胀者，均忌。

胎气不足或屡患半产②及娩后虚羸：猪肚煨糜，频食。同火腿煨尤补。

中虚久泻：猪肚一枚，入蒜煮糜，杵烂，丸梧桐子大，每米饮下三十丸。

虚弱遗精：猪肚一枚，入带心连衣红莲子，煮糜，杵，丸桐子大，每淡盐汤下三十丸。

【译】（俗称为"猪肚"）猪肚味甘，性温。能够补胃、益气充饥；还能清退虚热、杀死劳虫、制止带浊和遗精、散腹内积聚的结块。猪肚以肉厚实的为好，必须收拾整治得十分干净，煨煮得极烂，对人很有补益。外感还未痊愈、胸腹痞胀的人，都应当忌食猪肚。

妇女胎气不足或者经常流产和分娩后身体虚弱：将猪肚煨得极烂，经常吃。与火腿一同煨煮，非常补人。

脾胃虚弱、长期拉肚子：取一个猪肚，装入蒜后再煮至非常烂，捣烂，做成梧桐子大小的丸子，每次服下三十丸。

男子虚弱遗精：取一个猪肚，装入带心的连衣红莲子，煮烂，捣烂，做成梧桐子大小的丸子，每次用淡盐水服下三十丸。

① 症瘕（jiǎ）：中医学病名。指腹内结块。以坚硬不易推动，痛有定处为症。聚散无常，痛无定处为"瘕"。

② 半产：通称小产或小月。

猪肠

甘，寒。润肠，止小便数，去下焦风热。疗痢、痔、便血、脱肛。

治净，煨糜食。外感不清、脾虚滑泻者，均忌。

肠风脏毒，血痢不已，脱肛出血：并以猪大肠入槐花①末令满，缚定，以醋煮烂，捣，丸梧子大。每二十丸，米饮下。

【译】猪肠味甘，性寒。能够润肠、减少小便次数、除去下焦的风热。可以治疗痢疾、痔疮、便血、脱肛等病症。

将猪肠整治干净，煨烂后再吃。外感还没完全痊愈、脾虚、滑泻的人，都应当忌食。

肠风脏毒、血痢不已和脱肛出血：将槐花研成末装入猪大肠，装满后绑起来，用醋蒸煮烂，再捣烂，做成梧桐子大小的丸，每次取二十九，用米汤服下。

猪脬②

甘、咸，凉。炙食，治梦中遗溺③。

【译】猪尿脬味甘、咸，性凉。烤着吃，治疗梦中遗尿。

---

① 槐花：槐树之花，中医学上以此入药，治肠风泻血等症。

② 猪脬：猪尿脬，猪的膀胱。

③ 遗溺：遗尿。

猪脊髓

甘，平。补髓养阴，治骨蒸[①]劳热[②]，带浊遗精。宜为衰老之馔。

【译】猪脊髓味甘，性平。能够补髓养阴，也能够治疗结核、劳热、带浊、遗精。适合作为身体衰弱和老年人的馔食。

猪血

咸，平。行血杀虫，余病皆忌。

【译】猪血味咸，性平。能够行血杀虫，除此之外的病都应该忌食猪血。

猪蹄爪

甘、咸，平。填肾精而健腰脚，滋胃液以滑皮肤，长肌肉。可愈漏疡，助血脉，能充乳汁。较肉尤补，煮化易凝。宜忌与肉同。老母猪者胜。

妇人无乳及乳痈发背初起：并以母猪蹄一双，通草[③]同煮食，并饮其汁。

硇砂[④]损阴：猪蹄一只、浮萍三两煮汁渍之，冷即出，以粉敷之。

---

① 骨蒸：结核。骨蒸是虚热的一种，临床常称作"骨蒸潮热"。骨蒸潮热乃久病阴虚而致，即感觉有热感自骨内向外透发。

② 劳热：指各种慢性消耗性疾病中出现的发热现象，如五劳七伤所产生的虚热。

③ 通草：中药名。

④ 硇（náo）砂：矿物名。中医学上用作消积软坚药，性温，味咸、苦、辛，有毒。内服用微量，主治噎膈反胃、内积症瘕等症。

【译】猪蹄味甘、咸，性平。能够填补肾精而强健腰脚、滋养胃液使皮肤光滑、增长肌肉；还可以治愈漏疮和清痈、资助血脉运行、补充乳妇的乳汁。猪蹄比猪肉更补，煮化以后易于凝固。它所适宜的与忌讳的都和猪肉一样。以老母猪的蹄爪为最好。

产妇无乳和乳痈发背刚刚起来：用一对母猪蹄，和入通草一起煮后吃，并且喝下汤汁。

硇砂损阴：将一只猪蹄、三两浮萍煮水，清洗患处，身体中的阴冷就会逼出来，再用粉敷在上面。

猪乳①

甘、咸，凉。初生小儿饮之，无惊痫、痘疹之患。大人饮之，可断酒。

【译】母猪的奶水味甘、咸，性凉。新生儿喝后，能够除去惊痫、起痘疹的忧虑。成人喝后，可以戒酒。

狗肉

（广南名曰地羊）《本草》云：味酸，温。中其毒者，杏仁解之。孕妇食之，令子无声。时病后，食之必死，道家谓之地厌。

【译】（广南人称之为"地羊"）《本草纲目》中记载：狗肉味酸，性温。如果中了狗肉毒，吃杏仁可以解毒。如果孕妇吃了狗肉，生下的孩子不会说话（这种说法没有科学依

① 猪乳：母猪的奶水。

据）。患流行性传染病后，如果吃了狗肉，必定会死。道家把狗肉称为"地厌"。

羊肉

甘，温。暖中补气，滋营。御风寒，生肌健力。利胎产，愈疝，止疼。肥大而嫩，易熟不膻者良。秋冬尤美，与海参、芦菔、笋、栗同煨，皆益人。加胡桃煮，则不膻。多食动气生热，不可同南瓜食，令人壅气发病。时感前后、疟痢痔疸、胀满颠狂、哮嗽、霍乱诸病及痧痘、疮疥初愈，均忌。新产后，仅宜饮汁，勿遽①食肉。

产后虚羸、腹痛觉冷、自汗②带下③或乳少或恶露不已：均用羊肉切治如常，煮糜食之。兼治虚冷劳伤、虚寒久疟。

【译】羊肉味甘，性温。能够暖中补气、滋养营气；还能够抵御风寒、生长肌肉、强健筋骨；还有利于胎儿的生长及妇女的分娩，并能治愈疝气，还能止痛。羊肉以又肥又大又嫩的、容易熟而且不膻的肉为最好。秋天和冬天的羊肉最为美味，与海参、萝卜、竹笋、栗子一起煨，都对人有好处。加入胡桃煮，就不会有膻味。但吃多了会动气生热，不能和南瓜一起吃，会让人气脉阻塞而引发病症。患流行传染

---

① 遽（jù）：急，仓猝。

② 自汗：中医的病症名。指的是阴阳失调，腠理不固而致汗液外泄失常的病症。其中白天汗出，动则尤甚者，称为自汗。

③ 带下：中医的病症名。是妇女常见病、多发病。带下病是指带下量明显增多，色、质、气味异常，或伴有全身或局部症状。

病的前后，疟疾、痔疮、胀满、癫狂、哮喘、咳嗽和霍乱等各种病症的人以及瘰疬、疥疮刚刚痊愈的人，都要忌食羊肉。刚生过孩子的人，只适宜喝一点羊肉汤，不要立即就吃羊肉。

妇女产后虚弱、腹痛、感到寒冷及自汗带下或者乳汁少、恶露长时间不停：都可以把羊肉像平常一样切割整治，煮得极烂再食用。羊肉还能兼治虚冷劳伤和虚寒久疟。

羊脂①

甘，温。润燥，治劳痢，泽肌肤，补胃耐饥，御风寒，疗瘘痹，杀虫，治癣，利产，舒筋，多食滞湿酿痰。外感不清、痰火内盛者，均忌。

妇人阴脱，赤丹如疥：并煎羊脂涂。

发背初起：羊脂切片，冷水浸贴，热即易之。

误吞针铁：多食羊脂，则自下。

【译】羊油味甘，性温。能够润燥、治劳痢、泽肌肤、补胃耐饥、抵御风寒、治疗瘘症和痹症、杀虫、治癣、能使妇女生产顺利和舒通筋络，吃多了会滞湿酿痰。外感未愈的人和痰火内盛的人，都要忌食羊油。

妇女阴脱，赤丹如疥：将羊油煎化，涂于患处。

发背刚刚起来：将羊油切成片，用冷水浸泡后贴于患处，羊油片变热后就更换。

——————————————

① 羊脂：羊的脂肪油。

不小心吞下铁针：多吃一些羊油，铁针自然会随着大便排出。

羊脑

甘，温。治风寒入脑。头疼久不愈者良，多食发风生热，余病皆忌。

【译】羊脑味甘，性温。能够治疗风寒侵入大脑。羊脑对头疼长期不能治愈的人有效果，吃多了会使人发风生热，除此之外的病都应该忌食。

羊骨髓

甘，温。润五脏，充液，补诸虚。调养营阴[1]，滑利经脉，却[2]风化毒，填髓耐饥。衰老相宜，外感咸[3]忌。

【译】羊骨髓味甘，性温。能够润泽五脏、补充津液、滋补各种虚；还能够调养营阴、滑利经脉、去风化毒、填充骨髓、耐饥饿。衰弱的人和老年人都适宜吃羊骨髓，但外感的人都要忌食。

羊血

咸，平。生饮止诸血，解诸毒，治崩衄及死胎不下。产后血闷欲绝，胎衣不落，并误吞一切金石、草木、蜈蚣、水蛭[4]者，均宜热服，即瘳。熟食，但能止血。患肠风、痔血

---

① 营阴：营气和精血津液。

② 却：去。

③ 咸：这里为都、皆之意。

④ 水蛭（zhì）：蚂蟥。

者，宜之。

【译】羊血味咸，性平。生饮羊血能够止住各种出血、解各种毒、治崩衄和胎死腹中不下。如果产后血闷欲绝和胎衣不落，还有不小心吞下金石、草木、蜈蚣、水蛭等情况，都适宜热服羊血，立刻就能痊愈。熟食，只能止血。患了肠风、痔疮出血的人，都适宜食用羊血。

羊脊骨

甘，温。补肾，利督①强腰。胫骨磨铜，头骨消铁。

赢老胃弱：羊脊骨一具搥碎，熬取浓汁，煮粥常食。

肾虚腰痛：羊脊骨一具搥碎，熬取浓汁，和盐料食。

膏淋②虚浊、虚利：羊脊骨煅，研末，米饮下二钱。

误吞金银、铜钱：羊胫骨煅，研，三钱米饮下。

误吞铁物：羊头骨煅，研，调稀粥食。

【译】羊脊骨味甘，性温。能够补肾、利中焦、强腰。羊胫骨可以磨碎铜，头骨可以消化铁。

衰弱的人和老年人胃弱：将一副羊脊骨搥碎，熬成浓汤，用来煮粥，经常食用。

肾虚腰痛：将一副羊脊骨搥碎，熬成浓汤，加入盐和作料食用。

膏淋虚浊、虚利：将羊脊骨烧烤研成末，取两钱用米汤

---

① 督：中间。这里指中焦。

② 膏淋：病名。

送下。

不小心吞了金银、铜钱：将羊胫骨烧烤后研成末，取三钱用米汤送下。

不小心吞了铁物：将羊头骨烧烤后研成末，调到稀粥中食用。

羊肺

甘，平。补肺气，治肺痿，止咳嗽，行水^①，通小便；亦治小便频数。病后、产后、虚羸老弱，皆可以羊之脏腑煮烂食之。外感未清者，均忌。

【译】羊肺味甘，性平。能够补肺气、治疗肺痿、止住咳嗽、行水、疏通小便；也能治疗小便过频。病后、产后和虚弱的人及老年人，都可以把羊的脏腑煮烂食用。但是外感还没有完全痊愈的人，必须忌食。

羊心

甘，平。补心，舒郁结，释忧恚。治劳心膈痛，如神。余先慈，若节抚孤，遂患此症，诸药不应，食此即愈，后屡发，用之辄效，久食竟痊。

【译】羊心味甘，性平。能够补心，舒解郁结，释解忧虑怨恨。还能治疗劳心膈痛，像神一样灵验。我的母亲，苦苦守节抚养孤儿，于是得了这种病，什么药都治不好，吃了

---

① 行水：治疗学术语，指一种治法。即宣畅气机，通调水道，利水祛湿的方法。适用于肺气不宣，脾不运湿，气化失常所致的水湿停滞病症。

羊心之后就痊愈了。以后又屡屡发作，（就坚持吃羊心）长期食用后彻底痊愈了。

羊肝

甘，凉。补肝明目，清虚热，息内风，杀虫，愈痫，消疳、蠲忿，诸般目疾。并可食之。

【译】羊肝味甘，性凉。能够补肝明目、清除虚热、平息内风、杀死虫子、治愈癫痫、消解疳积和蠲除愤懑、治疗各种眼睛的疾病。一并都可以食用羊肝。

羊胆

甘，寒。清胆热，补胆汁。专疗诸般目疾，兼治虫毒、疮疡。

目疾：羊胆汁点，或煮熟吞之。

代指①：以指刺②热汤中七度③，刺冷水中三度，随以羊胆汁涂之。

【译】羊胆味苦，性寒。能够清胆热、补胆汁。羊胆专门治疗各种眼病，兼治虫毒、疮疖、溃疡。

眼病：用羊胆汁点眼睛，或者将羊胆煮熟后食用。

代指：先把手伸到热水中七次，再伸入冷水中三次，然后用羊胆汁涂抹。

---

① 代指：《本草纲目·诸疮》"手疮"注："代指生指甲旁，结脓脱爪……"

② 刺：伸入。

③ 度：次。

羊腰子

（羊内肾也）甘，平。补腰肾，治肾虚、耳聋。疗症瘕，止遗溺，健脚膝，理劳伤。

【译】（就是羊的内肾）羊腰子味甘，性平。能够补养腰肾、治疗肾虚和耳聋；还能治疗症瘕、止住遗尿、强健脚和膝盖、理疗劳伤。

羊石子

（外肾也）甘，温。功同内肾，而更优，治下部虚寒、遗精、淋带、症瘕、疝气、房劳内伤、阳痿、阴寒诸般隐疾。并宜煨烂，或熬粥食，亦可入药用。下部火盛者忌之。

【译】（就是羊的外肾）羊石子味甘，性温。它的功用和内肾相同，但是比内肾更好。羊石子能够治疗下部的虚寒、遗精、淋带、症瘕、疝气、因房事劳累而造成的内伤、阳痿、阴寒等各种隐疾。吃的时候都应该煨烂，或者熬粥食用，也可以入药食用。身体下部火气大的人应当忌食。

羊脬

甘，温。补脬损，摄下焦之气。凡虚人或产后患遗溺者，宜之。

【译】羊尿脬味甘，性温。能够修补脬的破损、摄下焦之气。凡是虚弱的人、患遗尿的产妇，都适合食用。

羊胃

（谷名羊膍）甘，温。补胃益气，生饥[1]，解渴耐饥，行水止汗。

【译】（俗称"羊肚"）羊肚味甘，性温。能够补胃益气、生长肌肉、解渴、耐饥饿、行水止汗。

羊肠

甘，温。补气，健步固精，行水厚肠，便溺有节。故董香光[2]秘传药酒方，以之为君也。捶熟为线，坚韧绝伦。补力之优，于此可见。

【译】羊肠味甘，性温。能够补气、使人步履稳健并坚固男子之精、行水厚肠、使人便溺有节。所以董其昌秘传的药酒方中，把羊肠当作最好最重要的一味药物。如果把羊肠捶熟搓成线，坚韧得无法比拟。它有补充力气的优点，从这里就可以看出来。

牛肉

章杏云云：牛为稼穑[3]之资，天子无故不忍宰，祭祀非天神不敢歆[4]，岂可妄杀乎？及观庄子[5]牺牛[6]，耕牛之喻，

---

① 饥：疑为"肌"。

② 董香光：董其昌（公元1555—1636年），明代书画家，华亭（今上海市松江）人。

③ 稼穑（sè）：播种和收获，泛指农业劳动。

④ 歆（xīn）：通"馨"。古代人认为祭祀时，神灵先享用其气，叫"歆"。

⑤ 庄子：战国时哲学家，名周，宋国蒙（今河南商丘东北）人。

⑥ 牺牛：指古代用于祭祀而宰杀的牛。

知古人宰杀者惟牺牛，而耕牛必不杀也。袁存斋云：天生万物，大概以有用于人为贵。律文①宰牛马有禁，宰羊豕无禁。所以然者，羊豕无用于人，而牛马有用于人也。按此二说，皆通儒②之论。余家世不食牛，奉祖训而守礼法。非有惑于福利之说也，故不谱其性味。中其毒者，杏仁芦根汁，稻秆煎浓汁，人乳并可解之。

汪谢城曰：牛肉亦有可食者，其祭祀之胙③乎？每见不食牛者，以此胙赐舆儓④，不免亵越。余有一法，以此牛供祭之后，用合霞天胶、黄明胶诸药，不亵神余，又治民病，最为两得。

【译】章杏云说：牛为农业生产的资本，皇上如果没有原因都不忍屠宰，祭祀时不是天神不敢享用，又怎么可以随便杀牛呢？等我看到庄子对牺牛、耕牛的比喻，才知道古人宰杀的只是用于祭祀的牺牛，而耕牛是肯定不会被杀的。袁存斋说：天生万物，大概都是把有用于人的当作最贵重的。从前政府的规章上，宰牛、马是有禁令的，而宰羊、猪却没有禁令。这样做是因为羊、猪对人是没有用处的，而牛、马却是有用于人的。这两种说法，都是一般的读书人的理论。而我家世代都不吃牛肉，遵循祖先的遗训且也遵守法律制

① 律文：规章，戒律。

② 通儒：一般的读书人。

③ 胙（zuò）：古代祭祀用的肉。

④ 儓（tái）：古代官署中的仆役。

度，并不是听从了牛、马对人有用处的说法才这样做的，所以我在本书里也不写牛的性味。如果中了牛肉之毒，用杏仁、芦根汁、稻秆煮成浓汁（可以解毒），饮用人乳也可以解毒。

汪谢城说：牛肉也有可以吃的，难道是用于祭祀的肉吗？经常见到不吃牛肉的人，把这祭祀用的牛肉赏给众仆役，未免有点不尊重神灵。我有一个办法，把牛肉用于祭祀后，再用它来和霞天胶、黄明胶等配制各种药，既不亵渎神灵，又能为民治病，这就是一举两得。

马肉

辛、苦，冷，有毒。食杏仁或饮芦根汁解之。其肝，食之杀人。

【译】马肉味辛、苦，性冷，有毒。（如中了马肉的毒）吃杏仁或饮芦根汁可以解毒。马肝，吃后要人命。

驴肉

酸，平，有毒。动风，反荆芥，犯之杀人。

【译】驴肉味酸，性平，有毒。吃驴肉会引发动风，与荆芥的性相反（不能同食），误食会要人命。

骡肉

辛、苦，温，有毒。孕妇食之，难产。

【译】骡肉味辛、苦，性温，有毒。孕妇吃了骡肉，会造成难产。

野猪①肉

甘，平。补五脏，润肌肤，治颠痫、肠风、痔血。禁忌与猪肉同。蹄爪，补力更胜。一切痈疽不敛，多年漏疮，煨食即愈。其脂，腊月炼过，收藏，和酒服，令妇人多乳，服十日后，可给三四儿。素无乳亦下。亦可涂肿毒、疥癣。

【译】野猪肉味甘，性平。能够补养五脏、润泽肌肤；还能治疗癫痫、肠风和痔血。它的禁忌和猪肉是一样的。野猪的蹄爪，滋补力更大。一切痈疽疮口不能收敛愈合及多年的漏疮，把野猪的蹄爪煨烂食用，病就可以好了。野猪的油脂，在腊月里炼过之后收藏起来，调到酒里服用，能使产妇增加乳汁，服用十天后，就可以供三四个小孩子吃奶。平常没有乳汁的产妇，饮用后，乳汁也会下来。还可以用来涂抹肿毒和疥癣。

豪猪②肉

（一名箭猪）甘，寒，有毒。多膏，滑肠，能发风虚③，不可多食。

【译】豪猪（另一个名字叫"箭猪"）肉味甘，性寒，有毒。身上的膏脂很多，吃了会使人滑肠，也能够发风虚，所以不能多吃。

---

① 野猪：现行法律法规规定禁止食用。

② 豪猪：现行法律法规规定禁止食用。

③ 风虚：体内虚弱，而外感风邪。

虎①肉

酸、咸，温。作土气，味不佳，宜醃食。补脾胃，益气力，止多唾善呕，辟精魅鬼②疟。入山则虎见畏之。其脂治反胃，涂白秃、冻疮、痔疮、狗咬疮。

【译】虎肉味酸咸，性温。有一种土气，味道很不好，适合腌渍食用。虎肉能够补养脾胃、增长气力、制止多唾善呕、辟除精怪鬼魅和疟疾。吃了老虎肉，进入山里，老虎见了也会害怕。虎的脂肪可治疗反胃，可以涂抹白秃、冻疮、痔疮和被狗咬后形成的疮伤。

豹③肉

酸，温。安五脏，补绝伤，御风寒，辟鬼魅，壮筋骨，强健人。

【译】豹肉味酸，性温。能够安定五脏、补养绝伤、抵御风寒、辟除鬼魅、强壮筋骨、强健人的身体。

熊④肉

甘，温。补虚损，杀劳虫。治风痹⑤，筋骨不仁。有锢疾者，忌食。其蹯⑥（俗呼熊掌）益气力、御风寒。极难腍，须用石灰沸汤剥净。以酒、醋、水三件，同封固，微火煮一昼

① 虎：现行法律法规规定禁止食用。

② 魅（mèi）鬼：精怪。旧时迷信认为物老则成魅。

③ 豹：现行法律法规规定禁止食用。

④ 熊：现行法律法规规定禁止食用。

⑤ 风痹：中医学病名。即"行痹"。因风、寒、湿三气侵袭而致。

⑥ 蹯（fán）：指兽足、掌。

夜。大如皮球，白肉红丝，色味艳美。其背上脂，惟冬月有之，名熊白。功与肉同，味更美。其胆入药，冶疗疽、去翳息惊，为珍品（胹，音而，煮熟也，言熊掌极难煮熟也）。

【译】熊肉味甘，性温。能够补养虚损、杀死劳虫；还能治疗风痹和筋骨麻木。有久治不愈痼疾的人，要忌食熊肉。熊的足掌（俗称"熊掌"）能够增加人的气力、抵御风寒。但是很难煮熟，必须放在石灰的开水中剥净外皮，再用酒、醋、水一同把熊掌封严，用微火煮一天一夜。熊掌熟后大得像皮球一样，白肉红丝，味香色美。熊背上的脂肪，只有冬天才有，名叫"熊白"，它的功用和肉是一样的，但味道更美。熊胆可以入药，能治疗疮痈疽、去翳息惊，是很珍贵的东西（胹，音"而"，煮熟的意思，这里是说熊掌很难煮熟）。

象①肉

甘，平。不益人，多食则体重。煮汁饮，通小便。煅灰服，治溺多；和油敷，愈秃疮。其皮生肌，为疮家收功药。又治金疮不合。涂下疳，并煅灰用。其牙，治风痫②惊悸、内热骨蒸、诸物鲠喉，通小便，疗诸疮、久痔，辟一切邪魅精物，并以生屑调服。外敷针刺诸物入肉。

【译】象肉味甘，性平。对人没有什么益处，吃多了能使人增加体重。把象肉煮熟后饮用汤汁，能够疏通小便。把

---

① 象：现行法律法规规定禁止食用。

② 风痫：病名。因肝经积热，或外感风邪所致。

象肉烤干研成粉服下去，可治小便多的病症；和入油调匀后敷于患处，能够治愈秃疮。象皮可以使人新生肌肉，是收敛愈合疮口的好药。象皮还治金疮疮口的不愈合。还可以涂于下疳，都要烤干后研成粉再使用。象的牙，可以治风痫、惊悸、内热骨蒸和各种硬物鲠住喉咙等病；还能疏通小便、治疗各种疮疖和长期不愈的痔疮、辟除邪魅精怪，都是用象的生牙屑调和后服用。外敷还可以治针刺入肉和其他各种硬物刺入肉中的病症。

羚羊①肉

甘，平。治筋骨急强中风，愈恶疮，免蛇虫伤。

【译】羚羊肉味甘，性平。能够治疗严重的抽筋和中风、治愈恶性的疮痛、免除蛇虫的咬伤。

山羊②肉

（野羊也）甘，热。治冷劳、赤白带下，利产妇，辟风瘴，理筋骨急强，时病人忌之。其血破瘀生新，疗跌打诸伤、筋骨疼痛、吐衄瘀停诸病。

【译】（就是野羊）山羊肉味甘，性热。能治疗冷劳和赤白带下，对产妇很有益处；还可以辟除风瘴、救治紧急严重的抽筋，患流行性传染病的人应当忌食。山羊的血可破除瘀血而生出新血，治疗跌打损伤各种病症以及筋骨疼痛、鼻

---

① 羚羊：现行法律法规规定禁止食用。

② 山羊：这里指野羊。现行法律法规规定禁止食用。

血从口中流出和瘀血停积等各种病症。

鹿①肉

甘，温。补虚弱，益气力，强筋骨，调血脉，治产后风虚，辟邪。麋②肉同功，但宜冬月炙食。诸外感病忌之。其茸角、鞭、血，皆主温补下元③，惟虚寒之体宜之。若阴虚火动者服之，贻误匪浅。全鹿丸，尤不可信，叶天士④尝辟⑤之，不可不知也。

中风口眼呙⑥邪：生鹿肉，同生椒捣，贴，正即去之。

【译】鹿肉味甘，性温。能够补养虚弱、增加气力、强健筋骨、调剂血脉、治疗产后的风虚、辟除邪气。鹿和麋鹿的性能功效一样，但只适宜在冬天烤着吃，患有各种外感疾病的人都应当忌食。鹿的茸角、鞭、血都能够温补肾水不足、肾精耗损过度，只有虚寒的身体比较适宜食用。如果阴虚火动的人服用了鹿肉，对身体的危害一定很严重。全鹿丸，尤其不能相信，叶天士曾经解释疏通这个道理，这是不可不知的。

如果中风、口眼歪斜：将生鹿肉和生椒捣碎，贴于患处，等口、眼回复原位就去掉。

---

① 鹿：野鹿。现行法律法规定禁止食用。

② 麋（mí）：动物名。麋鹿。

③ 下元：指肾水不足，肾精耗损过度。

④ 叶天士：清代医学家。江苏吴县（今江苏苏州）人，著有《温热论》。

⑤ 辟（pì）：疏通。

⑥ 呙：嘴歪。

麂①肉

甘，平。补气，暖胃，耐饥。化湿祛风，能瘳五痔。痞满气滞者，勿食。

【译】麂肉味甘，性平。能够补气、暖胃、耐饥饿；还能够化湿祛风、治愈五痔。痞满气滞的人不能吃麂肉。

獐②肉

（一名麋③）甘，温。祛风，补五脏，长力，悦容颜。按《食疗》④云：八月至十一月，食之味美胜羊；十二月至七月，食之动气，多食发锢疾、患消渴。

【译】（另一个名字叫"麋"）獐肉味甘，性温。能够祛风、补养五脏、增长气力、美容。按《食疗本草》上说：八月到十一月，吃獐肉味道很美，胜过羊肉；十二月到第二年七月，吃獐肉会动气，吃多了会引发经久难愈的老病及患上消渴病。

狸⑤肉

甘，平。补中益气，治诸疟，去游风⑥。疗温鬼毒气、皮

---

① 麂（jǐ）：哺乳纲，鹿科。小型鹿类。肉可食，皮可制革。现行法律法规规定禁止食用。

② 獐（zhāng）：动物名。肉可食，皮可制革。现行法律法规规定禁止食用。

③ 麋（jūn）：同"麇（jūn）"，即"獐"。

④ 《食疗》：书名。指唐代孟诜所著的《食疗本草》。

⑤ 狸（lí）：貉。哺乳动物，形状与猫相似，毛皮可制衣物。亦称狸子、狸猫、山猫、豹猫。现行法律法规规定禁止食用。

⑥ 游风：一种急性的以皮肤表现为主的风证。又名"赤游风""赤游丹"。

中如针刺。愈肠风下血及痔瘘，如神。狸类甚多，惟南方有白面，而尾似牛者，名牛尾狸，亦曰玉面狸。专上树木食百果，俗呼果子狸。冬月极肥美，亦可糟食。《内则》[1]：食狸去正脊[2]。若捕而畜之，鼠皆贴服不敢出。别种皆不堪食。

【译】狸肉味甘，性平。能够补中益气、治疗各种疟疾、除去游风；还能治疗温鬼毒气和皮肤里像有针刺的病症；能够治愈肠风下血和痔瘘，像神一样灵验。狸的种类很多，只有南方有白脸而尾巴像牛一样的狸，名叫"牛尾狸"，也叫"玉面狸"。这种狸专门上树啃吃各种果子，俗称"果子狸"。到了冬天，果子狸十分肥美，也可以用酒糟腌制而食。《礼记·内则》上说：食狸去正脊。就是说吃狸肉要去掉它的正脊骨。如果捕到果子狸，就将它饲养起来，老鼠就老实了且不敢出洞。（除了果子狸）别的狸肉都不能吃。

貒[3]肉

（一名猪獾）甘，温。补羸瘦，长肌下气，平欬[4]，逆劳热。水胀[5]久痢，煮食即瘳。野兽中佳品也。

【译】（另一个名字叫"猪獾"）猪獾肉味甘，性温。

---

① 《内则》：《礼记》篇名。

② 食狸去正脊：吃狸，应去掉其正脊骨。

③ 貒（tuān）：猪獾。《本草纲目·兽部二》："貒，即今猪獾也。"现行法律法规规定禁止食用。

④ 欬（kài）：咳嗽。

⑤ 水胀：病名。胀病之一，胀满而兼见面目四肢俱肿，或怔忡喘息。

能够补养羸瘦、长肌下气、平咳、逆劳热。患水胀和长期痢疾的人，将猪獾肉煮着吃，病立刻就痊愈了。猪獾是野兽中的佳品。

獾①肉

（一名狗獾）功与貒相似，兼能杀蛔虫。黄瘦疳膨，食之自愈。

【译】（另一个名字叫"狗獾"）狗獾肉的功效和猪獾很相似，它还能杀死蛔虫。人要是又黄又瘦疳积膨胀，吃了狗獾肉后自然就痊愈了。

狼②肉

咸，温。补五脏，御风寒，暖胃厚肠，壮阳填髓。其脂润燥，治诸恶疮。《内则》：食狼去肠。腹有冷积者最宜，阴虚内热人忌食。狼肥豺③瘦。谚云：体瘦如豺，故豺肉不堪食也。《食疗》云：食豺令人瘦。

【译】狼肉味咸，性温。能够补养五脏、抵御风寒、暖胃厚肠、壮阳填髓。狼的脂肪可以润燥、治疗各种恶疮。《礼记·内则》上说：吃狼要去掉肠子。肚子里有冷积的人最适合吃狼肉，但阴虚内热的人应当忌食。一般是狼肥、豺瘦。谚语说：体瘦如豺，所以豺肉是不能吃的。《食疗本

---

① 獾：现行法律法规规定禁止食用。

② 狼：现行法律法规规定禁止食用。

③ 豺（chái）：哺乳动物，外形像狼而小，耳朵比狼的短而圆，毛大部棕红色。性凶猛，常成群围攻鹿、牛、羊等动物。也叫豺狗。

草》上说：食豺使人瘦。

兔肉

甘，冷。凉血祛湿，疗疮，解热毒，利大肠。多食损元阳[①]、令人痿黄[②]。冬至后至秋分，食之伤人神气。孕妇及阳虚者，尤忌。兔死而眼合者，误食杀人。

【译】兔肉味甘，性冷。能够凉血去湿、治疗疮疖、解除热毒、疏通大肠。兔肉吃多了会损害阳气、使人痿痹发黄。冬至后到第二年秋分的这段时间，吃了兔肉会损伤人的神气。孕妇和阳虚的人，尤其应当忌食兔肉。兔子死后眼睛闭着的不能吃，误食会要人命。

水獭[③]肉

甘、咸，凉。清血热，理骨蒸，下水，通经，祛毒风，利大小便。多食消男子阳气。其肝性热，辟蛊[④]杀虫，补产虚，已劳嗽，治传尸鬼疰[⑤]，鱼骨鲠喉，瘧[⑥]久不瘥，心腹积

---

① 元阳：中医谓人体阳气的根本。

② 痿黄：痿痹发黄。痿痹，亦作"痿痹"。肢体不能动作或丧失感觉。

③ 水獭：现行法律法规规定禁止食用。

④ 辟蛊：辟除人体腹内的寄生虫。

⑤ 鬼疰（zhù）：随处可生的多发性深部脓疡。

⑥ 瘧（nüè）：瘧疾，即"疟疾"。

聚，肠痔下血，寒疝①攻疼。其爪搔喉，亦治骨鲠②。

【译】水獭肉味甘、咸，性凉。能够清血热、理骨蒸、下水、通经络、祛除毒风、疏通大小便。水獭肉吃多了会消损男人的阳气。水獭的肝性热，能够辟蛊杀虫、补养妇女产后的虚弱、止住咳嗽、治疗传尸鬼疰、鱼骨鲠喉、疟疾久治不愈、心腹积聚、寒疝攻疼等病症。用水獭的爪子搔喉，也能治疗骨骼。

猬③肉

（俗名刺鼠）甘，平。下气杀虫，治反胃、痔漏。按食此必去骨净尽，误食令人瘦劣④。其皮煅研服，治遗精甚效（注：猬，音谓，去声。兽名遍体皆刺毛，丹阳俗名彐⑤团也）。

【译】（俗名叫"刺鼠"）刺猬肉味甘，性平。能够下气杀虫；还能够治疗反胃、痔漏。吃刺猬肉必须把骨头去净，不小心吃了会使人消瘦。刺猬皮烤后研成末服下，对于治疗遗精很有效果（注：猬，音"谓"，去声。兽的名字是

---

① 寒疝：寒疝是一种急性腹痛的病症。见《金匮要略》。由脾胃虚寒或产后血虚，复感风寒外邪，结聚于腹中而致。症见脐周绞痛、冷汗、四肢厥逆、脉沉紧，甚则全身发冷、四肢麻木；见于血虚者，腹痛连及两胁、小腹击急。指寒邪侵于厥阴经的病症。症见阴囊冷痛肿硬、痛引睾丸、阴茎不举、喜暖畏寒、形寒肢冷等。

② 骨鲠：骨干，骨骼。

③ 猬：现行法律法规规定禁止食用。

④ 瘦劣：消瘦。

⑤ 彐（jì）：刺猬。

根据它遍体都是刺毛而取的，丹阳人俗称"彐团"）。

鸡

甘，温。补虚暖胃，强筋骨，续绝伤[1]，活血调经，拓[2]痈疽，止崩带，节小便频数，主娩后虚羸。以骟[3]过细皮肥大而嫩者胜，肥大雌鸡亦良。若老雌鸡熬汁最佳，乌骨鸡滋补功优，多食生热动风。凡时感前后、痘疹后、疮疡后、疟痢、痔疝、肝气、目疾、喉症、脚气诸风病，皆忌之。未骟者，愈老愈毒，诸病均不可食，惟辟邪，宜用丹雄鸡也。

中恶昏愦[4]：丹雄鸡一只，安放病者心间，以鸡头向病人之面，鸡伏而不动，待其飞下，病者亦苏。

【译】鸡味甘，性温。能够补虚暖胃、强筋健骨、治疗骨折、活血调经、推开痈疽、止住崩带、节制小便过频，主要能补养孕妇分娩后身体的虚弱。以骟过的细皮肥大而嫩者为最好，肥大的母鸡也不错。如用老母鸡熬汤是最好的，乌骨的鸡滋补功效也很好，但是吃多了会生热动风。凡是患季节性传染病之前或之后、出了痘疹之后、疮疡溃疡之后、疟疾、痔疝、肝气、眼病、喉症、脚气等各种病的人，都应当忌食鸡肉。没有骟过的鸡，越老毒越大，患了任何病都不能

---

[1] 续绝伤：指跌打损伤后所发生的筋伤骨折。

[2] 拓：用手推开。

[3] 骟（shàn）：阉割。

[4] 昏愦（kuì）：昏乱；糊涂。

吃没有骟过的鸡。只有辟邪，适合用红色的公鸡。

如果中恶昏愦：将一只红公鸡安放在病人的心口上，让鸡头对着病人的脸，鸡伏在那里不动弹，等它自己飞下来时，病人就苏醒了（这种说法没有科学依据）。

鸡冠血

老雄鸡者力胜，治无故卒死或寝卧奄勿而绝，皆是中恶[1]：刺取鸡冠血涂面上，干则再上，并滴入口鼻中。

卒缢垂死，心中犹温者[2]：勿断绳，刺鸡冠血滴口中。

卒然忤死[3]，不能言：刺鸡冠血，和真珠末。丸小豆大，纳三丸，入口中。

小儿卒惊，似有痛处，不知疾状：亦刺血滴口中。

鬼击[4]卒死：刺鸡冠血沥口中，令咽，仍破此鸡搨心下，冷乃弃之道旁。

女人交接，违礼血出：刺鸡冠血频涂。

对口发背诸毒：刺鸡冠血滴疽上，血尽再换，不过五六鸡，痛止毒散。

浸淫疮，不旦治杀人：宜刺鸡冠血涂，日四五次。

蜈蚣、蜘蛛咬，马咬成疮，燥癣[5]作痒：并刺鸡冠血涂。

---

① 中恶：指得暴病。

② 卒缢垂死，心中犹温者：突然上吊而死，但心中仍有热气的人。

③ 卒然忤（wǔ）死：突然受到意外中伤。

④ 鬼击：为受到意外之击。古人迷信则谓"鬼击"。

⑤ 燥癣：干燥癣。干燥癣指的是皮疹的形态，一般包括寻常型银屑病和特应性皮炎。

中蜈蚣毒，舌胀出口者是也：刺鸡冠血浸舌，并咽之。

诸虫入耳：鸡冠血滴耳中。

【译】老公鸡的鸡冠血功效最好，治疗不知原因的突然死亡或是睡觉时突然死亡，这些情况都是得暴病：可以刺取鸡冠子上的血涂于患者脸上，血干了再涂上，并把血滴入口、鼻之中。

对突然上吊将死，但心中还有一点热气的人：不要剪断绳子，刺取鸡冠子的血滴到他的口中。

突然遇到非正常死亡，又不能说话：刺取鸡冠血，与珍珠粉和在一起，做成小豆般大小的丸子，取三丸放入病人口中。

儿童突然受到惊吓，好像有痛的地方，但又不知病在何处：也是刺取鸡冠血滴入病人口中。

突然受到意外中伤：刺取鸡冠血沥入病人口中，让他咽下去，再把这只鸡剖开拓在心口下，鸡冷后扔到路旁。

女人在与男子交合时，因违背礼法而致阴道出血：刺取鸡冠血频频涂抹。

在脊背的两边对称的部位出现发背等各种肿毒：刺取鸡冠血滴在疮疽上，鸡血流尽了再换一只鸡，不过用五六只鸡，就能止痛散毒。

渐渐扩大的疮，等不到早晨去治就会死人：应该刺取鸡冠血涂抹，每天四五次。

被蜈蚣、蜘蛛咬伤，被马咬成疮及干燥癣发痒：都可以刺取鸡冠血涂抹患处。

中了蜈蚣的毒，舌头肿胀伸出口外：刺取鸡冠血把舌头浸入血中，同时把血咽下去。

各种虫子进入耳朵里：将鸡冠血滴入耳中。

鸡脾胵①

（一名鸡内金）治喉痹：鸡内金勿洗，阴干，煅末，竹管吹之。

一切口疮：鸡内金煅灰，敷。

鹅口白②：鸡内金为末，乳服五分。

走马牙疳③：鸡内金不落水者五枚、枯矾④五钱，共研，搽。

小儿疣目⑤：鸡内金擦之，自落。

小儿疟疾：鸡内金煅存性，乳服。男用雌，女用雄。

---

① 脾（pí）胵（chī）：鸡胃。

② 鹅口白：鹅口疮。

③ 走马牙疳：病名。见《景岳全书》。患牙疳而发病急速，势如走马者。多因病后或时行疫病之邪，余毒未清，复感外邪，积毒上攻齿龈所致。多见于小儿。病势险恶，发展迅猛。

④ 枯矾：又名煅白矾，取拣净的白矾，置砂锅内加热溶化并煅至枯干，取出，为不规则的结晶体，大小不一，无色，透明或半透明，表面略平滑或凹凸不平，具细密纵棱，有玻璃样光泽。

⑤ 疣目：一般指千日疮。千日疮，又名疣目、枯筋箭、悔气疮、瘊子等，俗称刺瘊。其特点是肤生赘疣，初如赤豆，状似花蕊，日久自落，故名千日疮。可见于现代医学诊断的寻常疣。

噤口痢：鸡内金焙研，乳汁服。

反胃：鸡内金一具，煅存性，研，酒下。男用雌，女用雄。

发背初起：鸡内金不落水者，阴干，用时温水润开帖之，随干随润，以愈为度。

发背已溃：鸡内金同绵絮焙末，搽。

疮口不合：鸡内金日帖之。

阴头疳蚀①：鸡内金不落水拭净，新瓦焙脆出火毒，研细，先以米泔洗净搽之。亦治口疳。

谷道②生疮：鸡内金烧存性，研，敷。

【译】（另一个名字叫"鸡内金"）鸡内金能够治喉痹：取鸡内金，不要洗，阴干，用大火烤干，研成末，用竹管吹到喉咙里。

一切口疮：将鸡内金大火烤干研成细末，敷于患处。

鹅口疮：将鸡内金烤干研成细末，取五分用乳汁服下。

走马牙疳：取五枚未沾水的鸡内金、五钱枯矾，一并研成末，涂搽于患处。

儿童刺瘊：用鸡内金擦患处，瘊会自己落下。

儿童疟疾：将鸡内金用大火烤后存性，用乳汁服下。男孩用母鸡的鸡内金，女孩用公鸡的鸡内金。

---

① 疳蚀：疳疾遍身生疮。

② 谷道：中医学名词，指直肠到肛门的一部分。

噤口痢：将鸡内金焙干研成细末，用乳汁服下。

反胃：将一只鸡内金用大火烤干存性，研碎，用酒送下。男患者用母鸡的鸡内金，女患者用公鸡的鸡内金。

发背刚刚起来：将未沾水的鸡内金阴干，再用温水泡开贴到患处，鸡内金一干，立刻再用温水泡，直到痊愈为止。

发背已溃烂：将鸡内金和棉絮烤干研成末，涂于患处。

疮口不愈合：每天将鸡内金贴于患处。

阴头痛蚀：将未沾水的鸡内金擦拭干净，放在新瓦上烤干烤脆烤出火毒，研成细末，先用淘米水洗净患处，再把鸡内金末涂搽在患处。这种方法，也可以治口痈。

直肠到肛门生疮：将鸡内金烤干存性，研末，敷在患处。

鸡肠

治遗浊①淋带②，消渴遗溺。小便不禁，或频数。无火者，并可炙食。

【译】鸡肠能治疗小便混浊、淋带、消渴、遗溺、小便不禁和小便次数过多。没有火气的人，可以将鸡肠烤着吃。

鸡卵

（一名鸡子，亦曰鸡蛋）甘，平。补血安胎，镇心清热，开音止渴，濡燥除烦，解毒息风，润下止逆。新下者良。并宜打散，以白汤或米饮或豆腐浆搅熟服。若囫囵③煮

---

① 遗浊：小便混浊。

② 淋带：小便频急，淋沥不尽，尿道涩痛，带下异常。

③ 囫囵：整个儿。

食，性极难熟。虽可果腹，甚不易消。惟带壳略煮之，后将壳击碎，再入瓷罐内，多加粗茶叶，同煨三日。茶汁既入，蛋亦熟透，剥壳食之，色黑而味香美，不甚闭滞也。多食动风阻气，诸外感及疟、疸、痔、瘰、肿满①、肝郁②、痰饮、脚气、痘疹，皆不可食。小儿、产妇、气壮者，幸食无恙③。弱者多因此成疾，不可不知。

解野葛毒：虽已死者，抉④开口，灌生鸡子三枚，须臾吐出。

胎动下血：鸡子二枚打散，粥汤搅熟服。

产后血晕，身痉直口，目向上不知人：鸡子清一枚，调荆芥末二钱灌之。

妊娠下血不止，血尽则子死，名曰胎漏：鸡子黄十四枚，以好酒二升，煮如饧服。未止再服。

凤皇胎，即鸡卵抱已成雏而未出者，用为伤科⑤长骨之药甚妙。其壳名凤皇衣，煅存性，研服，治劳复⑥及小便不

---

① 肿满：一种病变。

② 肝郁：指肝失疏泄，气机郁滞，以情志抑郁、胸胁或小腹胀痛等为主要表现的症候。又称肝气郁结症。

③ 恙（yàng）：疾病。

④ 抉（jué）：剔出；挑出。

⑤ 伤科：诊治跌打损伤的一门专科。

⑥ 劳复：病名。伤寒、温热病瘥后，余邪未清，因过度劳累复发者。见《伤寒论·辨阴阳易差后劳复病脉证并治》。

通，暨饮停脘痛①。外治痘疮入目、白秃、聤耳②、下疳、囊痈③，均为妙品。

【译】（另一个名字叫"鸡子"，也叫"鸡蛋"）鸡蛋味甘，性平。能够补血安胎、镇心清热、开音止渴、濡燥除烦、解毒息风、润下止逆。刚下的鸡蛋最好。吃鸡蛋都应该打散，用白开水冲着喝或米汤或用豆浆搅熟服下。如果将鸡蛋整个煮，很难煮熟。虽然可以用来填饱肚子，但很不容易消化。只有带壳略微煮一下，然后把壳敲碎，再放到瓷罐里，多加一些粗茶叶，一起煨三天。茶叶放进去后，鸡蛋也容易熟透，再剥去壳食用，颜色黑而且味道香美，吃后不太闭滞。但是吃多了会动风阻气，各种患有外感、疟疾、黄疸、疳积、痞胀、肿满、肝郁、痰饮、脚气、痘疹等病的人，都不能吃鸡蛋。儿童、产妇、气壮的人，吃后不会患病，但身体弱的人大多会因为鸡蛋吃多了而得病，这一点不能不知道。

鸡蛋可以解野葛之毒：就是（中了野葛之毒）看上去好像死了的人，把他的口撬开，灌进去三枚生鸡蛋，一会儿就能把毒吐出来。

妇女动了胎气下体开始出血：取两枚鸡蛋打散，用热粥搅熟服下。

产后血晕、身痉直口、眼睛向上翻而且不认识人：将一

————————————

① 脘痛：泛指胃痛。

② 聤（tíng）耳：中医指耳窍化脓性疾病。

③ 囊痈：发于睾丸以外阴囊部位的急性化脓性疾病。

枚鸡蛋清，调入两钱荆芥末灌下去即可。

孕妇妊娠下血不止，血流尽了胎儿就死了，这叫作"胎漏"：取十四枚鸡蛋黄、两升好酒，煮得像糖稀一样，服下去。如果血还没有止住，就再服。

凤皇胎，就是抱小鸡的鸡蛋已经成雏，但还没有破壳而出的，这种鸡蛋作为伤科长骨头的药非常好。它的壳名叫凤皇衣，用大火烤且存性，研成末服用，能够治疗劳复、小便不通和饮停胃痛。外治的病有痘疮入目、白秃、耳朵流脓、下疳、囊痈等病症，都是极好的食品。

鹅

甘，温。暖胃生津，性与葛根相似。能解铅毒，故造银粉者，月必一食也。鲜美，补虚益气，味较鸡鹜[①]为浓。动风发疮，凡有微恙者，其可尝试乎？肥嫩者佳，烤食尤美。

其肫[②]其掌，性较和平，煨食补虚，宜于病后。

其卵，补中滞气，更甚于鸡。

其血，解一切金石毒，热饮即瘥[③]。

其毛，于铜锅内炒焦，研末，豆腐皮包，酒吞服三钱，能内消诸般肿毒。

【译】鹅味甘，性温。能够暖胃生津，性能和葛根相似。能解铅毒，所以造银粉的人，每月必须吃一次鹅肉。它

---

① 鹜（wù）：家鸭。

② 肫：禽类的胃（亦称"胗"）。

③ 瘥（chài）：病愈。

的味道鲜美，能补虚益气，味道比鸡、鸭还要浓。但能动风发疮，凡是有一点小病的人，怎么可以尝试呢？又肥又嫩的鹅最好，烤食尤其是美味。

鹅�胗、鹅掌，性较平和，煨着吃能够补虚，适合病后体虚的人食用。

鹅蛋补中滞气，更好于鸡蛋。

鹅血能解一切金石之毒，趁热喝下去，病立刻就好了。

把鹅毛放在铜锅里炒焦，研成末，用豆腐皮包起来，取三钱和入酒后吞服，能够消除体内各种肿毒。

鸭

（本名鹜，一名舒凫①）甘，凉，滋五脏之阴，清虚劳之热，补血行水，养胃生津，止嗽息惊，消螺蛳②积。雄而肥大极老者良，同火腿、海参煨食，补力尤胜。多食滞气滑肠。凡阳虚脾弱、外感未清、痞胀脚气、便泻肠风，皆忌之。

其血热饮，救中恶溺死及服金银、丹石、砒霜、野葛、亚片诸蛊毒，入咽即活。并涂蚯蚓咬疮。

其卵夜下，纯阴，性寒，难熟。滞气，甚于鸡子，诸病皆不可食。惟腌透者，煮食可口，且能愈泻痢。更有造为皮蛋、糟蛋者。味虽香美，皆非病人所宜。

【译】（本名"鹜"，另一个名字叫"舒凫"）鸭子味

---

① 凫：水鸟名，俗叫"野鸭"。

② 螺蛳：腹足纲，田螺科若干小型种的通称，产于长江流域，可供食用，并可做鱼类饵料。

甘，性凉，能够滋养五脏之阴、清去虚劳之热、补血行水、养胃生津、止嗽息惊、消除螺蛳造成的积胀。鸭以雄性、肥大和极老的为好，同火腿、海参一起煨熟吃，补力气尤为见效。但是吃多了会滞气滑肠。凡是阳虚脾弱、外感未清、痞胀脚气、便泻肠风的人，都要忌食鸭子。

热饮鸭血，能救中恶和溺死之人，还能挽救因为服了金银、丹石、砒霜、野葛、鸦片而中毒的人及中了毒虫之毒的人，鸭血一喝下去人就能活。另外还能涂抹被蚯蚓咬伤后长的疮，也有效。

鸭蛋是夜里下的，纯属阴性，性寒，很难熟。吃了会滞气，比鸡蛋更严重，患任何病都不能吃鸭蛋。只有用盐腌的咸鸭蛋，煮着吃比较可口，而且能治愈泻痢。还有人把鸭蛋做成皮蛋、糟蛋，味道虽然香美，但不适合病人食用。

雉①

（一名野鸡）甘，温。补中益气，止泄痢，除蚁瘘。冬月无毒，多食损人，发痔诸病人忌之。勿与荞麦、胡桃、木耳、菌蕈②同食。春、夏、秋皆毒，以其善食虫蚁，而与蛇交也。又诸，鸟自死者，皆有毒，勿食。

【译】（另一个名字叫"野鸡"）野鸡味甘，性温。能

---

① 雉：野鸡。现行法律法规规定禁止食用。

② 菌蕈：在自然界中还生长着一类肉眼可见的大型真菌子实体，它们属于真菌的子囊菌亚门和担子菌亚门，其中大多数属于担子菌亚门。蕈菌是真菌中进化最高级的，能产生肉眼可见、供人采摘的子实体，通常包括人们所称的蘑菇、木耳等。

够补中益气、止住泻痢、除去蚁瘘。冬天食用没有毒，但吃多了会损害人的身体，正在患痔疮等病的人应当忌食野鸡。不要和荞麦、胡桃、木耳、菌蕈一起吃。野鸡在春、夏、秋三季都有毒，因为它喜欢吃虫和蚂蚁，而且和蛇交配。还有，凡是鸟自己无故而死的都有毒，不能吃。

鹧鸪①

甘，温。利五脏，开胃，益心神。解野葛、菌蕈、生金、蛊毒。南方之鸟也，飞必南翔，集必南首。故一名怀南。性属火，多食发脑痛、喉痛。盖天产作阳，本乎天者亲上，飞禽之性，无不升发。于鹧鸪何尤。

【译】鹧鸪味甘，性温。吃鹧鸪肉对五脏有益处、开胃、有益于心神。还能够解野葛、菌蕈、生金、毒虫之毒。鹧鸪是南方的鸟，飞起后肯定向南飞，聚集时头肯定朝南。所以它另一个名字叫"怀南"。鹧鸪性属火，吃多了会引发脑痛、喉痛。鹧鸪天生为阳，来自天空的鸟就和天空亲近，飞禽的属性，没有不向上升发的，鹧鸪有什么过错呢？

竹鸡②

甘，平。解野鸡、山菌毒，杀腹内诸虫。

【译】竹鸡味甘，性平。能够解野鸡、山菌的毒；还能

---

① 鹧（zhè）鸪（gū）：鸟纲，雉科。肉肥味美。现行法律法规规定禁止食用。

② 竹鸡：又称"泥滑滑""竹鹧鸪""扁罐罐"。属鸡形目，雉科。该鸟羽色艳丽，为国内特有的观赏鸟类，在南方为常见种类。雄鸟生性好斗，常被人们驯化为斗鸟，以供观赏。现行法律法规规定禁止食用。

杀掉肚子中的各种虫。

鹑①

甘，平。和胃，消结热，利水化湿。止痄痢，除膨胀，愈久泻。

【译】鹌鹑味甘，性平。能够和胃、消除结热、利水化湿、止住痄痢、除去膨胀、治愈长期的腹泻。

鷃②

（一作鴅）甘，平。清热疗阴蟨③诸疮。

【译】（也作"鴅"）鷃味甘，性平。能够清热治疗阴虫和各种疮疖。

鹬④

（与翡翠同名，异物）甘，温。暖胃补虚。

【译】（与翡翠同名，但不是一种东西）鹬味甘，性温。能够暖胃补虚。

鸽

甘，平。清热解毒，愈疮，止渴，息风。孕妇忌食。卵能稀痘，食品珍之（卵，音乱上声，即蛋也）。

【译】鸽子味甘，性平。能够清热解毒、治愈疮疖和止

---

① 鹑（chún）：鹌鹑。

② 鷃（yàn）：现行法律法规规定禁止食用。

③ 阴蟨：阴虫，阴虱。阴虱产卵于人的阴毛根部。阴虱病是指主要寄生于人的阴毛、肛周体毛上的阴虱叮咬其附近皮肤，从而引起瘙痒的一种传染性寄生虫病。

④ 鹬（yù）：鸟，体色暗淡，嘴细长，腿长，趾间没有蹼，常在浅水边或水田中吃小鱼、贝类、昆虫等，是候鸟。现行法律法规规定禁止食用。

渴、息风。但孕妇不能食用。鸽子蛋能稀痘，是食物中的珍品（卵，音"乱"的上声，即"蛋"也）。

雀[①]

甘，温。壮阳，暖腰膝，缩小便，已崩带。但宜冬月食之。阴虚内热及孕妇忌食。

其卵利经脉、调冲任。治女子血枯崩带、疝瘕诸病。

【译】雀味甘，性温。能够壮阳、温暖腰膝、减少小便、治愈崩带。但只适宜于冬天食用。阴虚内热的人和孕妇都应当忌食。

雀的蛋能够疏通经脉、调节冲任、治疗女子血枯崩带和疝瘕等各种病症。

燕窝

甘，平。养胃液，滋肺阴，润燥泽枯，生津益血。止虚嗽、虚痢，理虚膈、虚痰。病后诸虚，尤为妙品。力薄性缓，久任斯[②]优。病邪方炽[③]，勿投。其根较能达下。

【译】燕窝味甘，性平。能够滋养胃液、滋补肺阴、润燥泽枯、生津益血；还能治愈虚嗽、虚痢，能清理虚膈、虚痰。生病之后，对于身体各方面的虚弱，燕窝都是补养的妙品。但是它效力薄、性能缓，长期食用才有很好的效果。如

---

① 雀：现行法律法规规定禁止食用。

② 斯：则；乃。

③ 炽：指盛、烈、凶。

果患病正严重的时候，就不要食用燕窝。它的根的滋补力量能够达到人体的下部。

鹪鹩①

（一名巧妇，俗呼黄脰②雀）甘，温。暖胃。

【译】（另一个名字叫"巧妇"，一般人称为"黄脰雀"）巧妇鸟味甘，性温。有暖胃的功效。

斑鸠③

甘，平。养老和中。令人不噎。

【译】斑鸠味甘，性平。有养老和中的功效。可以使人不会被噎住。

鸤鸠④

（即布谷）甘，温。定志安神，令人少睡。

【译】（即布谷鸟）布谷鸟味甘，性温。能够定志安神、令人少睡。

桑扈⑤

（一名蜡嘴雀）甘，温。补肾。

【译】（另一个名字叫"蜡嘴雀"）桑扈鸟味甘，性温。有补肾的功效。

---

① 鹪（jiāo）鹩（liáo）：鸟纲，鹪鹩科，名"巧妇鸟"。现行法律法规规定禁止食用。

② 脰（dòu）：脖子。

③ 斑鸠：鸟纲，鸠鸽科。现行法律法规规定禁止食用。

④ 鸤（shī）鸠（jiū）：又作"尸鸠"。鸟名，布谷鸟。现行法律法规规定禁止食用。

⑤ 桑扈（hù）：鸟名。现行法律法规规定禁止食用。

莺①

（《诗》云黄鸟，《左传》②曰青鸟，《尔雅》③名商庚④，《说文》⑤谓黄鹂，《月令》⑥作仓庚）甘，温。舒郁和肝，令人不妒。

【译】（《诗经》上称"黄鸟"，《左传》上称"青鸟"，《尔雅》上称为"商庚"，《说文》上称为"黄鹂"，《月令》上称为"仓庚"）莺味甘，性温。能够舒郁和肝，使人平息嫉妒之心。

鴷⑦

（啄木鸟也）甘，平。开膈利噎，平惊，追劳虫，已痔瘘。牙疳、齿龋⑧，煅末塞之。

【译】（就是啄木鸟）啄木鸟味甘，性平。能够开膈利

---

① 莺：鸟纲，莺科鸟类的通称。旧指"黄鸟"。现行法律法规规定禁止食用。

② 《左传》：儒家经典之一。中国古代的一部史学和文学名著。每与《春秋》合称，作为十三经之一。

③ 《尔雅》：我国最早解释词义的专著，由汉初学者缀辑周汉诸书旧文，递相增益而成。

④ 庚：应为"庚"之误。

⑤ 《说文》：《说文解字》的简称。文字学书。东汉许慎撰。本文十四卷，又续目一卷。是我国第一部系统的分析字形和考究字源的字书，也是世界最古的字书之一。

⑥ 《月令》：《礼记》篇名。又见于《吕氏春秋》十二纪中，记述每年夏历十二个月的时令及其相关事物，并把各类事物归纳在五行相生的系统中，比最早的行事月历《夏小正》更为丰富和系统。

⑦ 鴷（liè）：啄木鸟。现行法律法规规定禁止食用。

⑧ 齿龋（qǔ）：龋齿。俗称虫牙、蛀牙，是细菌性疾病，因此它可以继发牙髓炎和根尖周炎，甚至能引起牙槽骨和颌骨炎症。

喑、平定惊吓、追杀劳虫、治愈痔瘘。如果患牙疳、龋齿，可将啄木鸟肉用大火烤干并研成末，塞进患处。

鸨①

甘，平。补虚，已风痹病。

【译】鸨味甘，性平。能够补养虚弱的身体、治愈风痹病。

凫②

（野鸭也）甘，凉。补脾肾，祛风湿，行水消肿，杀虫，清热开胃，运食，疗诸疮痫。病后虚人，食之有益。肥而其喙③如鸭者良，冬月为胜。

【译】（就是野鸭子）野鸭子味甘，性凉。能够补养脾肾、祛除风湿、行水消肿、杀死虫子、清热开胃、运食、治疗各种疮疖和癫痫等疾病。病后身体虚弱的人，吃了它很有好处。野鸭子肥的并且嘴像鸭子的比较好，冬天的野鸭子最好。

鸊鷉④

（一名刁鸭，一名油鸭）甘，平。补中，开胃。

【译】（另一个名字叫"刁鸭"，还有一个名字叫"油鸭"）油鸭味甘，性平。能够补养脾胃，也能开胃。

① 鸨（bǎo）：鸟纲，鸨科。肉供食用，体羽可做装饰品。现行法律法规规定禁止食用。

② 凫：野鸭。现行法律法规规定禁止食用。

③ 喙（huì）：鸟兽的嘴。

④ 鸊（pì）鷉（tī）：鸟纲，鸊鷉科各种类的通称。现行法律法规规定禁止食用。

雁①

甘，平。解毒祛风，多食动气。君子勿食，以其知阴阳之升降、少长之有序也。道家谓之天厌②。

【译】大雁味甘，性平。能够解毒祛风，吃多了会动气。正人君子不要吃大雁，因为它懂得阴阳的升降及少长的秩序。道家把它称为"天厌"。

鹄③

（一名天鹅）甘，平。腌炙食之，利脏腑。

【译】（另一个名字叫"天鹅"）天鹅味甘，性平。腌渍后烤着吃，有益于脏腑。

鹭④

（即鹭鸶）咸，凉。炙熟食，解鱼、虾毒。

其卵似鸭卵，稍锐⑤，而色较青。土人⑥混入鸭卵中售之，气腥⑦而冷，更不宜人。

【译】（就是鹭鸶）鹭的味咸，性凉。烤熟以后吃，可以解鱼、虾的毒。

---

① 雁：现行法律法规规定禁止食用。

② 天厌：为上天所厌弃、弃绝。

③ 鹄（hú）：天鹅。现行法律法规规定禁止食用。

④ 鹭（lù）：鸟纲，鹭科部分种类的通称。现行法律法规规定禁止食用。

⑤ 锐：锐利，尖。此处指鹭蛋稍微尖些。

⑥ 土人：本地人。

⑦ 腥：指鱼腥味。

鹭蛋很像鸭蛋，稍微尖一些，而颜色较青。本地人常将鹭蛋混入鸭蛋中去卖。鹭蛋有鱼腥味且性冷，不适合人食用。

鸮[①]

（亦作枭[②]）甘，温。补虚劳，杀虫，辟鬼魅，开胃消食，利噎平惊，治疝[③]疟、颠痫，愈恶疮鼠瘘。炙食味美，古人所珍。《庄子》"见弹而求鸮炙[④]"是也。病后及衰弱劳瘵[⑤]人最宜。惟孕妇忌之。

【译】（也叫枭）鸮味甘，性温。能够滋补虚劳、杀死虫子、辟除鬼魅、开胃消食、利噎平惊、可治疝疟和癫痫、治好恶疮和鼠瘘病。鸮烤熟吃味道极美，是古人认为的很珍贵的食物。这就是《庄子》中所谓"见弹而求鸮炙"的原因。病后和衰弱、有劳病的人最适合食用。只有孕妇应当忌食鸮肉。

---

① 鸮（xiāo）：鸟科。亦称"猫头鹰"。现行法律法规规定禁止食用。

② 枭（xiāo）：一种凶猛的鸟。

③ 疝（shān）：疟，疟疾。

④ 鸮炙：烤鸮鸟为食。《庄子·齐物论》："且汝亦大（太）早计，见卵而求时夜，见弹而求鸮炙。"

⑤ 劳瘵：由于痨虫侵袭肺叶而引起的一种具有传染性的慢性虚弱疾患，或称肺痨、尸注、转注、劳注、劳疰、虫疰以及急痨、劳瘵骨蒸等。

鳞介类

（附蚕蛹、蠹螽[1]）

鲤鱼

甘，温。下气，功专行水。通乳，利小便，涤饮[2]，止咳嗽，治妊娠子肿[3]，敷痈肿骨疽。可鲜可脯，多食热中，热则生风，变生诸病。盖诸鱼在水，无一息之停。发风动疾，不独鲤也。以鲤脊上有两筋，故能神变[4]而飞越江湖，为诸鱼之长。品虽拔萃，性不益人。杭俗以其为圣子之讳，相戒勿食，最通[5]。其两筋及黑血皆有毒。天行病后及有宿症者，均忌。醉者尤甚。曩[6]余游婺[7]，见烹此者，必先抽去其筋，而他处不知也。甚以醉鲤为病人珍味，岂不误人。

【译】鲤鱼味甘，性温。能够下气，功能是专门行水。

① 蠹（fù）螽（zhōng）：害虫，即“稻蝗”。

② 涤饮：去除饮症。

③ 子肿：中医病名。妊娠中晚期，孕妇出现不同程度的肢面目肿胀者称为“子肿”。亦称为“妊娠肿胀”。古人根据肿胀的部位、性质和程度不同，又有子肿、子气、皱脚、脆脚等名称。

④ 神变：神奇的变化。

⑤ 最通：很普通，通常。

⑥ 曩（nǎng）：从前。

⑦ 婺：今浙江金华。

鲤鱼还能疏通乳腺、疏通小便、涤饮、止咳嗽、治疗妊娠子肿、敷痈肿骨疽。鲤鱼可以在新鲜时食用也可以将它做成鱼脯。鲤鱼吃多了会使脾胃受热，热后就会生风，会引发各种疾病。主要是因为各种鱼都游动生活在水里中，没有一刻的停息。所以能使人发风动疾的，不仅仅是鲤鱼。因为鲤鱼的脊背上有两根筋，所以有神奇的变化可以飞越江湖，这是相较于其他鱼的长处。它的品级虽然是出类拔萃的，但它的性能对人却没有好处。杭州人的风俗，认为它是孔圣人的儿子孔鲤的名字，互相告诫不能吃鲤鱼，这种情况很普遍。它的两筋和黑血都有毒。患季节性传染病和有老病的人，都要忌食鲤鱼。用酒腌醉的鲤鱼毒性尤其大。从前我游历金华，看见煮这种鱼的人，必定先抽去它的筋，我不知道别的地方是否也这样做。还有人把醉鲤鱼当作病人的珍味，这岂不是耽误了他人的健康。

鲋^①鱼

（一名鲢鱼）甘，温。暖胃补气，泽肤。其腹最腴，烹鲜极美。肥大者胜，腌食亦佳。多食热中动风、发疥痘疹。疟痢、目疾、疮家皆忌之。

【译】（另一个名字叫"鲢鱼"）鲢鱼味甘，性温。能够暖胃补气、润泽肌肤。它的腹部最肥，烹饪新鲜的鲢鱼非常好吃。又肥又大的鲢鱼为最好，腌着吃也很好。但是鲢鱼

---

① 鲋（xù）：鲢鱼。

吃多了会使脾胃受热而动风，并引发疥疮、痘疹等病症。患疟疾、眼病和长疮疖的人都要忌食鲢鱼。

鳙鱼

（亦作溶鱼，一名鳈[1]鱼，俗呼包头鱼，以其头大也）甘，温，盖鱼之庸常以供馐食者，故命名如此。其头最美，以大而色较白者良。

【译】（也叫"溶鱼"，另一个名字叫"鳈鱼"，俗称为"包头鱼"，因为它的头很大）鳙鱼味甘，性温，因为平常人们是用鱼米供馐食的，所以这样命名。它的头最好吃，以大而颜色较白的为最好。

鲩鱼

（音混，俗作鯶[2]非）甘，温。暖胃和中。俗名草鱼，因其食草也。婺州[3]云间[4]，以其色青也，误以青鱼呼之。禾人[5]名曰池鱼，尤属可笑。夫池中所蓄之鱼，岂独鲩而已哉？

【译】（音混，俗作鯶非）鲩鱼味甘，性温。能够暖胃和中。鲩鱼俗名叫作"草鱼"，因为它是吃草的鱼。浙江金

---

① 鳈（qiū）：鳙鱼。

② 鯶（huàn）：同"鲩"。草鱼。

③ 婺州：在今浙江金华一带。

④ 云间：旧江苏松江府的别称。因西晋文学家陆云（字士龙）家在华亭（今上海市松江区），对客自称"云间陆士龙"而得名。

⑤ 禾人：江苏苏州一带的人。

华和上海松江一带，因为鲩鱼的颜色青，误用"青鱼"称呼它。苏州一带的人称之为"池鱼"，尤其可笑。难道说池中所养的鱼，单单只有鲩鱼一种吗？

青鱼

甘，平。补气养胃，除烦懑，化湿祛风，治脚气、脚弱。可鲙、可脯、可醉。古人所谓五侯鲭[①]，即此。其头尾烹鲜极美，肠脏亦肥鲜可口[②]。而松江人呼为乌青；金华人呼为乌鲻[③]；杭人以其善唻螺也，因呼为螺蛳青。其胆腊月收取阴干，治喉痹、目障、恶疮、鱼骨鲠，皆妙。右五种，皆购秧而蓄之，故无子。惟鲤鱼则溪河亦有，故间有有子者。

鲙[④]，以诸鱼之鲜活者，刽切而成，青鱼最胜。一名鱼生，沃以麻油椒料，味甚鲜美。开胃析酲，按《食治》[⑤]云：凡杀物命，既亏仁爱，且肉未仃冷，动性犹存。烹饪不熟，食犹害人，况鱼鲙肉生，损人尤甚。为症瘕、为锢疾、

① 五侯鲭（zhēng）：五侯，指汉成帝母舅王谭、王根、王立、王商、王逢同时封侯，号五侯。鲭，同"脎（zhēng）"，鱼和肉的杂烩。据《西京杂记》卷二："五侯不相能，宾客不得来往，娄护丰辩，传食五侯间，各得其欢心，竞致奇膳，护乃合以为鲭，世称五侯鲭。"

② 其头尾烹鲜极美，肠脏亦肥鲜可口：青鱼头与尾肉嫩；青鱼脂肥，鱼尾肉厚脂足，鱼肠肥嫩；青鱼肉质细腻，烹制后，其味极佳。

③ 鲻（zī）：鱼名。

④ 鲙（kuài）：鱼脍，现在生鱼片又称鱼生，古称脍或鲙，是以新鲜的鱼贝类生切成片，蘸调味料食用的食物总称。

⑤ 《食治》：书名。为唐朝孙思邈所著《备急千金要方》中的一篇。

为奇病，不可不知。昔有食鱼生而成病者，用药下出，已变鱼形，鲙缕尚存。有食鳖成积者，用药下出，已成动物而能行，可不戒哉？

鲊，以盐糁酝酿而成，俗所谓糟鱼、醉鲞是也。惟青鱼为最美，补胃醒脾、温营化食。但既经糟醉，皆能发疥动风，诸病人均忌。

【译】青鱼味甘，性平。能够补气养胃、除去烦懑、化湿祛风、治疗脚气、脚弱。可以做生鱼片、干鱼、醉鱼。古人所说的"五侯鲭"，就是这种鱼。青鱼头与尾肉嫩；青鱼脂肥，鱼尾肉厚脂足，鱼肠肥嫩；青鱼肉质细腻，烹制后，其味极佳。上海松江人称它为"乌青"；金华人称它为"乌鳢"；杭州人因为它喜欢吃螺蛳，所以称它为"螺蛳青"。腊月里把青鱼的胆收集起来并阴干，可以治喉痹、目障、恶疮和鱼骨鲠喉，效果都很好。以上这五种鱼（即鲤鱼、鲂鱼、鳙鱼、鲩鱼、青鱼）都是需要购买鱼苗而蓄养的，所以没有鱼子。只有鲤鱼生长在溪河里，偶尔会有带子的鱼。

鱼鲙，是指用各种鱼中鲜活的鱼，斩切而成的食物。青鱼做鱼鲙是最好的食材。又鱼鲙叫"鱼生"。切好之后，再用香油、辣椒等调料浇上去，味道很鲜美，能够开胃醒酒。按《食治》上说：凡是杀死了动物，就亏了仁爱之心，而且在肉还没有完全冷却下来，动性还存在着就去吃它非常不好。如果鱼鲙烹饪得不熟，吃了会对人体有伤害。况且鱼鲙的肉是生的，对人的伤害尤其厉害。有症瘕、瘤疾、疑难杂病的人，不可以不知道这一点。从前就有因吃生鱼片而吃出病的人，用药将它排出来，已经变成鱼形，鱼鲙的丝、条还依然存在。还有吃鳖而积在肚子的人，用药将肉排出，已经变成鳖而且已经能走了，难道还不足以使人戒掉吃生肉的习惯吗？

鲊，是用盐粒腌制而成的，就是人们所说的糟鱼、醉鲞这一类的食品。只有青鱼做成鱼鲊才最好，它能够补胃醒脾、温营化食。但是吃了经过糟制或者醉制的鱼，都能引起发疳动风，所以任何病人都要忌食鱼鲊。

鳟鱼

（一名赤眼鱼）甘，温。补胃暖中，多食动风生热。

【译】（另一个名字叫"赤眼鱼"）鳟鱼味甘，性温。它能够补胃暖中，但是吃多了会动风生热。

鲻鱼

甘，平。补五脏，开胃，肥健人，与百药无忌。湖池所产、无土气者良。腹中有肉结，俗呼算盘子，与肠脏皆肥美可口，子亦鲜嫩，异于他鱼。江河产者逊之，但宜为腊。

【译】鲻鱼味甘，性平。能够补养五脏、开胃、使人身强体壮，对于各种药物都没有什么禁忌。以湖、池里出产的、没有土气的鲻鱼为好。它的肚子里有肉结，人们称之为"算盘子"，和肠子、脏腑都很肥美可口，它的鱼子也很鲜嫩，和别的鱼有所不同。江河里出产的鲻鱼味道就要差一些，但适宜做成腊鱼。

白鱼

（一名鳔①鱼）甘，温。开胃下气，行水助脾，发痘排脓。可腌、可鲊，多食发疥、动气生痰。

【译】（另一个名字叫"鳔鱼"）白鱼味甘，性温。能够开下气、行水助脾、发痘排脓。白鱼可以腌制，也可以做鱼鲊，但吃多了会引发疥疮、动气生痰。

鳡②鱼

（鳏鱼③，一名黄颊鱼）甘，温。暖胃，与鳟略同。

【译】（就是"鳏鱼"，另一个名字叫"黄颊鱼"）鳡鱼味甘，性温。能够暖胃，和鳟鱼功效大致相同。

石首鱼

（一名黄鱼，亦名江鱼）甘，温。开胃补气，填精。以大而色黄如金者佳。多食发疮助热，病人忌之。将黄鱼腌而腊之，为白鲞。性即平和，与病无忌，且能消瓜成水，愈腹胀泻痢。以之煨肉，味甚美。太平④所产，中伏时一日晒

---

① 鳔（jiǎo）：鱼名。

② 鳡（gǎn）鱼：身体长而大，近圆筒形，青黄色，吻尖，尾鳍分叉。性凶猛，捕食其他鱼类，对淡水养殖业有害。

③ 鳏（guān）鱼：鱼名。李时珍认为，此鱼即鳡鱼。其性独行，故曰鳏。见《本草纲目·鳞部三》。

④ 太平：古州名，今安徽当涂、繁昌、芜湖等地。

成。尾弯、色亮、味淡而香者最良。名松门台鲞①，密收，勿受风湿，可以久藏。煮食开胃醒脾、补虚活血，为病人产后食养之珍。按古人以干鱼为鲍②鱼，《礼记》谓之薧③，诸鱼皆可为之。《内经》④治血枯用之。后人聚讼纷纷，迄无定指。愚谓台鲞，虽生嚼不醒⑤，性兼通补，入药宜用此为是。其鳔甚薄，不为珍品，但可熬胶耳（薧，音考，上声，干鱼也。又云，凡物之干者曰：薧）。

【译】（另一个名字叫黄鱼，还有一个名字叫"江鱼"）黄鱼味甘，性温。能够开胃补气、填充精液。以个头大、颜色黄得像金子一样的黄鱼为好。黄鱼吃多了会发疮助热，病人应当忌食。用盐腌过后再晒干，就是白鲞。白鲞性是平和的，针对病症没有禁忌，而且能把瓜消化成水，能治愈腹胀泻痢。用白鲞来煨肉，味道很美。太平地区所产的白鲞，在夏天中伏的时候只需一天就可以晒成。以尾巴弯弯的、颜色发亮的、味道淡而香的白鲞为最好。松门台鲞很有名，把它密闭收藏起来，不要受风受潮，可以存放很长时间。将台鲞煮着吃能够开胃醒脾，补虚活血，是病人和产妇食用、补养的珍品。古人把干鱼称为"鲍鱼"，《礼记》称之为

---

① 松门台鲞：指浙江台州（今临海地区）温岭县松门的鱼鲞。

② 鲍：这里指盐渍的鱼。

③ 薧（kǎo）：干的食物。

④ 《内经》：《黄帝内经》。是我国古代的一部医书，成书约在战国时期。

⑤ 醒：原书如此，疑为"腥"之误。

"鲞"，各种鱼都可做成干鱼。《黄帝内经》里治疗血枯就用干鱼。后人众说纷纭，到现在也没有个定论。我说台鲞，即使生嚼也没有腥味，还可以补养人，入药应该用这个东西才对。它的鳔很薄，不是珍品，只能用于熬胶（鲞，音"考"，上声，就是干鱼。也有一种说法认为，凡是已经干透的食品均称为"鲞"）。

鮸①鱼

鱼形似石首鱼而大，其头较锐，其鳞较细。鲜食味逊，但宜为腊。《正字通》②以为即石首鱼者误也。鮸，本音免，今人读如米。

其鳔③较石首鱼者大且厚，干之以为海错④，产南洋者佳，古人名为鲗鳒⑤。煨烂食之，补气填精，止遗带，大益虚损⑥。外感未清，痰饮内盛者勿食，以其腻滞⑦也。又治诸血症，疗破伤风如神。

【译】鮸鱼的形状像石首鱼但是比石首鱼要大一些，它的头比较尖，鳞片比较细小。鲜食味道差一些，只适宜做成

---

① 鮸（miǎn）：头长而尖，口大，牙锐，体长而侧扁，暗褐色，腹灰白色，生活于海洋中。亦称"米鱼""鳘鱼"。

② 《正字通》：书名。系明朝张自烈所著的字书。

③ 鳔：某些鱼类体内可以涨缩的气囊，俗称"鱼泡"。

④ 海错：谓海中产物，种类复杂众多。后因称海味为海错。

⑤ 鲗（zhú）鳒（yì）：鱼肠酱。

⑥ 虚损：病名。在《肘后备急方》中有所记载。有气虚、血虚、阳虚、阴虚之分。有腰膝酸软、头晕耳鸣、遗精早泄、咽痛、颧红、舌红少津、脉沉细数等多种症状。

⑦ 腻滞：油腻而不易消化的食物。

腊鱼。《正字通》认为鮸鱼就是石首鱼的说法是错误的。鮸，本音为"免"，现在的人读作"米"。

鮸鱼的鳔比石首鱼的鳔大且厚，干后被称为"海错"，南洋产的最好，古人叫作"鰾鰾"。把鳔煨烂食用，能够补气填精、止住遗带，对虚损病大有益处。外感还没有完全好的人及痰饮内盛的人不能吃，因为它是油腻而不易消化的食物。鮸鱼的鳔还能治疗各种血症，特别是治疗破伤风，疗效很神奇。

勒鱼

甘，平。开胃，暖脏，补虚。大而产南洋者良。鲜食宜雄，其白甚美。雌者宜鲞，隔岁①尤佳。多食发风，醉者更甚。

【译】勒鱼味甘，性平。能够开胃、温暖五脏、补养虚弱。体形大而且产自南洋的勒鱼为最好。鲜食要吃雄的，它的肉很鲜美。雌的适宜于做鱼鲞，隔了一年的鲞特别好吃。但是勒鱼吃多了会发风，醉酒的人吃了后果更严重。

鲳鱼

（亦作鲏）甘，平。补胃，益血充精。骨软肉腴，别饶风味。小而雄者胜，可脯、可鲊。多食发疥、动风。

【译】（也叫"鲏鱼"）鲳鱼味甘，性平。能够补胃、益血充精。鲳鱼骨头软、肉丰腴，别有风味。以体形小的雄鲳鱼为好。可以做成腌鱼，也可以做成糟鱼。鲳鱼吃多了能引起疥疮和动风。

① 隔岁：隔年。

鲥鱼

甘，温。开胃，润脏补虚。其美在鳞①，临食始去，厥味甚旨②。可蒸、可糟。诸病忌之，能发锢疾。鳞可为钿③，亦可拔疔。

【译】鲥鱼味甘，性温。能够开胃、润脏补虚。它的美味在于它的鳞片，到临吃的时候再去掉，味道非常美。鲥鱼可以蒸着吃，也可以用酒糟腌制。各种病都要忌食鲥鱼，因为它能引发老病、旧病。鲥鱼的鳞可以作为装饰品，也可以用来拔疔。

鲚④鱼

（亦作鲚）甘，温。补气。肥大者佳，味美而腴，亦可作鲊。多食发疮，助火。以温州所产有子者佳。干以为腊，用充方物，味甚鲜美，古人所谓有子鱼是也。大者尤胜，食品珍之。与病无忌。

【译】（也叫"鲚鱼"）鲚鱼味甘，性温。能够补气。鲚鱼肥大的最好，味道美而且丰腴，也可以做成腌鱼和糟鱼。但是吃多了会引发疮疖、使人上火。以温州出产的、有子的鲚鱼为好。晒干了做成腊鱼，用来作为土特产，味道很

---

① 其美在鳞：鲥鱼背上的鳞片，含有大量的脂肪，蒸煮后可溶入肉中，食时尤为鲜美，故古人称其"鲜在背上"。

② 厥味甚旨：它的味很美。厥，其。旨，美味。

③ 钿：以金、银、介壳之类镶嵌器物。

④ 鲚（jì）：鱼名。即"棱鳀"。

是鲜美，这就是古人所说的子鱼。大的鲚鱼尤其好，是食品中的珍品。患任何病都不必忌食。

鲈鱼

甘，温，微毒。开胃安胎，补肾舒肝。可脯、可鲊。多食发疮、患癖。其肝尤毒，剥人面皮。中其毒者，芦根汁解之。

【译】鲈鱼味甘，性温，有小毒。能够开胃、安胎、补肾、舒肝。可以做鱼干，也可以做腌鱼或糟鱼。鲈鱼吃多了会使人发疮、患上饮水不消的病症。它的肝毒性更大，能够使人脸上脱皮。如果中了鲈鱼之毒，可以用芦根汁来解毒。

鲫鱼

（其美在脊也。俗作鲫，一名鲋鱼）甘，平。开胃，调气生津，运食和营，息风清热，杀虫解热，散肿愈疮，止痢止疼，消疳消痔。大而雄者胜，宜蒸煮食之。外感邪盛时勿食，嫌其补也。余无所忌。煎食则动火。

痔血：鲫鱼常作羹食。

酒积下血：酒煮鲫鱼常食。

浸淫疮①：生鲫鱼切片，盐捣贴，频易。

【译】（它的美味都在脊背上。俗称"鲫鱼"，另一个名字叫"鲋鱼"）鲫鱼味甘，性平。能够开胃、调气生津、运食和营、息风清热、杀虫解热、散肿愈疮、止痢止疼、消

① 浸淫疮：遍发全身的瘙痒渗出性皮肤病。因其浸淫全身故名浸淫疮。以初生甚小如疥，瘙痒无时，蔓延不止，挠抓后渗出黄水，浸淫成片为特征。

痔消痔等。个儿大的雄性的鲫鱼最好，适合蒸煮后食用。如果患外感正严重时不要吃鲫鱼，因为它的补性比较大。其他的禁忌都没有。如果煎食就容易上火。

痔疮流血：可以经常用鲫鱼做羹食用。

酒积下血：经常食用用酒煮的鲫鱼。

浸淫疮：将生鲫鱼切成片，用盐捣烂贴于患处，要不断地更换才有效果。

鲂[①]鱼

（一名鳊鱼）甘，平。补胃养脾，去风运食。功用与鲫相似。产活水中，肥大者胜。

【译】（另一个名字叫"鳊鱼"）鳊鱼味甘，性平。能够补胃养脾、祛风运食。鳊鱼的功用和鲫鱼很相似。鳊鱼生活在活水之中，又肥又大的为最好。

鳜鱼

（一名鳟[②]鱼）甘，平。益脾胃，养血，补虚劳，杀劳虫，消恶血，运饮食，肥健人。过大者能食蛇，故有毒而发病。

【译】（另一个名字叫"鳟鱼"）鳜鱼味甘，性平。能够益脾胃、养血、滋补虚劳、杀死劳虫、消除恶血、消运饮食、强身健体。超大的鳜鱼能把蛇吞下去，鳜鱼有毒也能使

---

① 鲂（fáng）：鱼名。鱼纲鲤科。形似鳊而稍宽，故与鳊常混同。

② 鳟（jì）：鳜鱼。

人发病。

鮋①鱼

（一名渡义鱼，俗呼土鮒，亦曰菜花鱼）甘，温。暖胃，运食补虚。春日甚肥，与病无忌。

【译】（另一个名字叫"渡义鱼"，俗称"土鮒"，也叫"菜花鱼"）菜花鱼味甘，性温。能够暖胃、运食补虚。菜花鱼在春天的时候最肥，与任何病都没有禁忌。

鲦②鱼

（一名白条，小者曰鰷③条）甘，温。暖胃，助火发疮。诸病人勿食。

【译】（另一个名字叫"白条"，小的叫"鰷条"）白条味甘，性温。能够暖胃、助火发疮。各种病人都不能食用。

银鱼

（一名鲙残鱼）甘，平。养胃阴④，和经脉。小者胜，可作干。

【译】（另一个名字叫"鲙残鱼"）银鱼味甘，性平。能够滋养胃阴、舒和经脉。银鱼小的最好，可以做成鱼干。

---

① 鮋（yǒu）：鱼名。

② 鲦（tiáo）：鱼名。鱼纲鲤科，体长，侧扁，银白色，侧线紧靠腹部，性活泼，善跳跃，常在水面结群往来，迅速游动。

③ 鰺（cān）：鱼名。体小，呈条状，侧扁，白色，生活于淡水中。

④ 胃阴：生理学名词，胃的津液，与胃阳相对而言。胃阴胃阳互相为用，共同维持正常的纳食化谷功能。

蠡鱼①

（一名黑鳢，亦名乌鳢，亦曰黑鱼，即七星鱼）甘，寒。行水化湿，祛风稀痘，愈疮，下大腹水肿脚气，通肠疗痔。主妊娠有水肤浮。病后可食之，道家以为水厌②。

稀痘：除夕黄昏，用大黑鱼一尾，煮汤浴小儿，七窍俱到，不可嫌腥，以清水洗去也，甚验。

水气垂死、肠痔下血：黑鱼一斤，重者煮汁，和冬瓜葱白作羹食。

偏正头风：陈黑鱼头煎汤。熏数次断根。

【译】（另一个名字叫"黑鳢"，也叫"乌鳢"，还叫"黑鱼"，即"七星鱼"）黑鱼味甘，性寒。能够行水化湿、祛风稀痘、治愈疮疖、下大腹水肿和脚气、通肠疗痔等。妇女妊娠有水肤浮，也可以治愈。患病之后食用黑鱼，对身体有益。道家认为这种鱼是"水厌"。

稀痘：在除夕的黄昏，用一尾大黑鱼，煮汤给小孩沐浴，把七窍都要洗到，不要嫌腥，洗过之后，再用清水冲洗干净，很灵验。

因水气而将死和因痔疮下血：用一斤黑鱼，病重的就煮成汤汁，加入冬瓜、葱白做成羹食用。

偏头风和正头风：用放陈的黑鱼头煮汤，熏几次就能

---

① 蠡（lǐ）鱼：又称黑鳢、乌鳢、鲖鱼、文鱼。

② 厌：美好的样子。

断根。

鲟鱼

甘，温。补胃，活血通淋。多食发疥、患症。味佳而性偏劣，作鲊亦无补益。鼻脯味美疗虚。子主杀虫，味亦肥美。

【译】鲟鱼味甘，性温。能够补胃、活血、通淋。鲟鱼吃多了会引发疥疮、患上疾病。因为鲟鱼味道很好但性能低劣，做成腌鱼或糟鱼对身体没有补益。鼻脯味美能够疗虚。鲟鱼子可以杀虫，味道也很肥美。

鳇鱼

（亦作黄，本名鳣①，一名蜡鱼，亦名玉版鱼）甘，温。补虚，令人肥健。多食难化、发疥生痰。作鲊极珍，亦勿多食，反荆芥。其肚及子，盐藏颇佳。其脊骨、鳃鼻、唇鬐②脆软，以充珍错③。其鳔最良，固精止带。

【译】（也叫"黄鱼"，本名是"鳣鱼"，另一个名字叫"蜡鱼"，也叫"玉版鱼"）鳇鱼味甘，性温。能够补虚、使人肥胖健壮。鳇鱼吃多了难以消化、引发疥疮、产生痰唾。把鳇鱼做成腌鱼、糟鱼极为珍美，但也不能多吃，且它的性能与荆芥相反。鳇鱼的肚和子，用盐腌渍后储藏起来很好。它的脊骨、鳃、鼻子、唇鬐都是又脆又软，简直可以

---

① 鳣（zhān）：鱼名。即"鳇"。

② 鬐（qí）：意义不详。

③ 珍错：指山珍海味。

作为山珍海味。鲟鱼的鳔最好，能够固精、止带。

鮠鱼[①]

（亦作鱯回，一名白鳝）甘，温。行水，调中，多食能动锢疾。

【译】（也称"鱯回"，另一个名字叫"白鳝"）江团鱼味甘，性温。能够行水、调中。江团鱼吃多了能引发久治不愈的老病。

鲛鱼[②]

（即沙鱼）甘，平。补五脏。作鲊甚益人，其皮亦良。解诸鱼毒，杀虫辟蛊，愈传尸劳[③]。煨肉味佳，滋阴补血。鬣[④]翅以清补胜，煨糜甚利虚劳。

【译】（即"鲨鱼"）鲨鱼味甘，性平。能够补养五脏。做成腌鱼、糟鱼对人很有好处，它的皮也很好。鲨鱼还能够解各种鱼的毒、杀虫、辟蛊、治愈传尸劳病。用鲨鱼煨肉，味道非常好，能够滋阴补血。鲨鱼翅以清补为胜，煨得极烂再吃对虚劳很有好处。

---

① 鮠（wéi）鱼：鱼名。也称"江团""白吉"，也叫"回鱼"。鱼纲（鲿科）。体延长，前部平扁，后部侧扁，长约30～50厘米，浅灰色。吻圆突，口腹位，具须4对。眼小，体无鳞。

② 鲛（jiāo）鱼：鲨鱼。

③ 传尸劳：指具有传染性的慢性消耗性的疾病。它的主要表现有咳嗽、咳血、潮热、盗汗、身体逐渐消瘦等，以阴虚为多见。

④ 鬣（liè）：这里指鲨鱼颌旁的鳍，即鲨鱼之鳍制成的翅。

乌鲗①

（亦作乌贼，一名墨鱼）咸，平。疗口咸②，滋肝肾，补血脉，理奇经③，愈崩淋，利胎产，调经带，疗疝瘕，最益妇人。可鲜、可脯。南洋所产淡干者佳。骨名海螵蛸④，入药功相似。

卒然吐血，小儿痰駒：并以海螵蛸末二钱，米饮下。

跌打出血：海螵蛸末敷。

【译】（也叫"乌贼"，另一个名字叫"墨鱼"）乌贼味咸，性平。能够治疗口咸、滋养肝肾、补养血脉、疏理奇经、治愈崩淋、利于生产、调剂妇女经带并治疗疝气和症瘕，对妇女身体最有好处。可以吃鲜鱼，也可以做鱼干。南洋出产的又淡又干的乌贼干最好。它的骨头被称为"海螵蛸"，入药与乌贼的功效相似。

突然吐血，儿童痰駒：将两钱乌贼骨的细末，用米汤服下即可。

跌打出血：将乌贼骨的细末敷于伤处有效果。

---

① 乌鲗（zéi）：乌贼。

② 口咸：病症名。肾液上泛而口内有咸味，多见于慢性咽喉炎、慢性肾炎、神经官能症或口腔溃疡。

③ 奇经：奇经八脉之简称，即别道奇行的经脉，包括督脉、任脉、冲脉、带脉、阴维脉、阳维脉、阴跷脉、阳跷脉共八条。

④ 海螵（piāo）蛸（xiāo）：通称"乌贼骨"。

比目鱼

（本名鲽^①，一名箬鱼）甘，平。补虚。多食动气。

【译】（原来的名字是"鲽鱼"，另一个名字叫"箬鱼"）比目鱼味甘，性平。能够补虚。比目鱼吃多了会使人动气。

鲇鱼

甘，温，微毒。利小便，疗水肿、痔血、肛痛，不宜多食。余病悉忌，反荆芥。

口眼㖞斜者，活切其尾尖，朝吻贴之。

【译】鲇鱼味甘，性温，有微毒。能够疏通小便及治疗水肿、痔疮流血和肛痛，鲇鱼不宜多吃。有其他的病症都应忌食鲇鱼，它与荆芥的性能相反。

口眼歪斜的人：将活鲇鱼的尾巴尖切下来，贴到嘴角上即可。

黄颡鱼^②

（俗呼黄刺鱼）甘，温，微毒。行水祛风，发痘疮。反荆芥。

【译】（俗称"黄刺鱼"）黄刺鱼味甘，性温，有微毒。能够行水祛风、引发痘疮。黄刺鱼与荆芥之性相反，不能同吃。

---

① 鲽（dié）：鱼类的一科，比目鱼的一种，体形侧扁，生活在浅海中。

② 黄颡（sǎng）鱼：鲿科，黄颡鱼属一种常见的淡水鱼。体延长，稍粗壮，吻端向背鳍上斜，后部侧扁。

河豚鱼

（一名西施乳）甘，温。补虚去湿，疗痔杀虫。反荆芥、菊花、桔梗、甘草、附子、乌头[1]。中其毒者，橄榄、青蔗、芦根、金汁或槐花，微炒；同干胭脂等分捣粉，水调灌之。其肝、子与血尤毒。或云：去此三物，洗之极净，食之无害，然卫生者，何必涉险以试耶。

【译】（另一个名字叫"西施乳"）河豚鱼味甘，性温。能够补虚去湿、疗痔杀虫。河豚鱼与荆芥、菊花、桔梗、甘草、附子、乌头之性相反。如果中了河豚的毒，可以把橄榄、青蔗、芦根、金汁或槐花放在一起稍微炒一下，同干胭脂等分后捣成粉，用水调和后灌下去可解毒。河豚的肝、子与血毒性很大。有人说：去掉这三样东西，洗得非常干净后，食用就不会中毒。但是爱护生命的人，何必冒着危险去试验呢？

带鱼

甘，温。暖胃补虚，泽肤。产南洋而肥大者良。发疥动风，病人忌食。作鲞较胜。冬腌者佳。

【译】带鱼味甘，性温。能够暖胃补虚、润泽肌肤。以产自南洋的又肥又大的带鱼为好。带鱼能使人发疥动风，所以患病的人要忌食。将带鱼做成干鱼比较好。在冬天的时候

---

[1] 乌头：为毛茛科植物，母根叫乌头，治风痹、风湿神经痛。侧根（子根）入药，叫附子。有回阳、逐冷、祛风湿的作用。治大汗亡阳、四肢厥逆、霍乱转筋、肾阳衰弱的腰膝冷痛、形寒爱冷、精神不振以及风寒湿痛、脚气等症。

腌制带鱼最好。

鲼①鱼

（一名荷鱼，俗呼锅盖鱼）甘、咸，平，尾有毒。主玉茎②涩痛、自浊、膏淋③。性不益人，亦可作鲞。

【译】（另一个名字叫"荷鱼"，俗称"锅盖鱼"）锅盖鱼味甘、咸，性平，尾巴有毒。主要能治男性生殖器涩痛、自浊和膏淋。锅盖鱼的性味对人没有好处，可以做成鱼干。

海蛇④

（一名樗⑤蒲鱼，即水母也）咸，平。清热消痰，化瘀化积，杀虫止痛，开胃润肠，治哮喘、疳黄、症瘕、泻痢、崩中带浊、丹毒、颠痫、痞胀、脚气等病。诸无所忌，陈久愈佳。

【译】（另一个名字叫"樗蒲鱼"，就是"水母"）海蜇味咸，性平。能够清热消痰、行瘀化积、杀虫止痛、开胃润肠。还能够治疗哮喘、疳黄、症瘕、泻痢、崩中带浊、丹毒、癫痫、痞胀、脚气等病症。其他没有什么禁忌，放的时间越长的海蜇越好。

---

① 鲼（fèn）鱼：身体扁平，呈菱形，尾细长，以贝类和小鱼虾为食，分布于热带和亚热带海洋。鲼，原书误作"鳞"。

② 玉茎：男性的生殖器。

③ 膏淋：病名。属五淋之一。症状是小便混浊如膏，尿时尿道热涩疼痛，多因湿热下注所致。

④ 海蛇（zhà）：海蜇，水母。

⑤ 樗（chū）：臭椿。

虾

甘，温，微毒。通督^①壮阳，吐风痰，下乳汁，补胃气，拓痘疮，消鳖瘕，敷丹毒。多食发风动疾。生食尤甚，病人忌之。海虾性味相同，大小不一，产东洋者尤佳。盐渍暴干，乃不发病。名式甚伙^②，厥味皆鲜，开胃化痰，病人可食。其子，可腌、可暴，味亦鲜美。

【译】虾味甘，性温，有微毒。能够通督壮阳、吐出风痰、催下乳汁、补养胃气、拓开痘疮、化消鳖瘕、敷愈丹毒。虾吃多了会发风动疾，生吃更加严重。有病的人要忌食。海虾与河虾性味相同，只是大小不同，产自东海的海虾尤其味美。将虾用盐渍或者晒干，吃了就不会发病。虾的种类很多，它们的味道都很鲜美，能够开胃化痰，病人都可以食用。虾子可以腌制、可以晒制，味道也很鲜美。

海参

咸，温。滋肾补血，健阳润燥，调经养胎，利产。凡产虚病后，衰老尪孱^③，宜同火腿或猪、羊肉煨食之。种类颇多，以肥大肉厚而嫩者，膏多力胜。脾弱不运、痰多便滑^④、客邪^⑤未净者，均不可食。

---

① 通督：指通督脉。

② 伙：指"多"的意思。

③ 尪（wāng）孱（chán）：瘦弱。

④ 便滑：指大便滑泻，有泻肚子现象。

⑤ 客邪：指侵入人体的邪气。

【译】海参味咸，性温。能够滋肾补血、健阳润燥、调经养胎、利于孕妇生产。凡是产妇身体虚弱、病后身体虚弱和衰老瘦弱的人，适宜于将海参同火腿或同猪肉、羊肉一起煨熟食用。海参的种类比较多，以肥大肉厚而且鲜嫩的、油脂多的海参补力胜过其他的。脾弱不运、痰多便滑、客邪未净的人，都不可以食用海参。

蟾蜍①

甘，苦，凉。清热杀虫，消疳化毒，平惊散癖，行湿除黄，止痢，疗瘟，愈诸恶疮及猘犬②咬。凡小儿疳家疫疠③，并宜食之。其肝尤良。其眉间白汁有大毒，名蟾酥④，为外科要药。

发背肿毒初起：取活蟾蜍一只，系放疮上半日。蟾必昏愦，置水中救其命；再易一只，如前法，蟾必跟跄；再易一只，必俟蟾如故，则毒散矣。

【译】癞哈蟆味甘苦，性凉。能够清热杀虫、消疳化毒、平惊散癖、行湿除黄、止住痢疾、治疗瘟疫、治愈各种恶疮和被疯狗咬伤的病。凡是儿童、患疳疾的人和传染病的人，都适宜食用。癞哈蟆的肝尤其好。癞哈蟆眉间白汁有剧

---

① 蟾蜍（chú）：两栖纲，蟾蜍科动物的通称。别称"癞蛤蟆"。

② 猘（zhì）犬：疯狗。

③ 疫疠：中医学名词。指一种强烈的传染性疾病。

④ 蟾酥：中药名。蟾蜍科动物，大蟾蜍等的干燥耳后腺及皮肤腺分泌物。

毒，名叫蟾酥，是外科的重要药物。

发背肿毒刚刚起来：取来一只活的癞哈蟆，将它放在疮上用绳子系好，停半天，癞哈蟆必然神志不清，取下将它放到水里挽救它的性命；另换一只癞哈蟆，像前一只一样，系放在疮上，蟾蜍必然走路不稳；再换一只，等到放上去的蟾蜍不再有变化，就证明毒已经散掉了。

田鸡

（一名水鸡）甘，寒。清热行水，杀虫解毒，愈疮，消疳，已痔。多食，助湿生热。且肖人形，而杀之甚惨。孕妇最忌。其骨食之，患淋。

【译】（另一个名字叫"水鸡"）田鸡味甘，性寒。能够清热行水、杀虫解毒、使疮疖痊愈、消除疳积、治疗痔疮。田鸡吃多了会助湿生热。而且田鸡有点与人形相似，宰杀时很惨。孕妇最须忌食田鸡。如果吃了田鸡的骨头，就会患上淋病。

鳗鲡

甘，温。补虚损，杀劳虫，疗疬疡、瘘疮，祛风湿。湖池产者胜，肥大为佳。蒸食颇益人，亦可和面。苗亦甚美，名曰鳗线。然其形似蛇，故功用相近，多食助热发病。孕妇及时病，忌之。且其性善钻，能入死人、死畜腹中，唼[1]其膏

---

① 唼（shà）：指鱼类吞食。

血。不但水行昂首，白点黑斑、四目无鳃、尾扁过大者，始为毒物也，尊生者慎之。产海中者，形大性同，名狗头鳗。多腌为腊，疮痔家宜食之。余病并忌（丹阳人俗呼鳗鱼）。

【译】鳗鱼味甘，性温。能够滋补虚损、杀死劳虫、治疗瘵病和瘘疮病、祛除风湿。以湖池出产的鳗鱼为好，且又肥又大的为最好。蒸着吃对人很有益处，也可以和面。鳗鱼苗味道也很美，名叫"鳗线"。但是鳗鱼的形状像蛇，所以功用和蛇也相近，吃多了会助热发病。孕妇和患及时病的人，都应当忌食鳗鱼。鳗鱼的习性善于钻，能够钻到死人或死畜的腹中，吞食它们的膏血。鳗鱼不仅在水里游动时昂着头，而且白点黑斑、四只眼睛没有鳃、尾巴又扁又大的，这种鳗鱼是有毒的，爱惜生命的人应当小心地对待它。产自海里的鳗鱼外形大且性能相同，名叫"狗头鳗"。大多将鳗鱼制成腊味，患疮痔的人很适合食用，其他的病都应当忌食（丹阳人俗称"鳗鱼"）。

鱓

（俗作鳝，亦呼鳝鱼）甘，热。补虚助力，善去风寒，湿痹，通血脉，利筋骨，治产后虚羸，愈臁疮[①]、痔瘘。肥大腹黄者胜，宜与猪脂同煨。多食动风发疥，患霍乱损人。时病前后，疟、疸、胀满诸病，均大忌。黑者有毒；更有蛇变者；项下有白点，夜以火照之，则通身浮水上或过大者皆

---

① 臁（lián）疮：中医学病名。一种下肢慢性溃疡。

有毒，不可不慎也。其血，涂口眼㖞斜、赤游风^①，滴鼻止衄，滴目治疹后生翳。

【译】（一般人称为"鳝"，也叫"鳝鱼"）鳝鱼味甘，性热。能够补虚助力、除去风寒和湿痹、疏通血脉、有益于筋骨，还能够治疗产后虚弱、臁疮、痔瘘等病。又肥又大、腹部为黄色的鳝鱼为好，适合与猪油一起煨制。鳝鱼吃多了会动风发疥，患霍乱的人吃了更有损于身体。患时病的前后和患疟疾、黄疸、胀满等疾病的人，都必须忌食鳝鱼。黑颜色的鳝鱼有毒；还有由蛇变成的鳝鱼有毒；项下有白点的鳝鱼有毒；晚上用火光照看，全身浮在水面上的鳝鱼有毒；个头过大的鳝鱼有毒。人们在食用鳝鱼时，一定要谨慎小心。鳝鱼的血，可以涂抹治口眼歪斜、赤游风等病，滴在鼻子里可以止住流鼻血，滴到眼睛里可以治疗出疹之后眼睛上的疤痕。

鰌

（俗名泥鳅）甘，平。暖胃壮阳，杀虫收痔。

耕牛羸瘦：以一条送入鼻中，立愈。

【译】（俗称"泥鳅"）泥鳅味甘，性平。能够暖胃壮阳、杀虫收痔。

耕牛瘦弱病：让一条泥鳅从牛的鼻孔中钻进去，牛即可治愈。

① 赤游风：中医学病名。多由皮肤损伤、感染风热邪毒所致。

蚦蛇①

甘，温。治诸疮疬，辟蛊杀虫，化毒祛风，除痔御瘴，疗猘犬咬。味美胜鸡。烧酒浸之，历久不坏。胆为伤科圣药。腹肉之油，缩阳②。雄蛇之如意钩③，又为房术④妙品。

【译】蟒蛇味甘，性温。能治各种疮疬、辟蛊杀虫、化毒祛风、除痔御瘴和治疗被疯狗咬伤等病症。味道之美胜过鸡。用烧酒浸泡起来，可以长期不坏。蟒蛇胆是伤科的圣药。蟒蛇腹部肉上的油，吃了会使人缩阳。雄蛇的"如意钩"，又是房中术的妙品。

白花蛇

甘、咸，温。祛风湿，治半身不遂、口面㖞斜、风疬疬

---

① 蚦（rán）蛇：蟒蛇。现行法律法规规定禁止食用。

② 缩阳：指以阴茎、睾丸和阴囊突然内缩为主要症状的疾病。多因寒邪或湿热之邪侵犯而引发，亦可因阴亏火旺诱发，而与足厥阴经、督脉和肝、肾两脏关系密切。

③ 如意钩：蚦蛇的尾骨被民间称为"如意钩"，成形后的形状极似铜钱，但只有雄蚦蛇才有，如意钩能成形者罕见异常，万金难求。

④ 房术：房中术。房中术即中国古代的性科学。从现代性科学的观点来看，房中术主要包含有关性的常识、性技巧、性功能障碍治疗与受孕等方面内容，同时它又不局限于性，而是把性与气功、养生结合在一起，和追求长生不老或延年益寿结合在一起。目前从史籍中看到的是，它最早出现于汉代，而且和道家关系极为密切。长期以来，房中术被人们涂上了一层神秘、玄虚的色彩，但实际上它在很大程度上代表着中国古代的性学理论。

疬^①、骨节疼痛、痘疮倒陷、搐搦^②惊痫、麻痹不仁^③、霉疮疥癣。头尾甚毒，去尽用之。产蕲州^④者良，虽干枯而目光不陷，故一名蕲蛇^⑤。凡饮蛇酒，切忌见风。

【译】白花蛇味甘、咸，性温。能够祛除风湿，还能够治疗半身不遂、口面歪斜、风疬疬疡、骨节疼痛、痘疮倒陷、搐搦惊痫、麻痹不仁、霉疮疥癣等病症。白花蛇的头和尾毒性最大，去干净后再用。以蕲州出产的白花蛇为最好，虽然干枯了但是目光不陷，所以另一个名字叫"蕲蛇"。凡是饮白花蛇酒的人，一定不要见风。

乌蛇

甘，平。治诸风顽痹、皮肤不仁、热毒癞疮、眉髭^⑥脱落。功并白蛇，性善无毒。

《朝野^⑦佥^⑧载》：商州有人患大风，家人恶之，为起茅

随息居饮食谱

305

---

① 风疬疬疡：指风邪、麻风、瘰疬、疮疽。疬，癞病，即"麻风"。疬，即"瘰（luǒ）疬"，俗称"疬子颈"，颈项间结核的总称。疡，疮。

② 搐（chù）搦：不随意运动的表现，是神经—肌肉疾病的病理现象，表现为横纹肌的不随意收缩。

③ 不仁：丧失感觉，感觉迟钝。

④ 蕲州：今湖北长江以北蕲春地区。

⑤ 蕲（qí）蛇：五步蛇。

⑥ 髭（zī）：嘴上的胡子。

⑦ 朝野：指朝廷和民间。

⑧ 佥（qiān）：都，皆。

屋，有乌蛇堕酒罂①，时病人不知，饮酒渐瘥②，罂底见有蛇骨，始知其由。

一法：以大乌蛇三条，蒸熟，取肉焙末，蒸饼，丸米粒大，以喂乌鸡。待尽，杀鸡烹熟，取肉焙研末，酒服一钱或蒸饼丸服，不过三五鸡，愈。

一法：用大乌蛇一条，打死，盛之待烂。以水二碗，浸七日，去皮骨，入糙米一升，浸一日，晒干。用白鸡一只，饿一日，以米饲之，待毛羽脱尽，杀而煮食，以酒下之。吃尽用热汤一盆，浸洗大半日，即愈。

或谓：君以限于篇幅，虽谷、肉、果、菜未及遍搜，顾因鳗鳝而类及于蛇，岂以其形相若耶？然毒物，恶可以供馔也。余曰：子但知蛇之毒③，不可以供食，而不知腊之以为饵，可治大风、挛踠④、瘘⑤、疠，去死肌，杀三虫。更有乌蛇之性善无毒，误饮其酒者，大风遂愈。此非常之士，能立非常之功也。彼鳗鳝者，世以为寻常食品，竟有食之而即死者，此庸碌之人，往往偾事⑥也。类而谱之，可为任才者循名不责实之鉴。岂徒为饮食之人，费笔墨哉？

---

① 酒罂（yīng）：犹指酒瓶。

② 瘥（chài）：病愈。

③ 子但知蛇之毒：你只知道蛇的毒。

④ 挛踠（wǎn）：蜷曲不能伸开。

⑤ 瘘：瘘管。

⑥ 偾（fèn）事：败事。

【译】乌蛇味甘，性平。能够治疗各种风邪顽痹、皮肤麻木、热毒癞疮和眉须脱落。功用和白蛇一样，但乌蛇却性善无毒。

《朝野佥载》中记载：商州有个人患了麻风病，家里人厌恶他，为他单独盖了一间茅屋。有一条乌蛇掉到他的酒瓶里，当时这个病人还不知道，继续饮用酒瓶中的酒。不久，他的病好了，酒也饮完了，他在瓶底看见有蛇的骨头，这才知道病愈的原因。

用乌蛇治病方法一：将三条大乌蛇蒸熟，把肉烤干研成末，再蒸成饼，然后做成米粒大的小丸，喂给乌鸡吃，等鸡吃完后，再将鸡杀了烹熟，把乌鸡肉烤干研成末，每次用酒服下一钱或蒸成饼做成小丸服下，吃不过三五只鸡，所患之病就会痊愈。

用乌蛇治病方法二：打死一条大乌蛇，盛在器皿中等它腐烂。再加入两碗水，浸泡七天。去掉皮和骨头，加入一升糙米，浸泡一天，然后将糙米晒干。再把一只白色的鸡饿上一天，用晒干的糙米喂它，等白鸡的羽毛脱落干净，将其宰杀后煮熟，一边饮酒一边吃鸡。待鸡吃完后，用一盆热水，浸泡身体大半天，病就会痊愈。

有人说：你因为限于本书篇幅，虽然谷、肉、果、菜没有搜集齐全，因为念及鳗鱼、鳝鱼而写到蛇类，难道是因为它们的外形相像吗？但是有毒的东西，怎么可以用来作为食物呢？我说：你只知道蛇有毒，不可以食用，却不知道把蛇晒干以后可以作为药饵，可以治疗麻风、挛踠、瘘管、疥疬等病，还可以去除死肌、杀死三虫。而且乌蛇性善没有毒性，不小心饮下了泡入乌蛇的酒，连麻风病都能治愈。这真是不平常的人，立下了不平常的功劳。那些鳗鱼、鳝鱼，人们都认为是平常的食物，竟有人因为吃了它们而死掉，这都是庸碌之人，往往会把事情弄坏。依照这个道理来推想，可以作为任用人才时只听他的名声却不审查他的实际能力这种做法的教训。难道只是为注重饮食的人，来浪费这些笔墨吗？

龟

四灵①之一，亦化神通，本非食品，亦与蛇匹。有杀之而得祸者，有食之而即死者。书家所载甚多，兹不具赘②。不但为孕妇所忌也。其壳入药，但可煎熬末而服之，能还本质。

【译】龟是四灵之一，具有变化的神通，本来就不是食品，这一点与蛇相同。有杀了龟而惹祸的人，也有吃了龟而立即就死的人。书上记载得比较多，这里就不一一地啰唆了。总之，龟不只是孕妇不能吃，其他人也不应该吃。龟壳入药，只能煎熬成末服用，这样能还原龟的本质。

---

① 四灵：指麟、凤、龟、龙四者。除龟外的三种都是古人想象中的神灵的东西，独将龟也视为灵物，合称四灵。

② 兹不具赘（zhuì）：在此就不一一啰唆了。赘，多余；无用。

鳖

（一名团鱼，亦曰甲鱼）甘，平。滋肝肾之阴，清虚劳之热。主脱肛、崩带、瘰疬症瘕。以湖池所产、背黑而光泽、重约斤许者良。宜蒸煮食之，或但饮其汁则益人。多食滞脾，且鳖之阳聚于上甲，久嗜令人患发背^①。孕妇及中虚、寒湿内盛、时邪未净者，切忌之；又，忌与苋同食。回回不食鳝鳖，谓之无鳞鱼。凡鳖之三足者、赤腹者、赤足者、独目者、头足不缩者、其目四陷者、腹下有王字卜字文者、过大者、在山上者、有蛇文者，并有毒，杀人。或云：薄荷煮鳖亦害人。其壳入药，亦不可作丸散服。人咬、指烂久而欲脱及阴头生疮，诸药不愈者，鳖甲煅存性，研，鸡子清，调敷。

【译】（另一个名字叫"团鱼"，也叫"甲鱼"）甲鱼味甘，性平。能够滋养肝肾之阴、清理虚劳之热。主治脱肛、崩带、瘰疬症瘕等病症。以湖池所出产的、背黑而有光泽的、重一斤左右的甲鱼为最好。甲鱼适宜于蒸、煮后食用，或者只饮煮甲鱼的汤汁，对人很有益处。甲鱼吃多了会滞脾，而且甲鱼的阳精都聚集在它的甲壳上部，经常食用会使人患上发背。孕妇和中虚的人、寒湿内盛的人及季节性流行病未痊愈的人，都应当忌食甲鱼，还忌讳与苋菜一同食用。回民不吃鳝鱼和甲鱼，把它们叫作"无鳞鱼"。凡是甲

① 发背：指"疽疮"生于脊背部位。

鱼只长了三只脚的、腹部是红色的、脚是红色的、一只眼睛的、头足不能缩回去的、眼睛凹陷的、腹下有"王"字和"卜"字文的、个头太大的、在山上的、有蛇文的，全都有毒，吃了会致人死亡。有人说：用薄荷煮甲鱼也能害人。甲鱼壳入药，也不可当作丸散来服用。人被咬了、指头烂了且烂的时间长指甲快要脱落的、龟头上生疮的，这些病症各种药都治不好的，把甲鱼壳用大火烤干只存其性，研成细末，用鸡蛋清调和后，敷于患处，有效果。

鼋①

甘，平，有毒。难死通灵，异味损人，勿轻染指。

【译】鼋味甘，性平，有毒。鼋很难死亡而且有灵性，身上散发的异味损害人的健康，轻易不要染指。

蟹

甘，咸，寒。补骨髓，利肢节，续绝伤，滋肝阴，充胃液，养筋活血。治疸，愈痎②，疗跌打、骨折、筋断诸伤。解鲜鱼、莨菪③、漆毒。

壳主辟邪破血。爪，可催产堕胎。种类甚繁，名号不

---

① 鼋（yuán）：俗称癞头鼋，爬行动物，背甲近圆形，暗绿色，有小疣，生活在河中，是我国国家一级重点保护动物，现行法律法规规定禁止食用。

② 痎（jiē）：指隔日发作的疟疾。

③ 莨菪（dàng）：野葛。

一。以吴江、乌程①、秀水②、嘉兴、海昌等处，河中所产、霜后、大而脂满者胜。和以姜醋，风味绝伦。多食发风积冷。孕妇及中气虚寒、时感未清、痰嗽便泻者，均忌。别种更寒，尤不益人。

中其毒者，紫苏、冬瓜、芦根、蒜汁，皆可解之。反荆芥，又忌同柿食。误犯则腹痛吐利，急以丁香、木香解之。海产者黄坚满而无膏，不鲜。并可盐渍、酒浸、糟、酱久藏。得皂荚则不沙。

【译】蟹味甘、咸，性寒。能够补养骨髓、有利肢节、接续绝伤、滋补肝阴、补充胃液、养筋活血。能治疗痈疽，能治愈疟疾，还能治疗跌打、骨折、筋断等各种伤损。能解活鱼、莨菪和漆毒。

蟹壳主要功能是辟邪破血。蟹爪可以催产堕胎。蟹的种类很多，名称不一。以吴江、乌程、秀水、嘉兴、海昌等地出产的及河中产的、霜降之后的、个头大且脂肪满的蟹为最好。用姜醋调和食用，风味绝伦。蟹吃多了，就会发风积冷。孕妇和中气虚寒的人、时感未清、痰嗽便泻的人，都应当忌食蟹。其他种类的性更寒，对人更没有好处。

如果中了蟹毒，用紫苏、冬瓜、芦根、蒜汁都可以解毒。蟹与荆芥的性相反，不能同吃，还不能和柿子一起吃。

---

① 乌程：今浙江吴兴南。

② 秀水：又名绣水，今浙江嘉兴北。

不小心犯了禁忌就会腹痛、又吐又泻，迅速用丁香、木香来解毒。海产的蟹黄又硬又满的、没有膏的味道不鲜美。蟹用盐渍、酒浸、糟腌、酱腌可以长时间储存。如果放一些皂荚就会不沙。

鲎①

辛、咸，平。杀虫，疗痔。多食发嗽及癣疮②。腌以为鲊。俗呼鲎酱。

【译】鲎味辛、咸，性平。能够杀虫、治疗痔疮。鲎吃多了会引发咳嗽和癣疮。将鲎腌制作为腌鱼、糟鱼，俗称"鲎酱"。

蛎黄③

甘，平。补五脏调中。解丹毒，析酲，止渴，活血，充肌。味极鲜腴，海错珍品。周亮工④比为太真⑤乳。壳名牡蛎，入药。

【译】蛎黄味甘，性平。能补养五脏调剂脾胃。还能解丹毒、醒酒、止渴、活血、充盈肌肉。蛎黄味道极为鲜美，是一种海味珍品。周亮工把它比作"太真乳"。蛎黄的壳名

---

① 鲎（hòu）：亦称"东方鲎"。中国鲎甲壳类，节肢动物，分布于太平洋，我国浙江以南浅海中常见。

② 癣疮：由霉菌引起的某些皮肤病的统称。

③ 蛎黄：牡蛎肉。

④ 周亮工：明末清初（公元 1612—1672 年）人。字元亮，号栎园，河南祥符（今河南开封）人。明崇祯进士，授监察御史。著述甚多。

⑤ 太真：唐代杨贵妃号。

叫"牡蛎"，可以入药。

蚌

甘、咸，寒。清热滋阴，养肝凉血，息风解酒，明目定狂。崩带、痔疮，并堪煨食。大者为胜，多食寒中。外感未清、脾虚便滑者皆忌。

【译】蚌味甘、咸，性寒。能够清热滋阴、养肝凉血、息风解酒、明目定狂。患了崩带、痔疮的人，都适合把蚌煨烂食用。以个头大的蚌为好，但吃多了会使脾胃受寒。外感未愈的人和脾虚便滑的人都要忌食蚌。

蚬

甘、咸，寒。清湿热，治目黄，溺涩脚气。洗疔毒、痘痈诸疮。壳黄而薄者佳。多食发嗽、积冷。

【译】蚬味甘、咸，性寒。能够清除湿热、治疗目黄、溺涩脚气，还能洗去疔毒和痘痈诸疮之毒。以壳又黄又薄的蚬为好。蚬吃多了会引发咳嗽、积冷。

蛤蜊

甘、咸，寒。清热解酒，止消渴，化癖除症。多食助湿生热。

【译】蛤蜊味甘、咸，性寒。能够清热解酒、止消渴、化癖除症。蛤蜊吃多了会助湿生热。

蛏

甘，平。清胃治痢，除烦，补产后虚，解丹石毒。可鲜、可腊，时病忌之。

【译】蛏味甘，性平。能够清胃治痢、除烦、补养产后的虚弱，可以解丹石之毒。蛏可以鲜食，也可以晒干后食用。患季节性外邪所致疾病的人应当忌食蛏。

蚶

甘，温。补血，润藏生津，健胃暖腰，息风解毒，治泄痢脓血、痿痹不仁，产奉化者佳，可炙、可鲊。多食壅气，湿热盛者忌之。壳名"瓦楞子"，入药，涤饮①、消癖、破血止疼、敷牙疳②，皆有效。

【译】蚶味甘，性温。能够补血、润脏生津、健胃暖腰、息风解毒，还能治疗泻痢脓血、痿缩麻痹失去感觉等病症。以出产于奉化的蚶为最好。可火烤也可腌制。但是蚶吃多了会使人气脉阻塞，湿热太盛的人应当忌食。蚶的壳名叫"瓦楞子"，可以入药，对于涤饮、消癖、破血止痛、敷牙疳等，都很有效果。

鳆鱼③

甘，咸，温。补肝肾，益精明目，开胃养营，止带浊崩淋，愈骨蒸劳极④。体坚难化，脾弱者饮汁为宜。壳入药，

---

① 涤饮：荡涤饮证。饮证，水饮停聚体内，有眩晕、胸脘痞闷、呕吐清水或涎液等症状。

② 牙疳：急性口腔病，发病后会形成牙龈红肿、溃烂疼痛、流腐臭脓血等症。

③ 鳆（fù）鱼：鲍鱼。

④ 骨蒸劳极：中医学病名。《外台秘要》："骨髓中热，称为骨蒸。"多见于结核性疾病，常与潮热并见。亦称"骨蒸痨热"。

名"石决明"。主镇肝磨障。

【译】鲍鱼味甘、咸，性温。能够滋补肝肾、益精明目、开胃养营，还能够止住带浊崩淋、治愈骨蒸劳极。因为鲍鱼肉坚硬、难消化，脾胃虚弱的人适合饮用鲍鱼汤汁。鲍鱼壳可以入药，名叫"石决明"。主要功用是镇肝磨障。

淡菜①

甘，温。补肾，益血填精。治遗带崩淋、房劳产怯②、吐血久痢、膝软腰疼、疝③癖、症瘕、脏寒腹痛、阳痿阴冷、消渴瘿瘤。干即可以咀食，味美不腥。产四明④者肉厚、味重而鲜大者弥胜。

【译】海虹味甘，性温。能够补肾、益血填精。还能治疗遗带崩淋、房劳产怯、吐血久痢、膝软腰痛、疝癖、症瘕、脏寒腹痛、阳痿阴冷和消渴瘿瘤。干海虹可以直接放在嘴里嚼着吃，味美而不腥。在四明出产的肉厚、味重，而且新鲜、个头大的海虹最好。

江瑶柱⑤

甘，温。补肾，与淡菜同。鲜脆胜之，为海味冠。干者咀食，味美不腥，娇嫩异常，味重易化。周栎园比之梅妃

① 淡菜：贻贝，亦称"海虹"，是一种双壳类软体动物，壳黑褐色，生活在海滨岩石上。

② 房劳产怯：房事劳累和产后虚弱。

③ 疝（xuán）：中医学病症名。指腹中癖块。

④ 四明：浙江旧宁波府的别称。

⑤ 江瑶柱：干贝。

骨。其壳、色如淡菜，上锐下平。大者长尺许，肉白而韧，不中食，美惟在柱也。濒湖以为海月[1]者，谬已[2]。

【译】干贝味甘，性温，能够补肾，与海虹功用相同。但鲜脆胜过海虹，海味中属第一。干贝放在嘴里咀嚼，味道鲜美而不腥，娇嫩异常，味道重容易消化。周栎园把干贝比作"梅妃骨"。干贝的壳、颜色像海虹，上尖下平。大的干贝长一尺左右，肉又白又韧，不好吃，它的美味只在柱上。濒湖以为它就是"海月"，这就错了。

璅蛣[3]

甘，平。开胃滋液，补虚，化浊升清，聪耳明目。按璅蛣状似珠蚌，壳青黑色，长寸许，大者二三寸。生日沙中，不污泥淖，乃物之最洁者也。有两肉柱，能长短，又有数白蟹子在腹中，状如榆荚，合体共生，常从其口出，为之取食。然璅蛣清洁不食，但寄其腹于蟹，蟹为璅蛣而食，食在蟹，而饱在璅蛣。故一名共命螺，又名月蛣。每冬大雪，则肥莹如玉，日映如云母，为海错之至珍。至海镜即海月也，一名石镜，亦名蛎镜，又呼膏药盘。土人磨其壳以为明瓦者，一壳相合甚圆，肉亦莹洁。有红蟹子居其腹，为取食，名曰蚌奴。与在璅蛣腹者白蟹子，各不同也。

---

① 海月：也称"窗贝"。瓣鳃纲，不等蛤科。贝壳近圆形，极扁平，薄而透明，肉可食。

② 谬已：错误了。

③ 璅（suǒ）蛣（jié）：即"寄居蟹"。

【译】寄居蟹味甘，性平。能够开胃滋液、补养虚弱、化浊升清、聪耳明目。寄居蟹的形状很像珍珠蚌，外壳青黑色，一寸左右长，大的两三寸。寄居蟹生活在阳光下的沙土中，但不被污泥所污染，是动物中最干净的一种。寄居蟹有两个肉柱，能长能短，还有几个白蟹生活在它的腹中，样子就像榆荚，合体共生。蟹子经常从它的口中进出，为它取食。蟹进了食，寄居蟹也就饱了。所以寄居蟹另一个名字叫"共命螺"，又叫"月蛄"。每到冬天下大雪的时候，寄居蟹肥白如玉，在太阳的映照下像云母一样，是海味中最珍贵的食品。"海镜"就是"海月"，另一个名字叫"石镜"，也叫"蛎镜"，又叫"膏药盘"。当地人把壳磨得很亮当作明瓦的那一种，壳相合很圆，肉也晶莹而光洁。也有红蟹子住在它的腹中，为它取食，所以又叫"蚌奴"。和在寄居蟹腹中的白蟹子，各不相同。

西施舌^①

甘，平。开胃滋液，养心清热，息风，凉肝，明目。海错美品，得比嘉名，实即车蛤也。

【译】西施舌味甘，性平。能够开胃滋液、养心清热、平息风邪、使肝清凉、使眼睛明亮，是海味中的美味，因此得到"西施舌"这一美名。实际上就是"车蛤"。

---

① 西施舌：别名车蛤、土匙、沙蛤，为蛤蜊科动物。

海螺

甘，冷。明目，治心腹热痛。靥^①名甲香，主管领诸香。

【译】海螺味甘，性冷。能够明目、治疗心腹热痛。海螺能修饰面容，很有名气，比各种香料都要好，因此它的功用主要是"管领"各种香料。

田螺

甘，寒。清热，通水利肠，疗目赤、黄疸、脚气、痔疮。多食寒中，脾虚者忌。性能澄浊，宜畜水缸。

小便不通，腹胀如鼓：大田螺，盐半匕^②，生捣敷脐下一寸三分。亦治水气浮肿，同大蒜、车前^③捣贴。

噤口痢：大田螺二枚捣烂，入麝香三分，作饼烘热，贴脐间半日，即思食矣。

脚气上冲：大田螺捣栏，敷两腿上。

疗毒痔疮：田螺入冰片，化水点之。

【译】田螺味甘，性寒。能够清热、通水利肠，还能治疗红眼、黄疸、脚气、痔疮等疾病。田螺吃多了会使脾胃寒凉，所以脾虚的人应当忌食。田螺的性能澄浊，适合养在水缸中。

小便不通、腹胀如鼓：将一个大田螺，加半匙盐，生捣

---

① 靥（yè）：这里指女子在脸上点搽装饰。

② 匕：古人取食的器具，后代的羹匙由它演变而来。

③ 车前：又名车前草、车轮草等。二年生或多年生草本。

之后敷在肚脐下面的一寸三分的地方。这种方法也能治疗水气浮肿，要同大蒜、车前草一起捣烂贴在患处。

噤口痢：将两枚大田螺杵烂，加入三分麝香，做成饼后烘热，在肚脐间处贴半天，就会想吃东西。

脚气上冲：将大田螺杵烂，敷在两腿之上即可。

疔疮之毒和痔疮：将田螺中加入冰片，化成水之后点在患处。

螺蛳

甘，寒。清热，功逊田螺。过清明，不可食。

【译】螺蛳味甘，性寒。能够清热，功效比田螺差些。清明一过，螺蛳就不能吃了。

海蛳

咸，凉。舒郁，散结热，消瘰疬。

【译】海蛳味咸，性凉。能够舒郁、散结热、消瘰疬。

吐铁①

咸，寒。补肾，明目析醒。以大而肉嫩无泥、拖脂如凝膏②、大如本身者佳。产南洋腌者味胜，更以葱酒醉食，味益佳。

【译】泥螺味咸，性寒。能够补肾、明目醒酒。以个头大而肉嫩无泥、拖脂像凝固的膏脂、大得就像它的身体一样

① 吐铁：俗称"泥螺"。

② 凝膏：凝固的膏脂。

的泥螺为最好。产自南洋的腌制的泥螺味道最佳，再用葱酒醉着吃，味道更好。

蚕蛹

甘，温。补气，止渴杀虫，治疳积、童劳[①]，助痘浆乳汁。缫丝[②]后滤干，晒焙极燥，可以久藏。气香，最引蜈蚣，故须密收。炙食味佳，患脚气者忌之。猘犬咬者，终身勿犯；误食，必难免也。

【译】蚕蛹味甘，性温。能够补气、止渴杀虫、治疗疳积和儿童肺结核病，还能够帮助痘疮生浆、产妇催下乳汁。蚕蛹在缫丝以后滤干，再晒干，烤得极干燥，可以长时间地保存。因为蚕蛹的气味很香，最能吸引蜈蚣，必须收藏得非常严密。蚕蛹烤着吃味道很好，但是患脚气病的人要忌食蚕蛹。被疯狗咬伤的人，要想终身不犯狂犬病，就不要吃蚕蛹；如不小心吃了蚕蛹，一定要犯病。

螽斯

螽，从阜。言其生息之繁。螽从冬，言其子能历冬不死，必得大雪，则入土也。种类不一，形状稍殊。《春秋》书之，以其家稼[③]。实即蝗之属也。若旱年水涸，鱼虾诸子，悉化螽螽之类而食禾。人始称为蝗矣。故平时之螽螽，

① 童劳：儿童痨病。劳，通“痨”，通常指肺结核病。

② 缫（sāo）丝：将蚕茧抽出蚕丝的工艺概称缫丝。原始的缫丝方法，是将蚕茧浸在热盆汤中，用手抽丝，卷绕于丝筐上。

③ 家稼：以庄稼为家。指螽螽生活在庄稼地里。

旱岁之蝗，北从皆炙而食之。

辛、甘，温。暖胃助阳，健脾运食。喂猪最易肥腯^①。按捕蝗虽有法，必得大雨而始息者。蝗得水而复可为鱼虾也。

呜呼犹之，民失教以为盗贼，诛之必不胜诛。得有善教者，何难复化为民耶！谱饮食以水始，以蝗终。读足书者，毋使民之失教，如鱼虾之失水，则蝗飞何至蔽天？庶不徒为饮食之人矣。

【译】蟲，从阜，是说它生息繁盛。螽，从冬，是说它的后代能经历冬天而不被冻死，下一场大雪后，它们必钻入土里。蟲螽的种类不一，形状也各不相同。在《春秋》中有记载，因为蟲螽是以庄稼为家的，实际上就是蝗虫的同属。如果在旱年水干涸了，鱼虾的子孙们就都变成蟲螽而吃稻禾，人们这才称它们为蝗虫。因此平时所说的蟲螽，就是大旱之年的蝗虫，北方人都将它们烤着吃。

蝗虫辛、甘，性温。能够暖胃助阳、健脾运食。用它来喂猪，猪最容易肥。捕蝗虫虽然有办法，但必须得下一场大雨才能完全消灭。而蝗虫得到水又可以变成鱼虾了。

唉呀，真是可叹啊！老百姓失于教育就会变成盗贼，要杀必定是杀不胜杀的。要有善于进行教育的人，对他们进行教育，再使他们重新成为良民又有什么困难呢？我写这本书以"水"为开头，以"蝗虫"为结尾。饱读诗书的人，不要

---

① 腯（tú）：肥。

使百姓失去教育，就像不使鱼虾失去水一样，鱼虾有了水，蝗虫还有什么条件漫天飞舞呢？因此这本书里是有深刻道理的，不仅仅是作为一个爱吃的人来谈论饮食啊。

《饮食谱》后序

呜呼！《饮食谱》何为而作耶？盖世味①深尝，不禁有饮水思源之感也。窃谓：食毛践土②，二百余年。岁无奇荒，国无苛政，竟至禽兽食人食，而涂有饿殍③。岂非亘古未闻④之奇事哉？

士雄年十四，失怙⑤，赖先慈⑥揞⑦柱门户，而家有七口，厨无宿舂⑧。蒙父执⑨金履思⑩丈⑪，念旧怜孤，字⑫余曰孟英，命往金华醝业⑬，佐司⑭会计。舅氏俞公桂庭，谊笃亲

---

① 世味：古代指人们对于世事或生活的情趣，这里既指遭遇又指饮食滋味。

② 食毛践土：谓所食之物和所居之地均为国君所有。后封建士大夫常用"食毛践土"表示感戴君恩。毛，地面所生的植物。践，踩。

③ 涂有饿殍（piǎo）：道路上有饿死的人。涂，同"途"。殍，饿死的人。

④ 亘（gèn）古未闻：自古以来，从来没有听说过。

⑤ 失怙（hù）：失去依靠。《诗经·小雅·蓼莪》有"无父何怙……"，后称丧父为"失怙"。

⑥ 先慈：已去世的母亲。

⑦ 揞（zhī）：同"支"，支撑。

⑧ 宿舂：能存放一天的粮食。宿，过夜。舂，用杵臼捣去谷物的皮壳。这里代指粮食。

⑨ 父执：父亲的朋友。

⑩ 金履思：人名。

⑪ 丈：对年辈长者的尊称。

⑫ 字：指人的表字。上古时，婴儿出生三个月由父命名。男子二十岁成人时，举行冠礼时，取字。

⑬ 醝（cuó）业：指盐行。

⑭ 佐司：辅助管理。

亲^①，力肩家事，赠余斋^②名曰："潜^③"，属^④潜心学问。勿以内顾为忧，乃未十载，金丈舅氏，相继谢世。余愧无以仰副^⑤二公盛意，而潜修英发^⑥也。徒以性情疏迈^⑦，遇合^⑧多奇。同郡周君光远，知我最深，挈^⑨舍弟季杰，另辟一业，俾资事蓄。而余律身极俭，不善居积，或以痴目之，遂自号半痴。迨^⑩周君作古，母逝子殇^⑪，世景日非，益无意人间事矣。乙卯^⑫冬携眷回藉，息影^⑬穷乡，赁^⑭屋而居，堂名"归砚"。欲遂首邱^⑮之志而终老焉？

① 谊笃亲亲：情谊深厚，对待亲人很亲。笃，深厚。亲亲，前一"亲"为动词，后一"亲"为名词，指亲人。

② 斋：屋舍。

③ 潜：这里为屋名。

④ 属：通"嘱"。

⑤ 仰副：符合，相称。仰，向上，这里是表示对二公的敬意。副，符合，相称。

⑥ 英发：英才焕发。

⑦ 疏迈：粗疏勤勉。迈，通"勉"，勤勉。

⑧ 遇合：谓遇到赏识自己的人。

⑨ 挈（qiè）：带领。

⑩ 迨（dài）：等到，达到。

⑪ 殇（shāng）：指还没有到成年就死了。

⑫ 乙卯：指咸丰五年（公元1855年）。

⑬ 息影：退隐闲居。

⑭ 赁：租赁。

⑮ 首邱：人死后归葬故乡为首丘。首，头向着。邱，应为"丘"。

诅①上年春，省垣②失事，季傑幸缒城归，秋仲淳溪③遭难。虽不伤人，而坐食无山，痴将安用。今旅濮院，麸覈④充饥，我生不辰⑤，《兔爰》⑥兴叹！华胥⑦学步，神契⑧希夷⑨。因易字曰：梦隐，并粗述四十年孤露衷情，以志前路悠悠。皆先人所留之余地，而后路茫茫，惟有不忘沟壑⑩耳！知味者鲜⑪，且藏稿以俟之。

辛酉八月中旬随息子又题

【译】我为什么要写《饮食谱》呢？这是因为深尝了人世间的滋味，自然对它有饮水思源的感触。我认为：百姓依靠君王所赐的食物及居住地方，正常生活了两百多年。现在没有遇到大的灾害，国家又没有下达苛刻的政令和赋税，怎么会出现禽兽吃人的食物，而路上却有饿死的人呢？难道这不是前所未有的奇闻吗？

---

① 诅（jù）：岂知，不料。

② 省垣：指省会。

③ 淳（tíng）溪：亦称淳泉。此处借指浙江杭州。

④ 麸覈（hé）：麸皮果核。覈，同"核"。

⑤ 不辰：没有碰上好日子，即日子不好。辰，日子，时刻。这里指好时日。

⑥ 《兔爰》：《诗经·王风》中的篇名。

⑦ 华胥：传说中的国名。古代有黄帝梦游华胥氏之国的传说，后因用为梦境的代称。

⑧ 契：意气相合，投合。

⑨ 希夷：陈抟，字图南。生于唐末，为亳州真源（今安徽亳州）人。宋太宗曾赐号希夷先生。

⑩ 沟壑：溪谷。

⑪ 知味者鲜：懂得滋味的人很少。鲜，少。

　　我十四岁时，就失去了父亲，全依赖母亲当家维持。那时家里有七口人，厨房里没有隔日之粮。承蒙父亲最要好的朋友金履思老前辈，顾念旧情，怜惜我年幼失去父亲，为我取字，叫"孟英"，并命我去金华盐行任辅助会计。舅父俞桂庭公，深情厚谊，为我承担家事，赠送我书屋，取名为"潜"。要我专心地研究学问，不要为家内的事务忧愁。但不到十年，金老和舅父相继过世。我惭愧地感到自己并没有按照两公希望的那样潜修学问而英才焕发，以报答两位大人对我的好意。因为我性情比较疏迈，遇到了许多变化，同乡周光远君对我最了解。我带领胞弟季傑，另开一业，使他能够积蓄钱财，而我也约束自己，非常俭朴，也不善于积聚钱财。有人把我看作痴子，我也就自称"半痴"。到周君去世；母逝子死；生活越来越不像样时，则更加使人不想人间事了。咸丰五年的冬天，我便带家眷回到原籍，退隐闭居穷乡。租屋而居，命堂名为"归砚"。想从此一直待在家乡，直到老死葬于故乡。

　　怎么晓得，上年春，省城失事，季傑幸亏靠绳索吊下，从省城逃回家。仲秋，则在杭城遭难。虽未伤命，而生活却更无着落了。"痴"能有什么用？今旅居濮院，仅以麸皮果核充饥。我生不逢时，作《兔爰》之叹！也像梦游华胥一样，思想如同希夷，追求成仙。因此，给自己改名为"梦隐"，并大概地叙述我四十年来的艰苦生活，记下我走过的道路。这些都是父母所留给我的。而今后的道路无边无际，我只有不忘记过去艰苦流离失所的生活。如今，真正懂得滋味的人还很少，我只有把稿子藏着，等待机会。

辛酉八月中旬随息子又题